Técnicas de Artroscopia do Punho

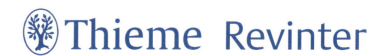

Técnicas de Artroscopia do Punho

Segunda Edição

Christophe Mathoulin, MD, FMH
Vice-President
Institut de la Main;
Founder and Honorary Chairman
European (International) Wrist Arthroscopy Society (EWAS - IWAS);
Founder
International Wrist Center
Clinique Bizet
Paris, France

Com 635 figuras

Thieme
Rio de Janeiro • Stuttgart • New York • Delhi

Dados Internacionais de Catalogação na Publicação (CIP)

M432t

Christophe, Mathoulin
Técnicas de Artroscopia do Punho / Christophe Mathoulin; tradução de Renata Scavone et al. – 2. Ed. – Rio de Janeiro – RJ: Thieme Revinter Publicações, 2020.

218 p.: il; 21 x 28 cm
Título Original: *Wrist Arthroscopy Techniques*
Inclui Índice Remissivo e Bibliografia.

ISBN   978-65-5572-002-0
eISBN 978-65-5572-003-7

1. Articulação do Punho. 2. Artroscopia. 3. Artroscópios. 4. Doenças das Articulações – Cirurgia. 5. Articulação do punho – Cirurgia. 6. Artroscópia – Métodos. I. Título

CDD: 616.72
CDU: 616.727.4

Nota: O conhecimento médico está em constante evolução. À medida que a pesquisa e a experiência clínica ampliam o nosso saber, pode ser necessário alterar os métodos de tratamento e medicação. Os autores e editores deste material consultaram fontes tidas como confiáveis, a fim de fornecer informações completas e de acordo com os padrões aceitos no momento da publicação. No entanto, em vista da possibilidade de erro humano por parte dos autores, dos editores ou da casa editorial que traz à luz este trabalho, ou ainda de alterações no conhecimento médico, nem os autores, nem os editores, nem a casa editorial, nem qualquer outra parte que se tenha envolvido na elaboração deste material garantem que as informações aqui contidas sejam totalmente precisas ou completas; tampouco se responsabilizam por quaisquer erros ou omissões ou pelos resultados obtidos em consequência do uso de tais informações. É aconselhável que os leitores confirmem em outras fontes as informações aqui contidas. Sugere-se, por exemplo, que verifiquem a bula de cada medicamento que pretendam administrar, a fim de certificar-se de que as informações contidas nesta publicação são precisas e de que não houve mudanças na dose recomendada ou nas contraindicações. Esta recomendação é especialmente importante no caso de medicamentos novos ou pouco utilizados. Alguns dos nomes de produtos, patentes e design a que nos referimos neste livro são, na verdade, marcas registradas ou nomes protegidos pela legislação referente à propriedade intelectual, ainda que nem sempre o texto faça menção específica a esse fato. Portanto, a ocorrência de um nome sem a designação de sua propriedade não deve ser interpretada como uma indicação, por parte da editora, de que ele se encontra em domínio público.

Tradução:

RENATA SCAVONE (Caps. 1 a 5 e 31 a 35)
Tradutora Especializada na Área da Saúde, SP

MARINA BOSCATO BIGARELLA (Caps. 6 a 10 e 16 a 20)
Tradutora Especializada na Área da Saúde, SP

ÂNGELA NISHIKAKU (Caps. 11 a 15)
Tradutora Especializada na Área da Saúde, SP

VILMA RIBEIRO DE SOUZA VARGA (Caps. 21 a 25)
Tradutora Especializada na Área da Saúde, SP

EDIANEZ CHIMELLO (Caps. 26 a 30)
Tradutora Especializada na Área da Saúde, SP

Revisão Técnica:

RODRIGO A. GOES
Chefe do Centro Especializado em Trauma do Esporte do Instituto Nacional de Traumatologia e Ortopedia (INTO)
Chefe substituto da Divisão de Traumatologia e Ortopedia (DITRO) do INTO
Mestre em Ciências Aplicadas ao Sistema Musculoesquelético do INTO
Membro Titular da Sociedade Brasileira de Ortopedia e Traumatologia (SBOT)
Membro Titular da Sociedade Brasileira de Artroscopia e Traumatologia do Esporte (SBRATE)
Membro Titular da Sociedade Brasileira de Cirurgia do Joelho (SBCJ)

GABRIEL GARCEZ DE A. SOUZA
Membro Titular da Sociedade Brasileira de Ortopedia e Traumatologia (SBOT)
Especialista em Trauma do Esporte pelo Instituto Nacional de Traumatologia e Ortopedia (INTO)
Especialista em Cirurgia do Joelho pelo INTO
Especialista em Ortopedia e Traumatologia pelo INTO
Graduado em Medicina pela Universidade Federal do Rio de Janeiro (UFRJ)

Título original:
Wrist Arthroscopy Techniques
Copyright © 2019 by Georg Thieme Verlag KG
ISBN 978-3-13-242910-9

© 2020 Thieme
Todos os direitos reservados.
Rua do Matoso, 170, Tijuca
20270-135, Rio de Janeiro – RJ, Brasil
http://www.ThiemeRevinter.com.br

Thieme Medical Publishers
http://www.thieme.com

Impresso no Brasil por Forma Certa Gráfica Digital Ltda.
5 4 3 2 1
ISBN 978-65-5572-002-0

Também disponível como eBook:
eISBN 978-65-5572-003-7

Todos os direitos reservados. Nenhuma parte desta publicação poderá ser reproduzida ou transmitida por nenhum meio, impresso, eletrônico ou mecânico, incluindo fotocópia, gravação ou qualquer outro tipo de sistema de armazenamento e transmissão de informação, sem prévia autorização por escrito.

Sumário

Vídeos vii

Prólogo xxv
Terry L. Whipple

Prefácio xxvi

Agradecimentos xxvii

Colaboradores xxviii

1   **Materiais e Configuração** 1

2   **Abordagens Cirúrgicas** 4

3   **Anatomia Artroscópica do Punho** 12

4   **Tratamento Artroscópico do Cisto Sinovial Dorsal no Punho** ... 17

5   **Excisão Artroscópica de Cisto Sinovial no Punho Dorsal com Ressecção de Pedúnculo Auxiliada por Corante** 23

6   **Excisão Artroscópica dos Gânglios Volares do Punho** 26

7   **Estiloidectomia Radial Artroscópica** 30

8   **Anatomia do TFCC: Conceitos Atuais** 33

9   **Reparação Artroscópica de Rupturas Periféricas do TFCC** 38

10 **Reparação com Sutura em "Alça Dupla" em Grandes Rupturas Dorsais do TFCC** ... 44

11 **Reinserção da Fóvea por Artroscopia do TFCC com uma Âncora** ... 48

12 **Reinserção Foveal Artroscópica do TFCC** 54

13 **Reconstrução Artroscópica do TFCC Utilizando o Enxerto Livre do Tendão** ... 59

14 **Ressecção Artroscópica Distal da Ulna** 64

15 **Ressecção Artroscópica da Cabeça do Hamato na Síndrome de HALT** ... 68

16 **Anatomia do Complexo Escafolunar** 72

17 **Reparação Capsuloligamentar Dorsal da Ruptura do Ligamento Escafolunar** ... 79

18 **Reconstrução em Caixa Orientada por Artroscopia do Ligamento Escafolunar com Enxerto de Tendão** 87

19 **Reconstrução do Ligamento LT Assistida por Artroscopia** ... 93

20 **Fixação Assistida por Artroscopia de Deslocamento Perilunar Transescafoide** ... 102

21	**Sutura Capsuloligamentar Volar como Tratamento de Instabilidade Mediocarpal Volar**	108
22	**Fixação de Fraturas Intra-articulares Distais do Rádio Assistida por Artroscopia**	113
23	**Osteotomia Guiada por Artroscopia para Fraturas Viciosamente Consolidadas no Rádio Distal**	118
24	**Fixação de Fratura do Escafoide Assistida por Artroscopia**	126
25	**Enxerto Ósseo Artroscópico para Pseudoartrose do Escafoide**	131
26	**Substituição Artroscópica do Polo Proximal do Escafoide com Implante de Pirocarbono**	136
27	**Artrólise Artroscópica do Punho**	141
28	**Artroplastia de Interposição Escafotrapeziotrapezoidal Artroscópica**	145
29	**Artroplastia Artroscópica de Ressecação de Articulação Carpometacarpal do Polegar**	149
30	**Artroplastia Artroscópica de Interposição Carpometacarpal do Polegar**	154
31	**Artroplastia de Interposição Artroscópica em Punhos com Colapso Avançado Escafolunar em Estágio II**	159
32	**Artroplastia de Ressecção Artroscópica da Coluna Radial no Punho com Colapso Avançado Escafolunar**	165
33	**Fusão Artroscópica Parcial do Punho**	170
34	**Avaliação Artroscópica da Doença de Kienbock**	175
35	**Obtenção Artroscópica de Enxerto Ósseo para Cistos Semilunares**	179
	Índice Remissivo	183

Vídeos

Vídeo	QR Code	Vídeo URL
Vídeo 1.1		https://www.thieme.de/de/q.htm?p=opn/tp/285960102/video_01-01&t=video
Vídeo 1.2		https://www.thieme.de/de/q.htm?p=opn/tp/285960102/video_01-02&t=video
Vídeo 2.1		https://www.thieme.de/de/q.htm?p=opn/tp/285960102/video_02-01&t=video
Vídeo 2.2		https://www.thieme.de/de/q.htm?p=opn/tp/285960102/video_02-02&t=video
Vídeo 2.3		https://www.thieme.de/de/q.htm?p=opn/tp/285960102/video_02-03&t=video
Vídeo 2.4		https://www.thieme.de/de/q.htm?p=opn/tp/285960102/video_02-04&t=video
Vídeo 2.5		https://www.thieme.de/de/q.htm?p=opn/tp/285960102/video_02-05&t=video
Vídeo 2.6		https://www.thieme.de/de/q.htm?p=opn/tp/285960102/video_02-06&t=video
Vídeo 2.7		https://www.thieme.de/de/q.htm?p=opn/tp/285960102/video_02-07&t=video

Vídeo	QR Code	Vídeo URL
Vídeo 2.8		https://www.thieme.de/de/q.htm?p=opn/tp/285960102/video_02-08&t=video
Vídeo 2.9		https://www.thieme.de/de/q.htm?p=opn/tp/285960102/video_02-09&t=video
Vídeo 2.10		https://www.thieme.de/de/q.htm?p=opn/tp/285960102/video_02-10&t=video
Vídeo 2.11		https://www.thieme.de/de/q.htm?p=opn/tp/285960102/video_02-11&t=video
Vídeo 2.12		https://www.thieme.de/de/q.htm?p=opn/tp/285960102/video_02-12&t=video
Vídeo 2.13		https://www.thieme.de/de/q.htm?p=opn/tp/285960102/video_02-13&t=video
Vídeo 3.1		https://www.thieme.de/de/q.htm?p=opn/tp/285960102/video_03-01&t=video
Vídeo 3.2		https://www.thieme.de/de/q.htm?p=opn/tp/285960102/video_03-02&t=video
Vídeo 3.3		https://www.thieme.de/de/q.htm?p=opn/tp/285960102/video_03-03&t=video
Vídeo 3.4		https://www.thieme.de/de/q.htm?p=opn/tp/285960102/video_03-04&t=video

Vídeo	QR Code	Vídeo URL
Vídeo 3.5		https://www.thieme.de/de/q.htm?p=opn/tp/285960102/video_03-05&t=video
Vídeo 3.6		https://www.thieme.de/de/q.htm?p=opn/tp/285960102/video_03-06&t=video
Vídeo 3.7		https://www.thieme.de/de/q.htm?p=opn/tp/285960102/video_03-07&t=video
Vídeo 3.8		https://www.thieme.de/de/q.htm?p=opn/tp/285960102/video_03-08&t=video
Vídeo 3.9		https://www.thieme.de/de/q.htm?p=opn/tp/285960102/video_03-09&t=video
Vídeo 3.10		https://www.thieme.de/de/q.htm?p=opn/tp/285960102/video_03-10&t=video
Vídeo 3.11		https://www.thicme.de/de/q.htm?p=opn/tp/285960102/video_03-11&t=video
Vídeo 3.12		https://www.thieme.de/de/q.htm?p=opn/tp/285960102/video_03-12&t=video
Vídeo 4.1		https://www.thieme.de/de/q.htm?p=opn/tp/285960102/video_04-01&t=video
Vídeo 4.2		https://www.thieme.de/de/q.htm?p=opn/tp/285960102/video_04-02&t=video

Vídeo	QR Code	Vídeo URL
Vídeo 4.3		https://www.thieme.de/de/q.htm?p=opn/tp/285960102/video_04-03&t=video
Vídeo 4.4		https://www.thieme.de/de/q.htm?p=opn/tp/285960102/video_04-04&t=video
Vídeo 4.5		https://www.thieme.de/de/q.htm?p=opn/tp/285960102/video_04-05&t=video
Vídeo 5.1		https://www.thieme.de/de/q.htm?p=opn/tp/285960102/video_05-01&t=video
Vídeo 5.2		https://www.thieme.de/de/q.htm?p=opn/tp/285960102/video_05-02&t=video
Vídeo 6.1		https://www.thieme.de/de/q.htm?p=opn/tp/285960102/video_06-01&t=video
Vídeo 6.2		https://www.thieme.de/de/q.htm?p=opn/tp/285960102/video_06-02&t=video
Vídeo 6.3		https://www.thieme.de/de/q.htm?p=opn/tp/285960102/video_06-03&t=video
Vídeo 6.4		https://www.thieme.de/de/q.htm?p=opn/tp/285960102/video_06-04&t=video
Vídeo 7.1		https://www.thieme.de/de/q.htm?p=opn/tp/285960102/video_07-01&t=video

Vídeo	QR Code	Vídeo URL
Vídeo 7.2		https://www.thieme.de/de/q.htm?p=opn/tp/285960102/video_07-02&t=video
Vídeo 8.1		https://www.thieme.de/de/q.htm?p=opn/tp/285960102/video_08-01&t=video
Vídeo 9.1		https://www.thieme.de/de/q.htm?p=opn/tp/285960102/video_09-01&t=video
Vídeo 9.2		https://www.thieme.de/de/q.htm?p=opn/tp/285960102/video_09-02&t=video
Vídeo 9.3		https://www.thieme.de/de/q.htm?p=opn/tp/285960102/video_09-03&t=video
Vídeo 9.4		https://www.thieme.de/de/q.htm?p=opn/tp/285960102/video_09-04&t=video
Vídeo 9.5		https://www.thieme.de/de/q.htm?p=opn/tp/285960102/video_09-05&t=video
Vídeo 9.6		https://www.thieme.de/de/q.htm?p=opn/tp/285960102/video_09-06&t=video
Vídeo 9.7		https://www.thieme.de/de/q.htm?p=opn/tp/285960102/video_09-07&t=video
Vídeo 9.8		https://www.thieme.de/de/q.htm?p=opn/tp/285960102/video_09-08&t=video

Vídeo	QR Code	Vídeo URL
Vídeo 10.1		https://www.thieme.de/de/q.htm?p=opn/tp/285960102/video_10-01&t=video
Vídeo 10.2		https://www.thieme.de/de/q.htm?p=opn/tp/285960102/video_10-02&t=video
Vídeo 10.3		https://www.thieme.de/de/q.htm?p=opn/tp/285960102/video_10-03&t=video
Vídeo 10.4		https://www.thieme.de/de/q.htm?p=opn/tp/285960102/video_10-04&t=video
Vídeo 10.5		https://www.thieme.de/de/q.htm?p=opn/tp/285960102/video_10-05&t=video
Vídeo 10.6		https://www.thieme.de/de/q.htm?p=opn/tp/285960102/video_10-06&t=video
Vídeo 10.7		https://www.thieme.de/de/q.htm?p=opn/tp/285960102/video_10-07&t=video
Vídeo 11.1		https://www.thieme.de/de/q.htm?p=opn/tp/285960102/video_11-01&t=video
Vídeo 11.2		https://www.thieme.de/de/q.htm?p=opn/tp/285960102/video_11-02&t=video
Vídeo 11.3		https://www.thieme.de/de/q.htm?p=opn/tp/285960102/video_11-03&t=video

Vídeos

Vídeo	QR Code	Vídeo URL
Vídeo 11.4		https://www.thieme.de/de/q.htm?p=opn/tp/285960102/video_11-04&t=video
Vídeo 11.5		https://www.thieme.de/de/q.htm?p=opn/tp/285960102/video_11-05&t=video
Vídeo 11.6		https://www.thieme.de/de/q.htm?p=opn/tp/285960102/video_11-06&t=video
Vídeo 11.7		https://www.thieme.de/de/q.htm?p=opn/tp/285960102/video_11-07&t=video
Vídeo 11.8		https://www.thieme.de/de/q.htm?p=opn/tp/285960102/video_11-08&t=video
Vídeo 11.9		https://www.thieme.de/de/q.htm?p=opn/tp/285960102/video_11-09&t=video
Vídeo 11.10		https://www.thieme.de/de/q.htm?p=opn/tp/285960102/video_11-10&t=video
Vídeo 11.11		https://www.thieme.de/de/q.htm?p=opn/tp/285960102/video_11-11&t=video
Vídeo 11.12		https://www.thieme.de/de/q.htm?p=opn/tp/285960102/video_11-12&t=video
Vídeo 11.13		https://www.thieme.de/de/q.htm?p=opn/tp/285960102/video_11-13&t=video

Vídeo	QR Code	Vídeo URL
Vídeo 12.1		https://www.thieme.de/de/q.htm?p=opn/tp/285960102/video_12-01&t=video
Vídeo 13.1		https://www.thieme.de/de/q.htm?p=opn/tp/285960102/video_13-01&t=video
Vídeo 13.2		https://www.thieme.de/de/q.htm?p=opn/tp/285960102/video_13-02&t=video
Vídeo 13.3		https://www.thieme.de/de/q.htm?p=opn/tp/285960102/video_13-03&t=video
Vídeo 13.4		https://www.thieme.de/de/q.htm?p=opn/tp/285960102/video_13-04&t=video
Vídeo 13.5		https://www.thieme.de/de/q.htm?p=opn/tp/285960102/video_13-05&t=video
Vídeo 13.6		https://www.thieme.de/de/q.htm?p=opn/tp/285960102/video_13-06&t=video
Vídeo 13.7		https://www.thieme.de/de/q.htm?p=opn/tp/285960102/video_13-07&t=video
Vídeo 13.8		https://www.thieme.de/de/q.htm?p=opn/tp/285960102/video_13-08&t=video
Vídeo 14.1		https://www.thieme.de/de/q.htm?p=opn/tp/285960102/video_14-01&t=video

Vídeo	QR Code	Vídeo URL
Vídeo 14.2		https://www.thieme.de/de/q.htm?p=opn/tp/285960102/video_14-02&t=video
Vídeo 14.3		https://www.thieme.de/de/q.htm?p=opn/tp/285960102/video_14-03&t=video
Vídeo 14.4		https://www.thieme.de/de/q.htm?p=opn/tp/285960102/video_14-04&t=video
Vídeo 15.1		https://www.thieme.de/de/q.htm?p=opn/tp/285960102/video_15-01&t=video
Vídeo 15.2		https://www.thieme.de/de/q.htm?p=opn/tp/285960102/video_15-02&t=video
Vídeo 15.3		https://www.thieme.de/de/q.htm?p=opn/tp/285960102/video_15-03&t=video
Vídeo 15.4		https://www.thieme.de/de/q.htm?p=opn/tp/285960102/video_15-04&t=video
Vídeo 16.1		https://www.thieme.de/de/q.htm?p=opn/tp/285960102/video_16-01&t=video
Vídeo 16.2		https://www.thieme.de/de/q.htm?p=opn/tp/285960102/video_16-02&t=video
Vídeo 16.3		https://www.thieme.de/de/q.htm?p=opn/tp/285960102/video_16-03&t=video

Vídeo	QR Code	Vídeo URL
Vídeo 16.4		https://www.thieme.de/de/q.htm?p=opn/tp/285960102/video_16-04&t=video
Vídeo 16.5		https://www.thieme.de/de/q.htm?p=opn/tp/285960102/video_16-05&t=video
Vídeo 17.1		https://www.thieme.de/de/q.htm?p=opn/tp/285960102/video_17-01&t=video
Vídeo 17.2		https://www.thieme.de/de/q.htm?p=opn/tp/285960102/video_17-02&t=video
Vídeo 17.3		https://www.thieme.de/de/q.htm?p=opn/tp/285960102/video_17-03&t=video
Vídeo 17.4		https://www.thieme.de/de/q.htm?p=opn/tp/285960102/video_17-04&t=video
Vídeo 17.5		https://www.thieme.de/de/q.htm?p=opn/tp/285960102/video_17-05&t=video
Vídeo 17.6		https://www.thieme.de/de/q.htm?p=opn/tp/285960102/video_17-06&t=video
Vídeo 17.7		https://www.thieme.de/de/q.htm?p=opn/tp/285960102/video_17-07&t=video
Vídeo 17.8		https://www.thieme.de/de/q.htm?p=opn/tp/285960102/video_17-08&t=video

Vídeos

Vídeo	QR Code	Vídeo URL
Vídeo 17.9		https://www.thieme.de/de/q.htm?p=opn/tp/285960102/video_17-09&t=video
Vídeo 17.10		https://www.thieme.de/de/q.htm?p=opn/tp/285960102/video_17-10&t=video
Vídeo 17.11		https://www.thieme.de/de/q.htm?p=opn/tp/285960102/video_17-11&t=video
Vídeo 18.1		https://www.thieme.de/de/q.htm?p=opn/tp/285960102/video_18-01&t=video
Vídeo 19.1		https://www.thieme.de/de/q.htm?p=opn/tp/285960102/video_19-01&t=video
Vídeo 19.2		https://www.thieme.de/de/q.htm?p=opn/tp/285960102/video_19-02&t=video
Vídeo 19.3		https://www.thieme.de/de/q.htm?p=opn/tp/285960102/video_19-03&t=video
Vídeo 19.4		https://www.thieme.de/de/q.htm?p=opn/tp/285960102/video_19-04&t=video
Vídeo 19.5		https://www.thieme.de/de/q.htm?p=opn/tp/285960102/video_19-05&t=video
Vídeo 19.6		https://www.thieme.de/de/q.htm?p=opn/tp/285960102/video_19-06&t=video

Vídeo	QR Code	Vídeo URL
Vídeo 20.1		https://www.thieme.de/de/q.htm?p=opn/tp/285960102/video_20-01&t=video
Vídeo 21.1		https://www.thieme.de/de/q.htm?p=opn/tp/285960102/video_21-01&t=video
Vídeo 21.2		https://www.thieme.de/de/q.htm?p=opn/tp/285960102/video_21-02&t=video
Vídeo 21.3		https://www.thieme.de/de/q.htm?p=opn/tp/285960102/video_21-03&t=video
Vídeo 21.4		https://www.thieme.de/de/q.htm?p=opn/tp/285960102/video_21-04&t=video
Vídeo 21.5		https://www.thieme.de/de/q.htm?p=opn/tp/285960102/video_21-05&t=video
Vídeo 21.6		https://www.thieme.de/de/q.htm?p=opn/tp/285960102/video_21-06&t=video
Vídeo 21.7		https://www.thieme.de/de/q.htm?p=opn/tp/285960102/video_21-07&t=video
Vídeo 22.1		https://www.thieme.de/de/q.htm?p=opn/tp/285960102/video_22-01&t=video
Vídeo 22.2		https://www.thieme.de/de/q.htm?p=opn/tp/285960102/video_22-02&t=video

Vídeos

Vídeo	QR Code	Vídeo URL
Vídeo 22.3		https://www.thieme.de/de/q.htm?p=opn/tp/285960102/video_22-03&t=video
Vídeo 22.4		https://www.thieme.de/de/q.htm?p=opn/tp/285960102/video_22-04&t=video
Vídeo 22.5		https://www.thieme.de/de/q.htm?p=opn/tp/285960102/video_22-05&t=video
Vídeo 23.1		https://www.thieme.de/de/q.htm?p=opn/tp/285960102/video_23-01&t=video
Vídeo 24.1		https://www.thieme.de/de/q.htm?p=opn/tp/285960102/video_24-01&t=video
Vídeo 24.2		https://www.thieme.de/de/q.htm?p=opn/tp/285960102/video_24-02&t=video
Vídeo 24.3		https://www.thieme.de/de/q.htm?p=opn/tp/285960102/video_24-03&t=video
Vídeo 24.4		https://www.thieme.de/de/q.htm?p=opn/tp/285960102/video_24-04&t=video
Vídeo 24.5		https://www.thieme.de/de/q.htm?p=opn/tp/285960102/video_24-05&t=video
Vídeo 25.1		https://www.thieme.de/de/q.htm?p=opn/tp/285960102/video_25-01&t=video

Vídeo	QR Code	Vídeo URL
Vídeo 25.2		https://www.thieme.de/de/q.htm?p=opn/tp/285960102/video_25-02&t=video
Vídeo 25.3		https://www.thieme.de/de/q.htm?p=opn/tp/285960102/video_25-03&t=video
Vídeo 25.4		https://www.thieme.de/de/q.htm?p=opn/tp/285960102/video_25-04&t=video
Vídeo 25.5		https://www.thieme.de/de/q.htm?p=opn/tp/285960102/video_25-05&t=video
Vídeo 25.6		https://www.thieme.de/de/q.htm?p=opn/tp/285960102/video_25-06&t=video
Vídeo 26.1		https://www.thieme.de/de/q.htm?p=opn/tp/285960102/video_26-01&t=video
Vídeo 26.2		https://www.thieme.de/de/q.htm?p=opn/tp/285960102/video_26-02&t=video
Vídeo 26.3		https://www.thieme.de/de/q.htm?p=opn/tp/285960102/video_26-03&t=video
Vídeo 26.4		https://www.thieme.de/de/q.htm?p=opn/tp/285960102/video_26-04&t=video
Vídeo 26.5		https://www.thieme.de/de/q.htm?p=opn/tp/285960102/video_26-05&t=video

Vídeos

Vídeo	QR Code	Vídeo URL
Vídeo 27.1		https://www.thieme.de/de/q.htm?p=opn/tp/285960102/video_27-01&t=video
Vídeo 27.2		https://www.thieme.de/de/q.htm?p=opn/tp/285960102/video_27-02&t=video
Vídeo 27.3		https://www.thieme.de/de/q.htm?p=opn/tp/285960102/video_27-03&t=video
Vídeo 27.4		https://www.thieme.de/de/q.htm?p=opn/tp/285960102/video_27-04&t=video
Vídeo 27.5		https://www.thieme.de/de/q.htm?p=opn/tp/285960102/video_27-05&t=video
Vídeo 28.1		https://www.thieme.de/de/q.htm?p=opn/tp/285960102/video_28-01&t=video
Vídeo 28.2		https://www.thieme.de/de/q.htm?p=opn/tp/285960102/video_28-02&t=video
Vídeo 28.3		https://www.thieme.de/de/q.htm?p=opn/tp/285960102/video_28-03&t=video
Vídeo 28.4		https://www.thieme.de/de/q.htm?p=opn/tp/285960102/video_28-04&t=video
Vídeo 28.5		https://www.thieme.de/de/q.htm?p=opn/tp/285960102/video_28-05&t=video

Vídeo	QR Code	Vídeo URL
Vídeo 29.1		https://www.thieme.de/de/q.htm?p=opn/tp/285960102/video_29-01&t=video
Vídeo 29.2		https://www.thieme.de/de/q.htm?p=opn/tp/285960102/video_29-02&t=video
Vídeo 30.1		https://www.thieme.de/de/q.htm?p=opn/tp/285960102/video_30-01&t=video
Vídeo 30.2		https://www.thieme.de/de/q.htm?p=opn/tp/285960102/video_30-02&t=video
Vídeo 30.3		https://www.thieme.de/de/q.htm?p=opn/tp/285960102/video_30-03&t=video
Vídeo 30.4		https://www.thieme.de/de/q.htm?p=opn/tp/285960102/video_30-04&t=video
Vídeo 30.5		https://www.thieme.de/de/q.htm?p=opn/tp/285960102/video_30-05&t=video
Vídeo 31.1		https://www.thieme.de/de/q.htm?p=opn/tp/285960102/video_31-01&t=video
Vídeo 31.2		https://www.thieme.de/de/q.htm?p=opn/tp/285960102/video_31-02&t=video
Vídeo 31.3		https://www.thieme.de/de/q.htm?p=opn/tp/285960102/video_31-03&t=video

Vídeos

Vídeo	QR Code	Vídeo URL
Vídeo 31.4		https://www.thieme.de/de/q.htm?p=opn/tp/285960102/video_31-04&t=video
Vídeo 31.5		https://www.thieme.de/de/q.htm?p=opn/tp/285960102/video_31-05&t=video
Vídeo 31.6		https://www.thieme.de/de/q.htm?p=opn/tp/285960102/video_31-06&t=video
Vídeo 31.7		https://www.thieme.de/de/q.htm?p=opn/tp/285960102/video_31-07&t=video
Vídeo 31.8		https://www.thieme.de/de/q.htm?p=opn/tp/285960102/video_31-08&t=video
Vídeo 31.9		https://www.thieme.de/de/q.htm?p=opn/tp/285960102/video_31-09&t=video
Vídeo 31.10		https://www.thieme.de/de/q.htm?p=opn/tp/285960102/video_31-10&t=video
Vídeo 31.11		https://www.thieme.de/de/q.htm?p=opn/tp/285960102/video_31-11&t=video
Vídeo 32.1		https://www.thieme.de/de/q.htm?p=opn/tp/285960102/video_32-01&t=video
Vídeo 33.1		https://www.thieme.de/de/q.htm?p=opn/tp/285960102/video_33-01&t=video

Vídeo	QR Code	Vídeo URL
Vídeo 33.2		https://www.thieme.de/de/q.htm?p=opn/tp/285960102/video_33-02&t=video
Vídeo 33.3		https://www.thieme.de/de/q.htm?p=opn/tp/285960102/video_33-03&t=video
Vídeo 34.1		https://www.thieme.de/de/q.htm?p=opn/tp/285960102/video_34-01&t=video
Vídeo 35.1		https://www.thieme.de/de/q.htm?p=opn/tp/285960102/video_35-01&t=video
Vídeo 35.2		https://www.thieme.de/de/q.htm?p=opn/tp/285960102/video_35-02&t=video
Vídeo 35.3		https://www.thieme.de/de/q.htm?p=opn/tp/285960102/video_35-03&t=video
Vídeo 35.4		https://www.thieme.de/de/q.htm?p=opn/tp/285960102/video_35-04&t=video
Vídeo 35.5		https://www.thieme.de/de/q.htm?p=opn/tp/285960102/video_35-05&t=video
Vídeo 35.6		https://www.thieme.de/de/q.htm?p=opn/tp/285960102/video_35-06&t=video
Vídeo 35.7		https://www.thieme.de/de/q.htm?p=opn/tp/285960102/video_35-07&t=video

Prólogo

É um privilégio ser convidado para escrever um Prólogo para este magnífico livro. Os vídeos excepcionais propelem essa 2ª edição bem além da versão original. Fico muito grato ao Prof. Christophe Mathoulin e aos autores colaboradores por terem me convidado para fazer uma introdução a essa mostra de seus trabalhos acadêmicos. Parece que muitos me conhecem como "Avô da Artroscopia do Punho". Espero que isso sugira, pelo menos, uma perspectiva experiente das técnicas.

Os cirurgiões têm um dilema. O reparo ou a reconstrução cirúrgica dos tecidos submete o paciente ao risco do trauma iatrogênico adicional. Qualquer rearranjo da anatomia do paciente requer que os cirurgiões deem um passo para trás na recuperação antes de seguirem adiante. Para os pacientes cirúrgicos, isso é o proverbial *quid pro quo*. O balanço da relação "custo-benefício" da cirurgia é desafiador. Assegurar o benefício para o paciente e o discernimento, a habilidade e a compaixão do cirurgião excedem os custos dos exames.

Este livro orientará o discernimento e poderá aumentar nossas habilidades cirúrgicas. Concebido e projetado – e, em grande parte, escrito – pelo Prof. Mathoulin, o texto oferece abordagens e soluções cirúrgicas pioneiras, assim como moderníssimas, para muitos distúrbios comuns do punho. Mostra inovadores procedimentos cirúrgicos do punho com descrições sucintas, ilustrações extraordinárias e demonstrações em vídeo. O formato eletrônico faz com que o texto seja incrivelmente acessível e portátil. Pode ser estudado ou usado como referência por cirurgiões em preparação para procedimentos cirúrgicos confiáveis, precisos e lógicos no punho.

Este livro é um avanço enorme para a cirurgia de punho. Não tenta ser abrangente e discutir todas as lesões, deformidades congênitas e doenças degenerativas do punho. Mas é uma fonte prática, se não essencial, para cirurgiões de punho que lidam com casos desafiadores e têm competência básica em artroscopia dessa região. O Prof. Mathoulin é um pensador criativo e cirurgião inovador. Sua experiência cirúrgica pessoal é imensa e seu interesse constante em educação cirúrgica, em especial do punho, passou a ser um fenômeno internacionalmente conhecido.

Técnicas de Artroscopia do Punho instruirá e desafiará os cirurgiões de punho de todos os níveis em todo o mundo. Irá nos ajudar a ampliar nossa destreza cirúrgica e aumentará nosso conhecimento de muitas doenças do punho. A anatomia do punho é complexa e sua anatomia funcional é ainda mais intrincada. A biomecânica do punho é difícil de entender por completo. Esta obra elucida muitos desses problemas.

Há anos compus este tripé para o progresso e sucesso, seja para pesquisa e desenvolvimento ou desafios cirúrgicos complexos e complicados:

- Confie em sua imaginação.
- Acredite na possibilidade.
- Agarre a oportunidade.

O Prof. Mathoulin cumpre esse mantra. Ao planejar abordagens cirúrgicas inovadoras para distúrbios não resolvidos do punho, muitos dos quais descritos no texto, ele demonstra o papel de liderança para o progresso e o sucesso na cirurgia de punho. O Prof. Mathoulin se tornou um evangelista da cirurgia de punho. Sua paixão pela docência ganha nova expressão com este livro único e elaborado. O leitor certamente o usará sempre e gostará.

O dilema – o trauma da cirurgia deve ser justificado pelos resultados terapêuticos. *Técnicas de Artroscopia do Punho* realmente ajuda a assegurar esse desfecho. As abordagens artroscópicas ou cirúrgicas minimamente invasivas do punho preservam a anatomia normal. Não danificados pela cirurgia, esses tecidos protegidos não precisam de recuperação ou reabilitação pós-operatória. Os procedimentos reparadores e reconstrutores descritos são lógicos, foram realizados e comprovados e tratam do desconforto ou disfunção do paciente de forma prudente e rápida.

Tenho certeza que este compêndio de técnicas cirúrgicas artroscópicas para o punho será enormemente benéfico para cirurgiões de todo o mundo, assim como para seus pacientes, por muito tempo.

Terry L. Whipple, MD, FAOA
EWAS Emeritus Member and Honorary President
Chief of Orthopaedics
Hillelson-Whipple Clinic;
Associate Professor of Orthopaedic Surgery
Virginia Commonwealth University School of Medicine;
Director
Orthopaedic Research of Virginia
Virginia, USA

Prefácio

A artroscopia do punho é um procedimento muito mais novo do que a artroscopia do joelho ou do ombro, embora Watanabe tenha sido o primeiro a explorar o punho com essa técnica no início da década de 1970. Mais de 10 anos se passaram até que a artroscopia do punho fosse usada com fins diagnósticos e mais de 20 anos antes que tratamentos exequíveis e reprodutíveis pudessem ser contemplados de maneira realista.

Comecei a fazer artroscopia do punho em 1985. Naquele tempo, os artroscópios não eram tão bem adequados ao pequeno tamanho da articulação do punho. Muitos de nós abandonaram esse instrumento em favor da artrografia por tomografia computadorizada e da ressonância magnética para diagnóstico de lesões do punho. No entanto, as limitações dessas modalidades de imagem e o lançamento de artroscópios menores para a articulação do punho logo levaram a um novo interesse na artroscopia do punho, que se expandiu além de uma ferramenta meramente diagnóstica.

Com um grupo de colegas e o apoio de Karl Storz, a European Wrist Arthroscopy Society (EWAS) foi criada em 2005. Esta é a única organização científica comprometida com o desenvolvimento e o ensino da artroscopia do punho. A sociedade imediatamente cresceu e continua a ganhar membros. A EWAS reúne cirurgiões interessados na tecnologia dos quatro cantos do mundo. Em 10 anos, a EWAS se tornou uma organização de renome internacional com sua própria publicação revista por pares (*Journal of Wrist Surgery*, JWS) e é convidada a participar de muitas reuniões científicas. Esse sucesso logicamente levou à evolução para uma sociedade internacional, com a transformação da EWAS em IWAS (*International Wrist Arthroscopy Society*).

Com tantas técnicas cirúrgicas agora à disposição, a realização da cirurgia de punho sem o domínio da artroscopia parece inconcebível.

A primeira edição, publicada em 2015, que escrevi com a Dra. Mathilde Gras, foi um verdadeiro sucesso. Mas algumas técnicas evoluíram e, com o Dr. Jan-Ragnar Haugstvedt e a contribuição de novos autores internacionais, todos especialistas em artroscopia do punho, decidimos criar, graças à ajuda da Thieme e de toda a equipe Websurg (Ircad-Strasbourg), um novo livro que será publicado em duas formas físicas, a impressão clássica e uma edição eletrônica, com muitos vídeos, que comunicam bem mais do que simples imagens.

Esta obra pretende se tornar um livro eletrônico único, evoluindo com o passar dos anos, sendo enriquecido por novos capítulos e até mesmo vendo alguns desaparecerem.

Quero fazer um agradecimento especial a Terry Whipple, que foi um professor para todos nós, por ter sido o principal criador da maioria dos procedimentos de artroscopia do punho, e que continua ativamente envolvido na EWAS e ainda nos apoia.

Espero que este livro ajude você a realizar essa técnica inovadora ou pelo menos o inspire a tentá-la!

Christophe Mathoulin, MD, FMH

Agradecimentos

Gostaria de agradecer os dois Editores Adjuntos do livro.

Editores Adjuntos

Mathilde Gras, MD
Institut de la Main
International Wrist Center
Clinique Bizet
Paris, France

Jan-Ragnar Haugstvedt, MD, PhD
EWAS Secretary General
Division of Hand Surgery
Dept of Orthopedics
Østfold Hospital Trust
Moss, Norway

Um agradecimento especial às seguintes pessoas por seus esforços nos diversos estágios de preparação deste livro e a todos os autores de capítulos por suas contribuições para esta obra.

Jean-Michel Cognet, MD
SOS Main Champagne-Ardenne
Polyclinique Saint-André
Reims, France

Max Haerle, MD, PhD
EWAS Former President
Head of Hand Surgery Department
Orthopädische Klinik Markgröningen
Markgröningen, Germany

Michel Levadoux, MD
Agrégé du Val de Grace Clinique ST Roch
Toulon, France

Lorenzo Merlini, MD
Institut de la Main
International Wrist Center
Clinique Bizet
Paris, France;
Hopital Avicenne
Bobigny, France

Abhijeet L. Wahegaonkar, MBBS, D.Ortho, M.Ch (Ortho)
Diplomate in Hand Surgery
Consultant Upper Extremity, Hand and Microvascular
    Reconstructive Surgeon
Sancheti Institute for Orthopedics and Rehabilitation;
Clinical Instructor in Upper Extremity, Hand and
    Microvascular Reconstructive Surgery
Department of Orthopedics and Traumatology
B.V.D.U. Medical College & Hospitals
Pune, India

Terry L. Whipple, MD, FAOA
EWAS Emeritus Member and Honorary President
Chief of Orthopaedics
Hillelson-Whipple Clinic;
Associate Professor of Orthopaedic Surgery
Virginia Commonwealth University School of
    Medicine;
Director
Orthopaedic Research of Virginia
Virginia, USA

Colaboradores

Greg Bain, MD
APWA President
Professor of Upper Limb and Research
Department of Orthopaedic Surgery
Flinders University
Adelaide, Australia

Jessica Cobb
Medical Student
Florida International University
Florida, USA

Tyson Cobb, MD
EWAS Former President
Director
Hand and Upper Extremity Department
Orthopaedics Specialists, PC
Davenport, Iowa

Jan Ragnar Haugstvedt, MD, PhD
EWAS Secretary General;
Senior Consultant
Division of Hand Surgery
Department of Orthopedics
Østfold Hospital Trust
Moss, Norway

Pak-Cheong Ho, MD, MBBS, FRCS, FHKCOS, FHKAM (Ortho)
EWAS Former President
APWA Founder and Former President
Department of Orthopaedics and Traumatology
Prince of Wales Hospital
Chinese University of Hong Kong
Hong Kong, SAR China

Siu Cheong Jeffrey Justin Koo, MD, MBBS (H.K.U.), FHKCOS FHKAM (Ortho), FRCSEd (Ortho), MHSM (NSW), MScSMHS (C.U.H.K.)
Associate Consultant
Department of Orthopaedics and Traumatology
Alice Ho Miu Ling Nethersole Hospital
Hong Kong, SAR China

Simon MacLean, MD, MBChB, FRCS(Tr&Orth), PGDipCE
Consultant Orthopaedic and Upper Limb Surgeon
Tauranga Hospital, BOPDHB
Tauranga, New Zealand

Christophe Mathoulin, MD, FMH
Vice-President
Institut de la Main;
Founder and Honorary Chairman
European (International) Wrist Arthroscopy Society (EWAS - IWAS);
Founder
International Wrist Center
Clinique Bizet
Paris, France

Toshyiasu Nakamura, MD, PhD
EWAS Former President;
APWA President-Elect;
Editor-in-Chief
Journal of Wrist Surgery;
Professor
Department of Orthopaedic Surgery
School of Medicine
International University of Health and Welfare
Tokyo, Japan

Francisco del Piñal, MD
EWAS Former President
Hand Surgeon
Private Practice
Madrid, Spain

István Zoltán Rigó, MD, PhD
Senior Consultant
Division of Hand Surgery
Department of Orthopedics
Østfold Hospital Trust
Moss, Norway

Edward Wu, MD
Senior Orthopaedic Resident
Robert A. Chase Hand and Upper Limb Center
  Department of Orthopaedic Surgery
Stanford University Medical Center
California, USA

Wendong Xu, MD, PhD
Elected President of IWAS (2020-2021)
APWA Vice President
President of Huashan Hospital
Fudan University
President of Chinese Society for Surgery of the Hand
Shanghai Shi, China

Jeffrey Yao,MD
Associate Professor
Robert A. Chase Hand and Upper Limb Center
  Department of Orthopaedic Surgery Stanford
  University Medical Center California, USA

1 Materiais e Configuração

1.1 Introdução

A exploração artroscópica do punho é praticada há décadas, mas o desenvolvimento de técnicas cirúrgicas específicas é relativamente recente. O punho é bastante móvel, e há muito pouco espaço entre os constituintes de suas articulações radiocarpal, mediocarpal e radioulnar distal. A boa configuração mantém a posição articular e produz tração axial para criar espaço suficiente entre as articulações para a passagem dos instrumentos.

1.2 Materiais

1.2.1 Torre de Artroscopia

A torre de artroscopia é a mesma para toda cirurgia transmitida e possui um monitor, uma câmera de vídeo e uma fonte de luz. A câmera compacta em um suporte de cabeça é a mais adaptada para o pequeno dispositivo usado. As fontes luminosas em lâmpada Xenon ou LED progressivamente substituem as fontes halógenas, com melhor qualidade de iluminação e maior durabilidade. Além disso, dispositivos para gravação da sequência de imagens ou vídeo podem ser usados para registros, publicações ou atividades didáticas.

O atual progresso em fontes de luz e tecnologia de gravação permite a integração de uma câmera de vídeo, uma fonte de luz e exportação de vídeo em um único estojo compacto.

O uso de impressora não é mais necessário graças aos sistemas eletrônicos de exportação; no entanto, a impressão imediata ainda é um método simples para mostrar o laudo cirúrgico ao paciente e fazer um registro em seu prontuário médico.

1.2.2 Artroscópio

Um artroscópio pequeno, entre 1,9 e 2,7 mm, é utilizado geralmente no punho, com câmera em ângulo de 30° (▶ Fig. 1.1). Deve ser curto (60 a 80 mm) para se adaptar ao tamanho do punho e à profundidade da zona cirúrgica e evitar o choque de instrumentos fora do punho. A bainha possui um conector para irrigação, e o trocarte deve ser rombo para não causar lesões na cartilagem.

1.2.3 Instrumentais

Os instrumentais também são projetados para ser precisos e limitar a magnitude de movimentos externos (▶ Vídeo 1.1). A sonda é o instrumento básico para a exploração articular. Instrumentais finos, tais como pinças de manipulação e ressecção, são usados. Instrumentais angulados podem facilitar o acesso a determinadas estruturas que, caso contrário, seriam difíceis de manipular em razão dos pequenos espaços articulares.

Instrumentais abrasivos, como *shaver* ósseos ou brocas de tamanhos adequados (2 a 3 mm de diâmetro e 6 a 8 cm de comprimento), são motorizados. Dentre os instrumentais básicos, estão bisturi para ressecção sinovial (corte agressivo) e broca, geralmente de 3 mm, para ressecção óssea.

Um equipamento elétrico bipolar especial de diatermia é usado para a ressecção eficiente do tecido por vaporização. Um sistema de irrigação é empregado para a limpeza articular e é absolutamente necessário ao se utilizar esse sistema.

Uma agulha canulada calibrosa é usada para a passagem das suturas e miniâncoras para reparo do ligamento. Há *kits* de instrumentais específicos para procedimentos mais complexos, como a reinserção do complexo de fibrocartilagem triangular (TFCC).

1.2.4 Tração

A abordagem artroscópica ao punho requer tração axial para separar os ossos e criar o espaço para a inserção do artroscópio e do instrumento. A tração aplicada, geralmente, é de 5 a 7 kg, mas pode ser de somente 2 a 3 kg para o polegar, por exemplo.

A tração permite a estabilização do membro para a cirurgia. A tração é vertical no eixo do antebraço, com o braço fixado horizontalmente na mesa, o cotovelo a 90° de flexão e a mão apontando para cima. Essa tração pode ser mantida com pesos conectados a um cabo em

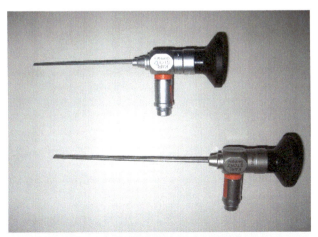

Fig. 1.1 Artroscópio com câmera em ângulo de 30° e diâmetro de 1,9 mm e 2,4 mm.

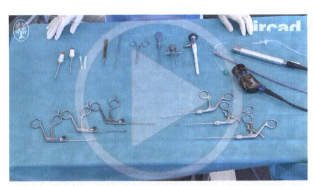

Vídeo 1.1 O vídeo apresenta os diferentes instrumentais usados na artroscopia do punho.

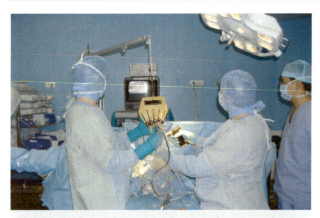

Fig. 1.2 Configuração com tração vertical em "vara de pesca" permitindo que todo o antebraço fique livre no campo cirúrgico.

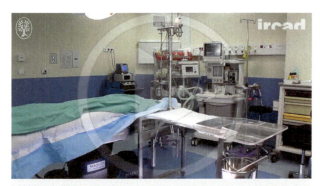

Vídeo 1.2 O vídeo mostra o uso da mesa universal que facilita o acesso ao punho.

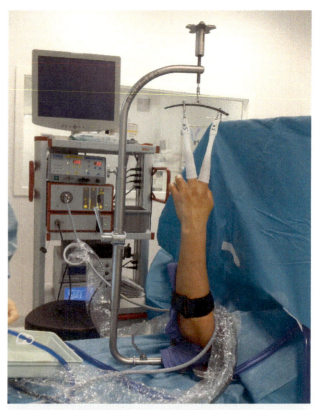

Fig. 1.3 Configuração com o uso de torre de tração.

suportes ou por torres esterilizáveis (▶ Fig. 1.2, ▶ Fig. 1.3). Permitem a orientação da articulação durante a artroscopia.

A tração é aplicada à mão e pode ser realizada com pontos chineses.

Há uma nova mesa adaptada que facilita a instalação (▶ Vídeo 1.2).

1.2.5 Irrigação

Nem todos os cirurgiões usam irrigação; alguns preferem a "artroscopia seca". No entanto, a irrigação frequentemente é útil para limpar a articulação e é obrigatória ao se usarem ondas de radiofrequência, já que o calor gerado pode causar queimaduras. A irrigação na articulação do punho não é necessária para dilatação articular, que é mantida por tração. Assim, é possível usar baixa pressão, o que limita a difusão de soro fisiológico nos tecidos. O uso de arthropump não é necessário e é até mesmo desencorajado: a pressão de 35 mmHg, usada para a artroscopia de punho, pode ser obtida simplesmente pela elevação da bolsa de fluido 50 cm acima da altura da articulação. O fluxo de irrigação é feito pela bainha do artroscópio. Não há necessidade de trocarte para o escoamento, pois a saída do soro fisiológico se dá pelos portais utilizados. A sucção feita pelo *shaver* ósseo é utilizada para a limpeza da articulação. A lavagem constante da articulação melhora a visualização e elimina detritos de procedimentos intra-articulares, reduzindo o risco de infecção. Além disso, impede o aquecimento do tecido no uso de instrumentos motorizados e diatermia ou vaporização. Na ausência de torniquete, a irrigação limita o sangramento por aumentar a pressão intra-articular. No entanto, se não controlada, a irrigação pode causar a infiltração dos tecidos adjacentes. Classicamente, a exploração artroscópica pode ser iniciada com o "método seco", e a irrigação pode ser utilizada subsequentemente, de acordo com a visualização obtida, o procedimento a ser feito e a duração esperada da cirurgia.

1.3 Configuração

Em geral, a artroscopia é realizada com bloqueio regional e um torniquete no braço distal próximo ao cotovelo, que é fixado à mesa de apoio, impedindo o movimento entre a área fixa e o cotovelo durante a tração. O bloqueio axilar é a anestesia de escolha para a artroscopia do punho, pois provoca relaxamento muscular completo, melhora a tolerância ao torniquete e assegura a analgesia pós-operatória; além disso, possibilita o curto período de internação. Normalmente, o torniquete é usado para que não haja sangue no campo cirúrgico, embora alguns autores agora defendam a realização da artroscopia com anestesia local sem torniquete.[1]

O paciente é colocado em decúbito ventral com o ombro a 90° de abdução. A torre de tração, caso usada, é colocada na mesa de apoio. O cirurgião fica perto da cabeça do paciente, com o assistente ao seu lado ou à sua frente. A torre artroscópica pode ficar do outro lado do paciente, de frente para o cirurgião ou, às vezes, a mesa de apoio (▶ Fig. 1.4). O intensificador de imagem pode ser introduzido a partir do lado distal da mesa de apoio, se necessário, ou de frente para o cirurgião.

Essas posições podem ser trocadas para se adaptarem a diferentes etapas do procedimento.

1.4 Conclusão

O acesso artroscópico à articulação do punho é especial em virtude da sua anatomia única, caracterizada por pequenos espaços articulares. Os instrumentais adaptados e a boa configuração dão segurança à cirurgia. O tempo adequado deve ser dedicado à boa configuração, e a utilização de instrumentais apropriados é obrigatória para o sucesso desta cirurgia.

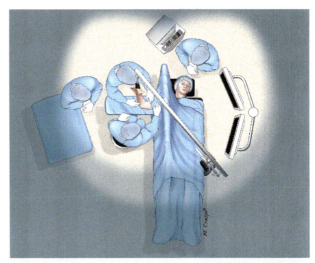

Fig. 1.4 Diagrama que mostra a posição do paciente e dos cirurgiões. O cirurgião está perto da cabeça do paciente.

Referência

[1] Ong MT, Ho PC, Wong CW, Cheng SH, Tse WL. Wrist arthroscopy under portal site local anesthesia (PSLA) without tourniquet. J Wrist Surg. 2012; 1(2):149–152

2 Abordagens Cirúrgicas

2.1 Introdução

A cirurgia artroscópica evita a exposição articular decorrente de abordagens cirúrgicas extensas. As incisões convencionais da cirurgia do punho são conhecidas por causar fibrose e rigidez. Assim, as abordagens artroscópicas são as menores possíveis. Este capítulo descreve as principais abordagens artroscópicas, sabendo-se que há outras possibilidades, dependendo do cirurgião, quando à quantidade de exposição necessária e às variações na configuração anatômica.

2.2 Princípios Gerais das Abordagens

As incisões são horizontais, seguindo os vincos da pele, e seu fechamento se dá por segunda intenção para que a cicatriz seja esteticamente agradável. Uma lâmina de número 15 é usada; as lâminas de número 11 são usadas em outras articulações, como ombro ou quadril, mas não no punho, onde estruturas nobres, como tendões, vasos e nervos, estão imediatamente abaixo da pele e sob risco de lesão (▶ Fig. 2.1).

As etapas para estabelecimento de uma abordagem ou portal são sempre as seguintes:

- Palpação digital da zona.
- Colocação da agulha no local exato do portal, considerando a anatomia óssea e o ângulo necessário.
- Incisões curtas de 1 a 2 mm com lâmina de número 15.
- Entrada na pele e na cápsula com pinça hemostática romba para afastar quaisquer estruturas nobres sem danificá-las (▶ Vídeo 2.1).

Os portais radiocarpais dorsais são nomeados conforme os compartimentos extensores dorsais adjacentes, de modo que o portal 3-4 está entre o 3º e 4º compartimentos, o portal 6R é radial ao 6º compartimento, e assim por diante.

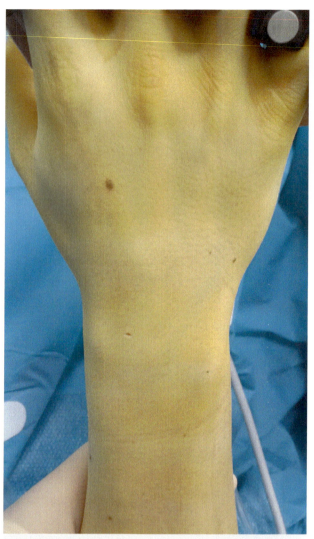

Fig. 2.1 Vista cirúrgica de um portal 3-4. A abordagem é feita por uma pequena incisão cutânea horizontal que permite a introdução dos instrumentais e do artroscópio.

2.3 Portais Radiocarpais

Os portais radiocarpais são nomeados de acordo com suas posições em relação aos compartimentos extensores dorsais (▶ Fig. 2.2).

2.3.1 Portal Radiocarpal 3-4

Este portal é essencial para a exploração do punho e o mais fácil de localizar. O primeiro método de localização usa a técnica de três círculos: um círculo é desenhado sobre o tubérculo de Lister e dois círculos idênticos, do mesmo tamanho, são desenhados distalmente; o portal está localizado no centro do terceiro círculo (▶ Vídeo 2.2). Na segunda técnica, o polegar é colocado na vertical contra o punho para palpação do tubérculo de Lister, com a ponta na extremidade distal do tubérculo; role o polegar em direção à extremidade distal do punho,

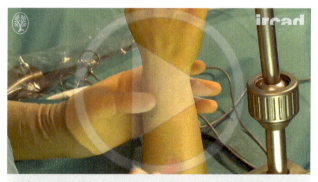

Vídeo 2.1 O vídeo mostra a sequência de estabelecimento de um portal mediocarpal ulnar (palpação digital, inserção da agulha e introdução do clipe rombo e do artroscópio).

a segunda falange do polegar (P2), passando da posição vertical para horizontal para que a ponta fique na depressão da articulação radiocarpal radial. O portal 3-4 está localizado logo acima da unha.

Com a posição marcada, a agulha é inserida, respeitando-se a inclinação radial de dorsal a palmar e de lateral a medial (▶ Vídeo 2.3). Após a colocação correta da agulha, ou seja, ao senti-la livremente dentro da articulação, o portal é estabelecido como de costume usando-se uma pinça hemostática romba (▶ Vídeo 2.4).

2.3.2 Portal Radiocarpal 6R

Este portal é facilmente encontrado após o estabelecimento do portal radiocarpal 3-4 estabelecido. O artroscópio no portal 3-4 é dirigido à ulna e, em frente ao complexo de fibrocartilagem triangular (TFCC), a localização do portal 6R é vista por transiluminação. A posição correta é verificada com uma agulha na articulação (▶ Vídeo 2.5).

2.3.3 Portal Radiocarpal 4-5

Este portal é menos utilizado porque os dois portais precedentes são suficientes para a exploração do punho. No entanto, pode ser necessário em determinadas técnicas.

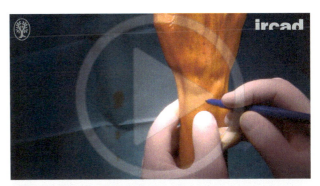

Vídeo 2.2 O vídeo mostra a sequência para estabelecimento de um portal 3-4 usando a técnica de três círculos.

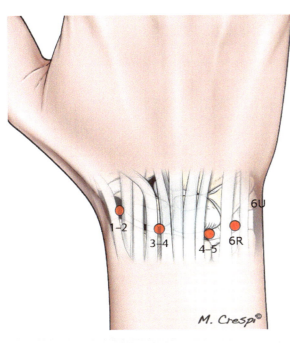

Fig. 2.2 O diagrama mostra os portais radiocarpais clássicos nomeados de acordo com sua posição em relação aos compartimentos extensores dorsais.

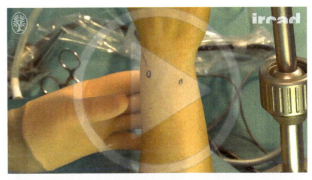

Vídeo 2.3 O vídeo mostra a sequência para estabelecimento de um portal 3-4 usando a técnica de polegar flexionado.

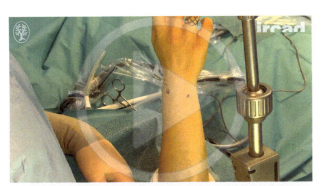

Vídeo 2.4 O vídeo mostra a introdução de um clipe através da cápsula, respeitando a curvatura do clipe e da borda posterior do rádio: o clipe rola sobre a inclinação radial.

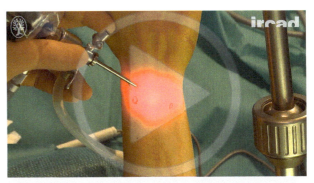

Vídeo 2.5 O vídeo mostra a localização do portal 6R: o artroscópio é posicionado no portal 3-4 em sentido ulnar e a agulha é colocada no centro de um círculo de transiluminação. A posição da agulha é verificada na tela. O artroscópio é mantido como um gatilho, com o indicador aplicado contra a pele para controlar o comprimento do artroscópio introduzido na articulação.

Com o artroscópio no portal 3-4, uma agulha é usada para localizar este portal, situado entre o 4º e o 5º compartimento, 1 cm lateral ao portal 6R.

2.3.4 Portal Radiocarpal 6U

Este portal é classicamente utilizado para o fluxo de drenagem. De modo geral, é associado a um portal radioulnar distal foveal direto para a reinserção foveal do TFCC.

O portal radiocarpal 6U é ulnar ao tendão extensor ulnar do carpo (ECU) no aspecto medial do punho.

O artroscópio na posição 3-4 é empurrado em direção ulnar e colocado no TFCC, em frente ao recesso estiloide. A agulha intramuscular deve emergir no meio do recesso estiloide.

Essa aproximação é arriscada em virtude da associação ao ramo sensorial dorsal do nervo ulnar. Deve-se ter muito cuidado para evitar lesões nesse nervo sensorial.

2.3.5 Portal Radiocarpal 1-2

Este portal está situado entre o 1º e o 2º compartimento, acima do estiloide radial. A depressão distal ao estiloide é usada para localizá-lo com o polegar e transiluminação: o artroscópio na posição 3-4 é direcionado radialmente para o estiloide.

A agulha é colocada respeitando-se a inclinação radial, e sua localização intra-articular é verificada (▶ Vídeo 2.6). A abordagem pode ser horizontal para estiloidectomia ou vertical prolongada para colocação de um implante e evitar lesões nos ramos sensoriais cutâneos do nervo radial.

2.4 Portais Mediocarpais

Há três portais mediocarpais clássicos: o portal mediocarpal ulnar (MCU), o portal mediocarpal radial (MCR) e o portal escafotrapeziotrapezoide (STT) (▶ Fig. 2.3).

2.4.1 Portal Mediocarpal Ulnar

O MCU é a abordagem artroscópica mais simples à articulação mediocarpal. A depressão da articulação mediocarpal situada entre os quatro ossos do punho medial é facilmente palpável e é chamada de "fossa em crucifixo". Uma agulha de injeção intramuscular ajuda a localizar a orientação exata deste portal. A agulha deve ser colocada seguindo a inclinação da primeira e segunda fileiras de carpos e orientada de ulnar a radial (▶ Vídeo 2.7).

2.4.2 Portal Mediocarpal Radial

A localização deste portal não é muito fácil. O portal está a cerca de 1 cm distal ao portal radiocarpal 3-4. O espaço entre o escafoide e a cabeça do capitato é muito pequeno, e a curvatura desses dois ossos é proeminente. As lesões da cartilagem não são incomuns, quando esse portal é usado na abordagem primária à articulação mediocarpal.

Após o estabelecimento do portal MCU, é mais fácil introduzir o artroscópio na articulação e direcioná-lo para o aspecto dorsal do escafoide imediatamente depois da articulação escafolunar, para localização deste portal por transiluminação (▶ Vídeo 2.8).

2.4.3 Portal Mediocarpal STT

Este portal está situado entre o músculo flexor radial do carpo (FCR), em sentido lateral, e o músculo extensor radial do carpo (ECR), em sentido medial, na arti-

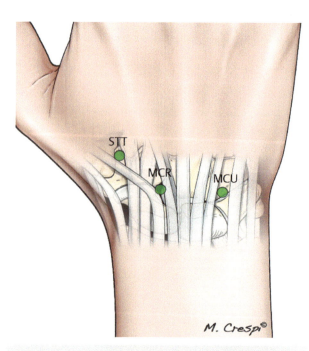

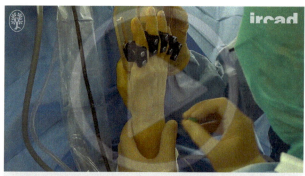

Vídeo 2.6 O vídeo mostra a sequência para o estabelecimento do portal radiocarpal 1-2, com o artroscópio em 3-4 e a câmera em direção ao estiloide radial; a agulha é posicionada no centro de um círculo de transiluminação em relação à inclinação radial.

Fig. 2.3 O diagrama mostra os portais mediocarpais clássicos: STT, portal escafotrapeziotrapezoide, MCR, portal mediocarpal radial entre os compartimentos 3 e 4; MCU, portal mediocarpal ulnar, classicamente entre compartimentos 4 e 5, mas que, às vezes, cruza o compartimento 4.

culação STT, imediatamente radial aos extensores do indicador (▶ Fig. 2.4). Sua localização não é simples. A transiluminação pode ser utilizada, direcionando o artroscópio para a articulação STT (▶ Vídeo 2.9). Para isso, o artroscópio deve ser introduzido através do portal 3-4 seguindo o aspecto medial do escafoide em direção distal até o STT.

2.5 Portais Radioulnares Distais

Há três portais radioulnares distais: o portal radioulnar distal (DRU), o portal foveal direto e o portal "radioulnar distal" proximal.

2.5.1 Portal Radioulnar Distal

Este portal está localizado abaixo do TFCC, precisamente no ápice de um triângulo isósceles cuja base é a linha que une os portais 4-5 e 6R. Para encontrá-lo, o artroscópio é colocado no portal 3-4 com a câmera voltada para o TFCC. A agulha deve ser inserida no intervalo entre o rádio e a ulna e usada para elevar o centro do TFCC sob visualização direta (▶ Vídeo 2.10). O lado profundo do TFCC pode ser explorado através deste portal até a inserção foveal e a fossa sigmoide do rádio.

2.5.2 Portal Foveal Direto

Este portal foi recentemente descrito por Atzei.[1] Permite a exploração direta da inserção foveal do TFCC. A mão em supinação é colocada sob tração. A depressão anterior ao estiloide ulnar e acima da cabeça da ulna é palpada (▶ Fig. 2.5). O artroscópio é colocado no DRU com a câmera voltada para a fóvea. Uma agulha é, então, inserida nessa depressão até que se torne visível (▶ Vídeo 2.11).

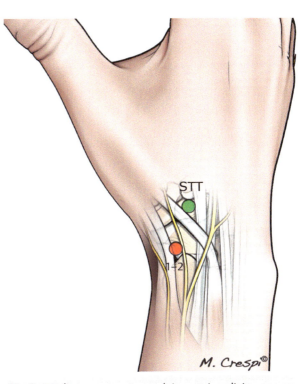

Fig. 2.4 O diagrama mostra os dois portais radiais: o portal radiocarpal 1-2 e o portal mediocarpal escafotrapeziotrapezoide (STT) acima, entre o músculo flexor longo do polegar (FPL) e o músculo extensor radial do carpo (ECR).

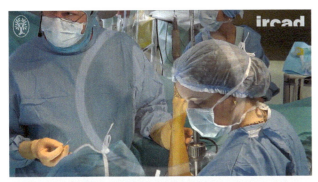

Vídeo 2.7 O vídeo mostra a sequência para o estabelecimento do portal mediocarpal ulnar. À esquerda, o polegar localiza a zona cruciforme entre os quatro ossos mediocarpais.

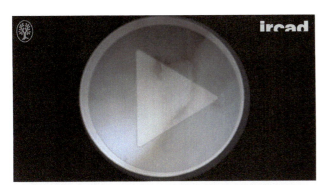

Vídeo 2.8 O vídeo mostra a sequência para estabelecimento de um portal mediocarpal radial usando transiluminação.

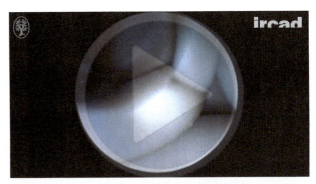

Vídeo 2.9 O vídeo mostra a realização do portal mediocarpal escafotrapeziotrapezoide (STT), com o artroscópio no portal mediocarpal radial (MCR) e a câmera no intervalo STT.

2.5.3 Portal "Radioulnar Distal" Proximal

Este portal é situado 1 cm proximal ao portal DRU e raramente é usado. Permite a exploração da cabeça proximal da ulna e da parte proximal da incisura ulnar.

2.6 Portal Trapeziometacarpal

A exploração da articulação trapeziometacarpal (TM) é fácil e segura; este portal pode ser usado no tratamento de artrite nessa articulação.

2.6.1 Portal Palmar 1

Este portal está localizado na junção entre a pele palmar e dorsal na articulação TM. A agulha é colocada na horizontal (▶ Fig. 2.6, ▶ Vídeo 2.12). Há poucos riscos nesse local em razão da distância dos ramos terminais do nervo radial e por não ser cruzado por nenhum tendão.

2.6.2 Portal Dorsal 1

A localização deste portal por transiluminação é fácil. O artroscópio é inserido no portal palmar 1 e a câmera na porção dorsal da articulação metacarpal (▶ Fig. 2.7).

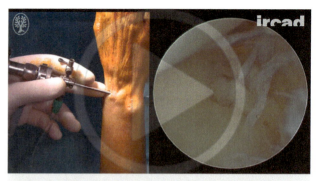

Vídeo 2.11 O vídeo mostra o artroscópio na posição radioulnar distal (DRU) e a agulha em direção ao portal foveal direto. A vista intra-articular mostra a entrada da agulha pelo portal foveal direto e seu posicionamento na fóvea.

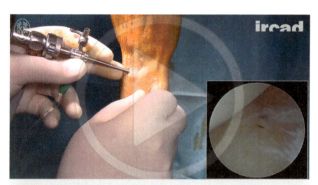

Vídeo 2.10 O vídeo mostra a localização da agulha do portal radioulnar distal: o artroscópio em 3-4 é direcionado em sentido ulnar com a agulha abaixo do complexo de fibrocartilagem triangular (TFCC) para localizar cabeça ulnar e elevar o TFCC sob controle artroscópico.

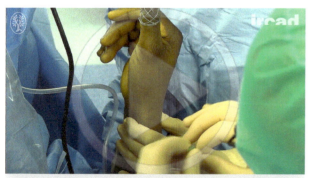

Vídeo 2.12 O vídeo mostra o portal trapeziometacarpal palmar.

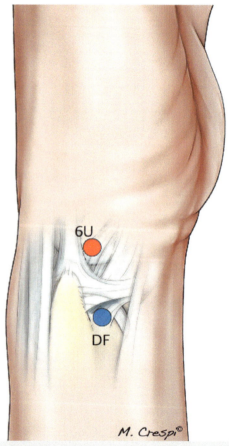

Fig. 2.5 O diagrama mostra os dois portais mediais: o portal radiocarpal 6U e o foveal direto (DF). O portal foveal direto está acima da cabeça ulnar e anterior ao estiloide ulnar.

2.7 Portais Palmares

Às vezes, é necessário usar portais palmares para visualizar os componentes posteriores da articulação do punho. Esses portais são mais perigosos pela maior profundidade da cápsula anterior sob a pele e pela grande proximidade de estruturas nobres numerosas, como o nervo mediano, a artéria radial e os tendões flexores.

2.7.1 Portal Radiocarpal Palmar Radial

Este portal permite excelente acesso para a visualização da crista dorsal do rádio e a inserção do ligamento radiocarpal dorsal (DRC).

O portal repousa entre o FCR medialmente e o pedículo radial lateralmente. O artroscópio é inserido em 6R, e um trocarte rombo é colocado em 3-4, passando pelo ligamento radioescafocapitato (RSC) e ligamento radiolunar longo (LRL). O trocarte vai até a pele, evitando estruturas nobres. Uma incisão cutânea pequena é feita em sua extremidade saliente para exteriorização (▶ Fig. 2.8a, b). O trocarte é colocado por meio de uma abordagem palmar com uso de guia (▶ Fig. 2.9a, b). O guia é retirado, e o artroscópio é colocado no trocarte.

2.7.2 Portal Radiocarpal Palmar Ulnar

Raramente usado, este portal está situado ulnar aos flexores digitais, ao pedículo ulnar e ao flexor ulnar do carpo. O artroscópio é colocado na posição 3-4, e o trocarte rombo é empurrado em direção palmar em 6R,

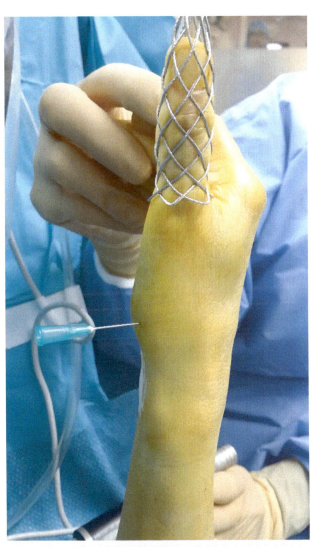

Fig. 2.6 A vista cirúrgica mostra a posição da agulha para localização do portal trapeziometacarpal palmar na junção entre a pele palmar e dorsal.

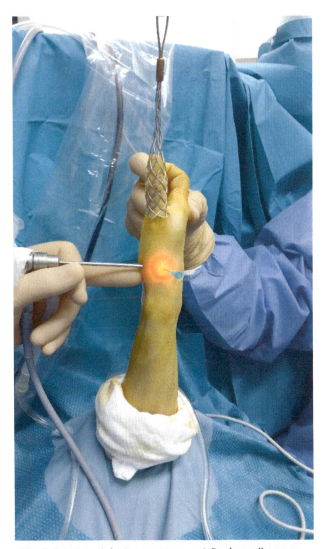

Fig. 2.7 A vista cirúrgica mostra a posição da agulha para localizar o portal trapeziometacarpal dorsal por transiluminação.

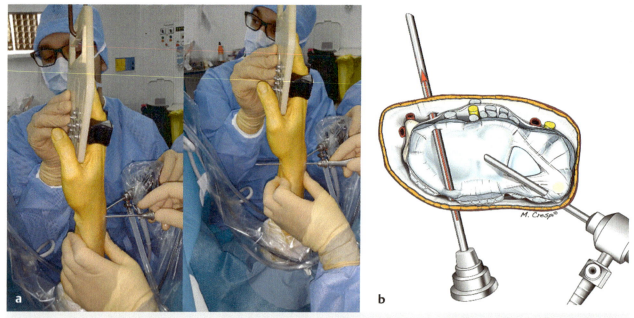

Fig. 2.8 (a) A vista cirúrgica mostra o trocarte rombo empurrado pela pele palmar. Uma pequena incisão cutânea é feita para exteriorização deste. **(b)** O diagrama mostra a passagem do trocarte.

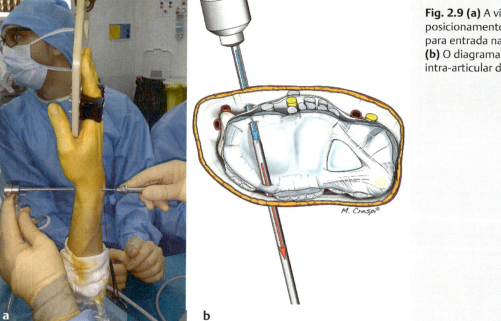

Fig. 2.9 (a) A vista cirúrgica mostra o posicionamento do trocarte com guia para entrada na articulação.
(b) O diagrama mostra a passagem intra-articular do trocarte no guia.

atravessando a cápsula na depressão da articulação pisopiramidal e chegando até a pele. A manobra descrita anteriormente na seção "Portal Radiocarpal Palmar Radial" é utilizada para colocação do artroscópio.

2.7.3 Portal Mediocarpal Palmar

Este portal tem localização central, no corno anterior do semilunar, entre o nervo mediano, o músculo palmar longo (PL), o músculo flexor longo do polegar (FPL) e o FCR, radialmente, e os flexores do dedo, ulnarmente.

Sua proximidade com o nervo mediano faz com que seja um portal perigoso.

O artroscópio é colocado no portal mediocarpal ulnar, o trocarte rombo é inserido no portal mediocarpal radial e, à altura do corno anterior do osso semilunar, é empurrado através da cápsula até a pele palmar.

A cápsula é aberta na parte medial do ligamento arqueado, ou seja, entre a porção distal do ligamento RSC e a extremidade do ligamento LRL, radialmente, e o ligamento ulnocapitato (UC) em direção ulnar (▶ Vídeo 2.13). A incisão cutânea varia de acordo com o

Abordagens Cirúrgicas

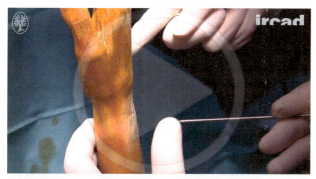

Vídeo 2.13 O vídeo mostra o trocarte introduzido através do portal mediocarpal radial, posicionado entre os ligamentos palmares anteriores ao intervalo escafolunar.

procedimento. Para uma exploração simples, é usada uma abordagem pequena clássica. Se um procedimento, como a sutura capsular ligamentar palmar, for necessário, a aproximação é prolongada em sentido distal e proximal para permitir a colocação de afastadores para proteger os nervos e os tendões.

2.8 Conclusão

As abordagens artroscópicas são pequenas por princípio. Devem respeitar a anatomia da articulação, mas principalmente das estruturas adjacentes. É primordial respeitar as regras de acesso, como palpação, orientação da agulha, incisões puramente cutâneas e a entrada na cápsula com pinça romba para evitar qualquer dano às estruturas nobres. De modo geral, essas pequenas incisões não precisam ser fechadas com sutura.

Referência

[1] Atzei A, Rizzo A, Luchetti R, Fairplay T. Arthroscopic foveal repair of triangular fibrocartilage complex peripheral lesion with distal radioulnar joint instability. Tech Hand Up Extrem Surg. 2008; 12(4):226–235

3 Anatomia Artroscópica do Punho

3.1 Introdução

A anatomia do punho é agora bem conhecida, e muitas publicações descrevem os componentes desta articulação complexa, funcional e bem organizada. No entanto, a anatomia artroscópica é especial, já que o artroscópio permite a visualização da porção "interna" da articulação, e é necessário aprender a analisar essa visualização dos ossos e ligamentos dentro da articulação do punho para que o cérebro possa reconstruir a estrutura global. O primeiro passo é examinar os diagramas e as dissecções com a extremidade distal do punho no topo da página, já que a maioria dos procedimentos de artroscopia é realizada com translação do eixo e a mão em "posição americana", ou seja, com os dedos apontando para o teto. Outra particularidade importante é que a tração cria novos espaços anatômicos, permitindo a entrada do artroscópio no punho (▶ Fig. 3.1, ▶ Fig. 3.2, ▶ Fig. 3.3).

3.2 Princípios de Exploração

A tração no eixo do punho cria um espaço entre o rádio e a primeira fileira do carpo – o espaço radiocarpal – e entre as duas fileiras do carpo – o espaço mediocarpal. A injeção de soro fisiológico pode ajudar a distender estes espaços potenciais (▶ Vídeo 3.1).

A entrada na articulação é feita com clipes de ponta romba para não ferir as "estruturas nobres" (isto é, nervos, veias e tendões), usando-se os portais artroscópicos clássicos.

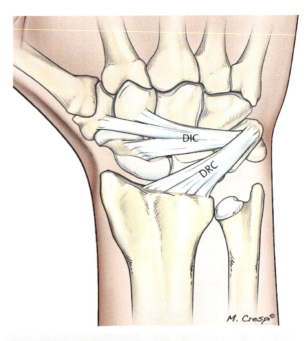

Fig. 3.2 O diagrama mostra os ligamentos extrínsecos dorsais: intercarpal dorsal e radiocarpal dorsal.

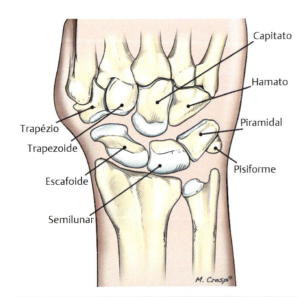

Fig. 3.1 Diagrama da primeira e segunda fileiras do carpo com tração no punho que cria o espaço suficiente para permitir a passagem do artroscópio e dos instrumentais.

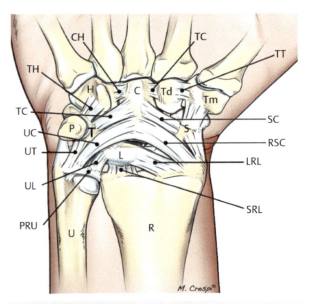

Fig. 3.3 O diagrama mostra os ligamentos extrínsecos palmares. H, hamato; C, capitato; Td, trapezoide; Tm, trapézio; P, pisiforme; T, piramidal; L, semilunar; S, escafoide; U, ulna; R, rádio; RSC, ligamento radioescafocapitato; LRL, ligamento radiolunar longo; SRL, ligamento radiolunar curto; UL, ligamento ulnolunar; UT, ligamento ulnopiramidal; UC, ligamento ulnocapitato; TC, ligamento trapeziocapitato; SC, ligamento escafocapitato; PRU, parte volar do complexo de fibrocartilagem triangular (TFCC).

3.3 Exploração Radiocarpal

De modo geral, começamos com o portal radiocarpal 3-4 e encontramos imediatamente o ligamento escafolunar – um vale brilhante entre os dois tubérculos do semilunar e do escafoide (▶ Vídeo 3.2). A seguir, empurramos o artroscópio para encontrar o ligamento de Testut na junção entre a parte palmar do ligamento escafolunar e a cápsula anterior do punho. O artroscópio é direcionado lateralmente, e a parte distal lateral da articulação radiocarpal é visualizada, ou seja, o polo distal do escafoide, acima, e a fossa escafoide e o estiloide radial, abaixo. A convexidade inteira das cartilagens escafoides e radiais pode ser avaliada. Se o artroscópio for empurrado para frente, os ligamentos extrínsecos anterolaterais podem ser observados: o ligamento radioescafocapitato (RSC) e o ligamento radiolunar longo (LRL) (▶ Vídeo 3.3). Esses ligamentos são mais bem visualizados à artroscopia do que na dissecção cadavérica porque são intracapsulares e extrassinoviais. Sua tensão pode ser analisada pelo movimento do punho em desvio ulnar e radial ou com uma sonda inserida no portal 6R ou 4-5. A zona de origem dos gânglios palmar do punho encontra-se entre esses ligamentos extrínsecos.

O artroscópio é, então, deslizado de lateral para medial após a convexidade escafoide para encontrar a depressão do ligamento escafolunar, um sulco côncavo que se estende das cartilagens dos dois ossos: o polo proximal do escafoide e o aspecto proximal do osso semilunar. O ligamento escafolunar pode ser visualizado por inteiro, de seu aspecto palmar ao seu lado dorsal. O ligamento radioescafolunar de Testut não deve ser confundido com sinovite patológica; pode ser mais ou menos vascularizado (▶ Vídeo 3.4). Não é um ligamento real, mas sim carreia o vaso e o nervo proprioceptivo para o ligamento escafolunar (SL), sem papel estabilizador. É a prolongação direta dos vasos anteriores e do nervo interósseo anterior. No aspecto anterior do carpo e imediatamente medial ao ligamento de Testut, está o ligamento radiolunar curto (SRL), de visualização mais difícil.

Ao empurrar o artroscópio um pouco para trás, a superfície distal do rádio pode ser analisada, com a fossa escafoide, lateralmente, e a fossa lunar, medialmente, separada por uma crista óssea relacionada ao ligamento SL.

Depois, seguimos em direção medial para a articulação radiocarpal. Acompanhamos a superfície proximal do osso semilunar. O ligamento lunopiramidal pode ser

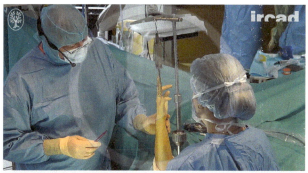

Vídeo 3.1 O vídeo mostra os princípios de tração no punho criando espaço suficiente para a passagem do artroscópio e dos instrumentais.

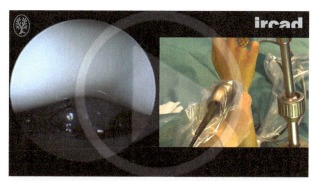

Vídeo 3.2 O vídeo mostra a vista artroscópica radiocarpal de um ligamento escafolunar intacto. As cartilagens do escafoide e do semilunar parecem contínuas.

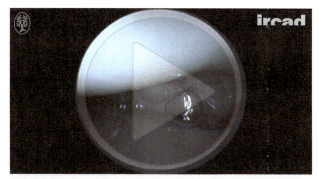

Vídeo 3.3 O vídeo mostra a vista artroscópica radiocarpal dos ligamentos extrínsecos palmares: radioescafocapitato e radiolunar longo.

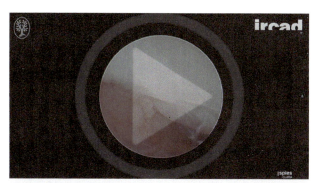

Vídeo 3.4 O vídeo mostra a vista artroscópica radiocarpal do ligamento de Testut.

observado acima (▶ Vídeo 3.5) como um vale entre o osso semilunar, lateralmente, e o osso piramidal, medialmente. O osso piramidal é observado com menos frequência pelo portal 3-4, e o ligamento ulnocarpal também é de difícil visualização.

O aspecto mais importante da avaliação da articulação radiocarpal medial é a exploração do complexo de fibrocartilagem triangular (TFCC). O TFCC é um disco de fibrocartilagem, normalmente tenso, cuja inserção medial apresenta uma perfuração anatômica regular chamada de recesso estiloide (▶ Vídeo 3.6). Suas inserções periféricas na cápsula palmar e dorsal e no rádio podem ser avaliadas, bem como sua inserção foveal na cabeça da ulna (▶ Fig. 3.4, ▶ Vídeo 3.7). Um gancho (probe) introduzido no portal 6R dorsal pode ser usado para avaliar todas as inserções e testar o efeito de trampolim (o gancho deve saltar rapidamente para trás, quando esse ligamento é esticado sob tensão, e retornar ao normal, ao ser liberado).

Para completar a exploração da articulação radiocarpal e "ver" determinadas zonas, a posição do artroscópio pode ser trocada (em 6R) com os instrumentais (3-4). A avaliação do osso piramidal, do ligamento lunopiramidal e do osso semilunar é mais fácil nessa posição. Essa é a única abordagem para ver o recesso dorsal entre a reflexão da cápsula dorsal e a primeira fileira do carpo, especialmente a inserção da parte dorsal do ligamento escafolunar no septo capsuloligamentar dorsal – uma das primeiras zonas afetadas na instabilidade escafolunar (▶ Fig. 3.5, ▶ Fig. 3.6, ▶ Vídeo 3.8).

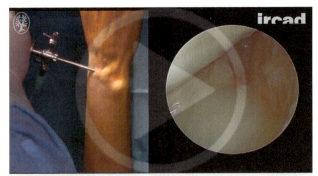

Vídeo 3.6 O vídeo mostra a vista artroscópica radiocarpal do recesso estiloide normal na inserção do complexo de fibrocartilagem triangular (TFCC).

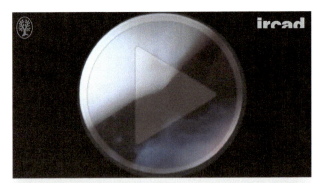

Vídeo 3.5 O vídeo mostra a vista artroscópica radiocarpal do ligamento lunopiramidal, na porção superior esquerda, o osso piramidal, na porção superior direita, e o complexo de fibrocartilagem triangular (TFCC), abaixo.

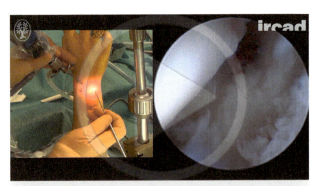

Vídeo 3.7 O vídeo mostra a vista artroscópica radiocarpal durante o teste com sonda da inserção foveal do complexo de fibrocartilagem triangular (TFCC).

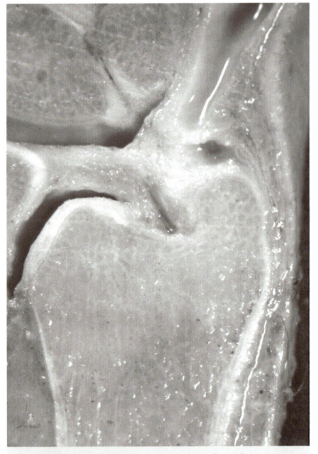

Fig. 3.4 Corte anatômico mostra o complexo de fibrocartilagem triangular (TFCC) com sua inserção foveal.

Anatomia Artroscópica do Punho

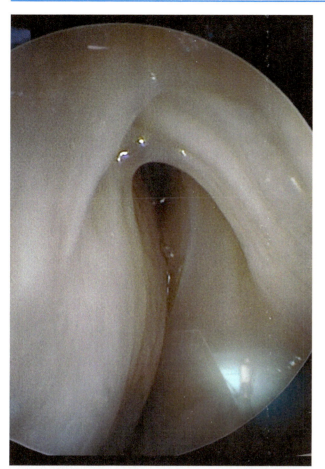

Fig. 3.5 Vista artroscópica radiocarpal mostra a inserção capsuloligamentar dorsal do ligamento escafolunar (septo capsuloescafolunar dorsal, DCSS).

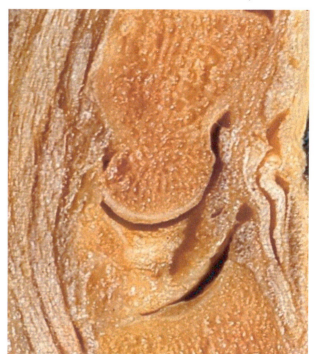

Fig. 3.6 Corte anatômico mostra o septo capsuloescafolunar dorsal (DCSS), entre a porção dorsal do escafolunar e a cápsula dorsal (DIC).

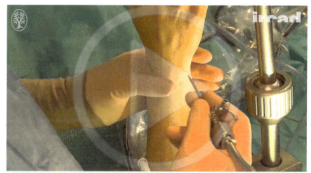

Vídeo 3.8 O vídeo mostra a vista artroscópica radiocarpal da inserção capsuloligamentar dorsal do ligamento escafolunar (septo capsuloligamentar dorsal, DCSS).

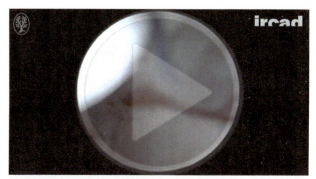

Vídeo 3.9 O vídeo mostra a vista artroscópica mediocarpal do intervalo escafolunar entre o escafoide e o semilunar. O capitato é visível na parte superior da imagem.

3.4 Avaliação da Articulação Mediocarpal

A articulação mediocarpal começa a ser explorada pelo portal mediocarpal ulnar (MCU); esse portal é facilmente localizado na depressão entre os quatro ossos mediais. Por causa da direção do artroscópio, a primeira zona visualizada é o espaço escafolunar distal. Normalmente, este é um intervalo entre o escafoide, lateralmente, e a superfície côncava distal do osso semilunar, medialmente (▶ Vídeo 3.9). Essa articulação é avaliada por meio da introdução de uma sonda no portal mediocarpal radial (MCR). O artroscópio é deslizado medialmente na articulação mediocarpal, e as estruturas ósseas são analisadas. Acima, a superfície cartilaginosa arredondada da cabeça do capitato é observada e, medialmente, a cabeça do hamato e o intervalo entre os dois ossos também são visíveis (▶ Vídeo 3.10). A parte distal do hamato pode ser acompanhada medialmente. Abaixo, está o aspecto côncavo do osso semilunar, bem como seus dois cornos palmares e dorsais e, então, o intervalo entre o osso semilunar e o osso piramidal (▶ Vídeo 3.11). A geometria dessa articulação depende do formato do osso semilunar; assim, há duas possibilidades: a superfície entre os dois ossos é lisa (Viegas 1), ou há um cume na parte mediodistal do osso semilunar, formando um vale para a articulação da cabeça do hamato (Viegas 2). O hamato não forma uma cavidade glenoide invertida, sendo mais similar a uma articulação troclear.

A parte distal dos grandes ligamentos radiocarpais palmares extrínsecos pode ser visualizada após a remoção da sinóvia, para melhor distinção das diferentes estruturas. Lateralmente, a porção escafocapitato do ligamento RSC e, medialmente, o ligamento ulnopiramidal-capitato (UTC) podem ser visualizados; ambos formam o ligamento arqueado, cuja ruptura provoca instabilidade mediocarpal palmar (▶ Fig. 3.7). Abaixo e medialmente, o RSC e a parte terminal distal do ligamento RLL podem ser observados.

Trocando a posição do artroscópio para uso do RMC, a porção medial dessa articulação é visualizada, bem como a cápsula dorsal, usando o efeito combinado da obliquidade da câmera e da triangulação. Esta é a única abordagem apropriada para estudo do aspecto distal medial do escafoide ou a articulação escafotrapeziotrapezoide (STT).

Ao movimentar o artroscópio em sentido lateral e distal, seguimos o escafoide e o aspecto lateral do capitato medialmente para ver a articulação STT distalmente (▶ Vídeo 3.12). A sinóvia pode ser desbridada com *shaver* pelo portal mediocarpal 1-2. Com o artroscópio nesse portal e o auxílio da tração do polegar, a STT pode ser adentrada e vista por completo. Podemos, então, acompanhar a porção mediodorsal distal da articulação e verificar o aspecto dorsal do capitato até a articulação carpometacarpal.

3.5 Conclusão

O conhecimento da anatomia clássica é essencial para a compreensão da anatomia artroscópica do punho.

As articulações radiocarpais e mediais são complexas. Embora a artroscopia não seja mais utilizada exclusivamente para a exploração diagnóstica, o primeiro passo de cada artroscopia deve ser dedicado à análise das diferentes estruturas anatômicas que podem ser perfeitamente visualizadas de maneira direta. Além disso, o conhecimento desta anatomia "artroscópica" pode revelar novas estruturas anatômicas (p. ex., septo capsuloescafolunar dorsal [DCSS]), ajudar a compreender certas patologias, como a instabilidade mediocarpal, e permitir a realização de alguns procedimentos, como a sutura capsuloligamentar dorsal.

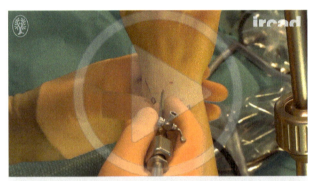

Vídeo 3.10 O vídeo mostra a vista artroscópica mediocarpal do intervalo entre o capitato e o hamato.

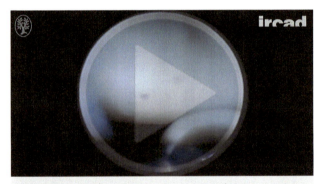

Vídeo 3.11 O vídeo mostra a vista artroscópica mediocarpal da parte superior do capitato e do hamato, a parte inferior da articulação lunopiramidal e o aspecto distal do osso piramidal.

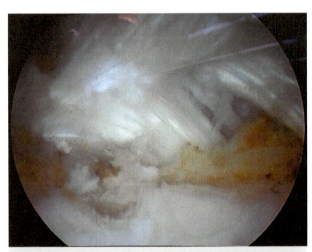

Fig. 3.7 Vista artroscópica mediocarpal que mostra, após a limpeza e a excisão da sinóvia, o aspecto interno dos ligamentos extrínsecos palmares: o ligamento arqueado formado pela união do ligamento ulnocapitato, à esquerda, e do ligamento radioescafolunar, à direita. Proximalmente, o ligamento radiolunar longo pode ser observado.

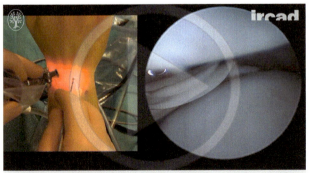

Vídeo 3.12 O vídeo mostra a vista artroscópica mediocarpal da exploração do lado radial, com o escafoide à esquerda e o capitato à direita, até o aspecto dorsal da articulação escafotrapeziotrapezoide.

4 Tratamento Artroscópico do Cisto Sinovial Dorsal no Punho

4.1 Introdução

Um cisto sinovial ou gânglio no punho dorsal é um tumor benigno que geralmente desaparece de forma espontânea. A cirurgia é reservada para os raros cistos dolorosos ou lesões grandes do ponto de vista cosmético. A taxa de recidiva e as complicações pós-operatórias da cirurgia aberta, como rigidez em flexão e cicatrizes inaceitáveis, são bem conhecidas. A ressecção artroscópica é uma técnica simples, minimamente invasiva, com taxa de recidiva similar àquela observada após a cirurgia aberta, mas sem suas complicações.[1]

4.2 Anatomia Ligamentar da Região Escafolunar Dorsal

A região escafolunar (SL) dorsal é um complexo ligamentar composto por três elementos distintos (▶ Fig. 4.1a, b):

1. O segmento dorsal do ligamento SL.
2. O ligamento intercarpal dorsal (DIC).
3. O septo capsuloescafolunar dorsal (DCSS),[2] que une o ligamento SL ao DIC e contribui para a estabilização do intervalo ósseo SL (▶ Fig. 4.2).

A displasia mucoide, associada aos cistos, é intracapsular e extrassinovial e observada à altura desse complexo SL dorsal (▶ Fig. 4.3a-c, ▶ Vídeo 4.1). Medialmente, a displasia provoca uma hérnia nas articulações do punho, geralmente na articulação mediocarpal (▶ Fig. 4.4). Lateralmente, a displasia se estende por um pedículo entre o DIC ou o ligamento radiolunopiramidal (RLTL), seja distalmente abaixo do DIC ou lateralmente, em direção à borda radial do compartimento radiocarpal (▶ Fig. 4.5a-c).

4.3 Técnica Cirúrgica

4.3.1 Preparo do Paciente

Este procedimento é feito com internação e alta no mesmo dia e sob anestesia regional. O torniquete é colocado no braço perto do cotovelo para minimizar o movimento de alavanca durante a tração ascendente. A tração

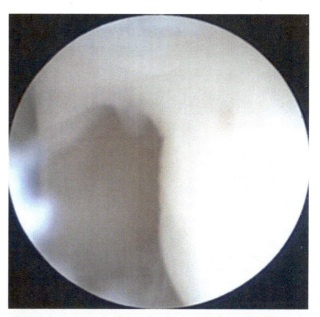

Fig. 4.2 Vista artroscópica do septo capsuloligamentar dorsal intacto. O artroscópio é colocado no portal 6R e direcionado para a articulação entre a cápsula articular e a porção dorsal do ligamento escafolunar (SL).

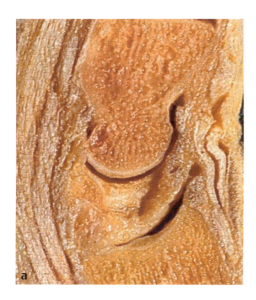
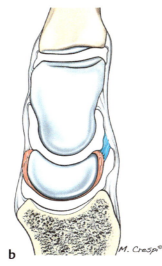

Fig. 4.1 (a) Corte sagital do punho passando pelo semilunar e mostrando o complexo dorsal do ligamento escafolunar (SL). **(b)** O desenho mostra os três componentes do complexo escafolunar dorsal: a porção dorsal do ligamento escafolunar em marrom, o septo capsuloligamentar dorsal (DCSS) em azul e o ligamento intercarpal dorsal — a parte integrante da cápsula dorsal — em branco.

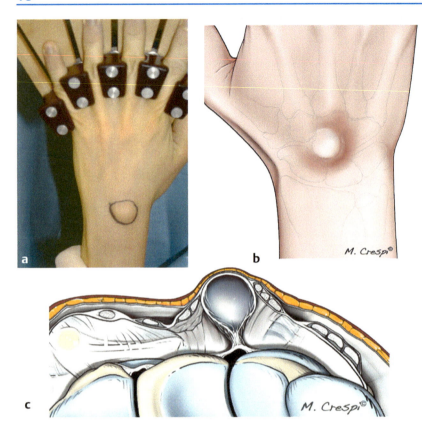

Fig. 4.3 (a, b) A foto e o diagrama mostram a posição clássica do cisto no punho dorsal na porção dorsal do ligamento escafolunar (SL) na articulação mediocarpal. **(c)** O desenho mostra as relações entre o cisto, a cápsula e os extensores do punho.

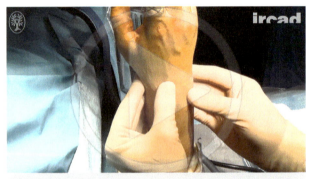

Vídeo 4.1 O vídeo mostra a posição clássica do cisto no punho dorsal.

contrária é aplicada no torniquete. Após a exsanguinação e a colocação dos campos cirúrgicos estéreis no membro superior, a tração é feita com torre – é possível usar a mesma torre empregada na artroscopia do ombro. A tração exigida, de 5 a 7 kg, é aplicada com pontos chineses.

4.3.2 Avaliação do Tamanho e da Posição do Cisto

O primeiro passo é localizar a extensão proximal e distal do cisto usando-se uma agulha. O artroscópio é inserido

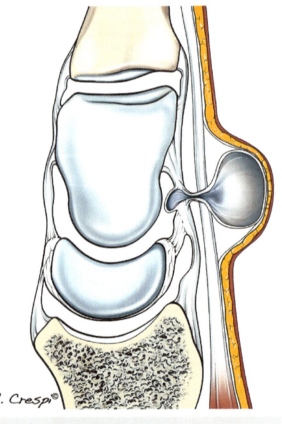

Fig. 4.4 O desenho mostra as relações normais entre o cisto e a articulação mediocarpal. A raiz do cisto geralmente é intra-articular no intervalo escafolunar (SL).

Tratamento Artroscópico do Cisto Sinovial Dorsal no Punho

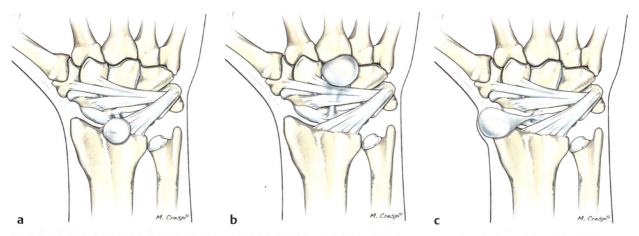

Fig. 4.5 (a-c) Os desenhos mostram três possíveis localizações frequentes do cisto em relação aos ligamentos dorsais.

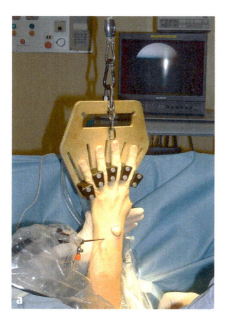
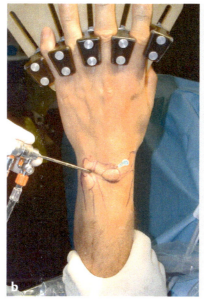

Fig. 4.6 Vista cirúrgica mostrando a localização da agulha na origem do cisto. **(a)** Cisto de localização proximal. **(b)** Cisto de localização distal.

através do portal mediocarpal ulnar, e os limites exatos da cápsula são identificados (▶ Fig. 4.6a, b, ▶ Vídeo 4.2).

4.3.3 Exploração da Articulação Mediocarpal

O portal mediocarpal ulnar (MCU) é a abordagem artroscópica mais simples do punho. O trocarte rombo é introduzido, seguido pelo artroscópio.

A exploração mediocarpal geralmente revela uma protuberância sinovial dorsal no intervalo escafolunar que corresponde à porção intra-articular do cisto. A instabilidade SL associada deve ser resolvida.

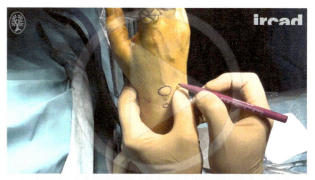

Vídeo 4.2 O vídeo mostra a localização da agulha na origem do cisto.

4.3.4 Ressecção da Displasia Mucoide Dorsal no Intervalo Mediocarpal por Abordagem Transcística

Uma agulha é introduzida no cisto na articulação mediocarpal através do portal mediocarpal radial (MCR). A abordagem transcística direta pelo MCR é estabelecida, e o *shaver* é introduzido no cisto (▶ Fig. 4.7a-c, ▶ Vídeo 4.3). A cápsula patológica dorsal, representando a hérnia de displasia mucoide na articulação mediocarpal, é removida sob visualização graças à angulação do artroscópio e ao efeito da triangulação. Essa ressecção é relativamente fácil em comparação com a ressecção de uma cápsula saudável. Às vezes, é mais fácil usar uma pinça para artroscopia do tipo *basket* para remoção de algumas partes da cápsula. O DCSS e a continuidade do ligamento DIC devem ser preservados. A eletrocoagulação deve ser evitada pelo risco de lesões da cartilagem e do tendão extensor.

4.3.5 Ressecção da Parede do Cisto

Agora, é possível retirar o artroscópio da cápsula articular no MCR. A visualização é obscurecida pela parede do cisto.

O *shaver* está sempre no MCR, mas extra-articular. Esta parte do procedimento é mais uma endoscopia do

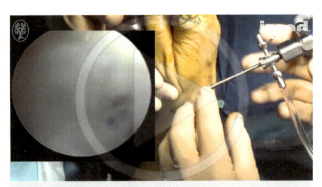

Vídeo 4.3 O vídeo mostra a vista cirúrgica com o artroscópio no portal mediocarpal ulnar (MCU) e o *shaver* em posição transcística.

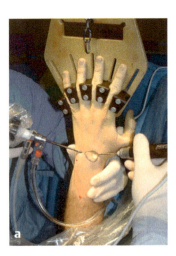
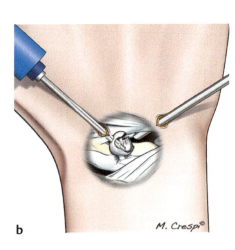

Fig. 4.7 (a) A vista cirúrgica mostra o artroscópio no portal mediocarpal ulnar (MCU) e o *shaver* em posição transcística. **(b)** O diagrama mostra a posição do artroscópio e do *shaver*. **(c)** O diagrama mostra a posição transcística do *shaver*.

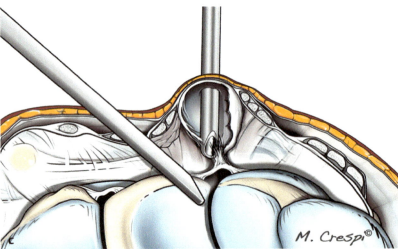

que uma artroscopia (▶ Fig. 4.8, ▶ Vídeo 4.4). Nesta fase, é preciso ter cuidado para evitar lesões nos tendões extensores. É fácil mover o artroscópio e o *shaver* de cima para baixo para remover todas as paredes do cisto e logo obter um resultado cosmeticamente perfeito. A ressecção é feita pouco a pouco com o *shaver* até que os tendões extensores sejam visíveis (▶ Vídeo 4.5).

4.3.6 Fechamento e Cuidado Pós-Operatório

Suturas não são necessárias, já que Steri-Stripsâ (suturas cutâneas adesivas) são usadas no fechamento da pele. O movimento imediato da articulação é incentivado, mas sem qualquer tipo de força por 3 semanas.

4.4 Conclusão

O tratamento conservador, provavelmente, é o melhor tratamento inicial para os cistos do punho dorsal pelo caráter benigno dessa doença e pela frequência de seu desaparecimento espontâneo em 6 meses. O tratamento artroscópico dos cistos do punho dorsal é o padrão-ouro do tratamento cirúrgico.

O paciente deve ser informado acerca da taxa de recidiva de 11%.[1] A ressecção artroscópica evita as complicações da excisão aberta, especialmente cicatrizes de aspecto ruim e a rigidez articular.

Deve-se ter cuidado para não deixar de diagnosticar um cisto do punho dorsal associado à instabilidade escafolunar (▶ Fig. 4.9a, b).

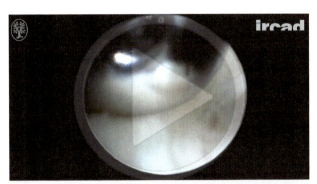

Vídeo 4.4 O vídeo mostra a vista artroscópica pelo portal mediocarpal radial (MCR), com o artroscópio no portal mediocarpal ulnar (MCU), durante a ressecção das paredes do cisto de dentro para fora com *shaver*, enquanto os tendões extensores são protegidos.

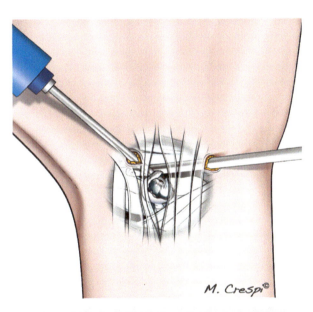

Fig. 4.8 O diagrama mostra a posição do artroscópio ao entrar no portal mediocarpal ulnar (MCU) e sair pelo portal mediocarpal radial (MCR) para controlar a ressecção das paredes extra-articulares do cisto.

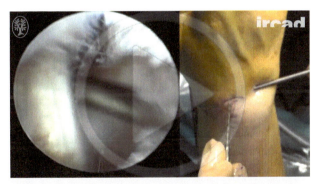

Vídeo 4.5 O vídeo mostra a vista artroscópica pelo portal mediocarpal radial (MCR) de dentro para fora com o artroscópio no portal mediocarpal ulnar (MCU) e os tendões extensores após a ressecção da parede do cisto.

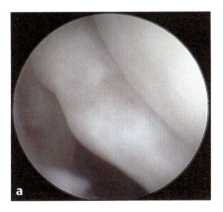
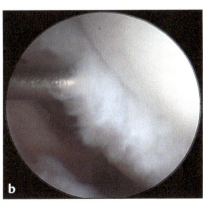

Fig. 4.9 (a) Vista artroscópica radiocarpal com o artroscópio no portal radiocarpal 6R mostrando um cisto sinovial dorsal falso. **(b)** O teste da sonda mostra uma lesão escafolunar dorsal.

Referências

[1] Gallego S, Mathoulin C. Arthroscopic resection of dorsal wrist ganglia: 114 cases with minimum follow-up of 2 years. Arthroscopy. 2010; 26(12):1675–1682

[2] Overstraeten LV, Camus EJ, Wahegaonkar A, et al. Anatomical Description of the Dorsal Capsulo-Scapholunate Septum (DCSS)-Arthroscopic Staging of Scapholunate Instability after DCSS Sectioning. J Wrist Surg. 2013; 2(2):149–154

5 Excisão Artroscópica de Cisto Sinovial no Punho Dorsal com Ressecção de Pedúnculo Auxiliada por Corante

Edward Wu ▪ Jeffrey Yao

5.1 Introdução

Os cistos sinoviais são as massas mais comuns observadas no membro superior. São massas preenchidas por mucina causadas por hérnias sinoviais, degeneração mucoide e/ou trauma. O dorso do punho é o local mais comum; nesses casos, os cistos são originários da articulação escafolunar. A incidência anual de cistos no punho e na mão é de, aproximadamente, 34 por 100.000 pessoas, e a doença acomete duas vezes mais mulheres do que homens.[1]

Quarenta por cento dos cistos resolvem-se e desaparecem por conta própria com o tratamento conservador.[2] Os cistos persistentes podem ser tratados com aspiração, embora as taxas elevadas de recidiva, de 70%, tenham sido relatadas. A administração concomitante de corticosteroides por via injetável não produziu melhores resultados.[3] Assim, a excisão cirúrgica ainda é o tratamento mais definitivo para os cistos sinoviais do punho.

Historicamente, a excisão por abordagem aberta é associada a taxas de recidiva de até 40%.[2-4] Outros estudos demonstraram a importância de se definir e excisar todo o pedúnculo do cisto e anexos mais profundos, o que tem sido associado a menores taxas de recidiva e menor morbidade.[4]

Nos últimos anos, a excisão artroscópica de cistos do punho dorsal tornou-se mais popular em razão das baixas taxas de recidiva e de melhores resultados cosméticos. A excisão artroscópica foi associada a menor tempo de recuperação, melhor amplitude de movimento, poucas complicações e maior satisfação do paciente.[5-7] Como com as técnicas abertas, o sucesso da excisão artroscópica depende da ressecção adequada do pedúnculo do cisto. A recidiva é frequentemente atribuída à visualização inadequada do pedúnculo ou a cistos ocultos que não são retirados.[8] Estudos prévios sugerem que as taxas de visualização do pedúnculo originário do ligamento escafolunar dorsal durante a artroscopia do punho são altamente variáveis.[6,9,10] Yao e Trindade foram os primeiros a apresentar uma técnica de localização por cor por meio de injeção intralesional do corante índigo-carmim para facilitar a visualização completa do pedúnculo.[11] Um estudo retrospectivo de acompanhamento demonstrou a identificação do pedúnculo em 100% dos pacientes submetidos à excisão artroscópica de cisto sinovial no punho dorsal, com recidiva em apenas 1 paciente (3,7%) em 1 ano.[12]

Assim, a injeção intralesional do corante durante a excisão artroscópica do cisto sinovial do punho dorsal representa uma técnica segura e valiosa para assegurar a visualização e a ressecção máximas do pedúnculo. Essa técnica pode vir a reduzir a conversão à excisão aberta e suas complicações associadas, além de reduzir as taxas de recidiva.

5.2 Técnica Cirúrgica

5.2.1 Preparo e Posicionamento do Paciente

A cirurgia é realizada com bloco regional supraclavicular. O paciente é colocado em decúbito, com o braço estendido em uma mesa de apoio e um torniquete na porção superior do membro. O membro é colocado em uma torre padrão de artroscopia de punho, e 4,5 a 6,8 kg (10 a 15 lb) de tração longitudinal são aplicados ao indicador e aos dedos longos. O cisto é demarcado com uma caneta marca-pele, já que, muitas vezes, é difícil visualizá-lo e palpá-lo após o início da cirurgia (▶ Fig. 5.1). O torniquete é, então, insuflado a 250 mmHg.

5.2.2 Etapas Cirúrgicas

O portal 6R padrão é feito radialmente ao tendão extensor ulnar do carpo para introdução de um artroscópio de 2,7 mm. A artroscopia diagnóstica é realizada para avaliar quaisquer outras possíveis causas de dor no punho (▶ Vídeo 5.1, ▶ Vídeo 5.2)

A seguir, o artroscópio é avançado em sentido radial e dorsal para avaliar o aspecto dorsal do ligamento

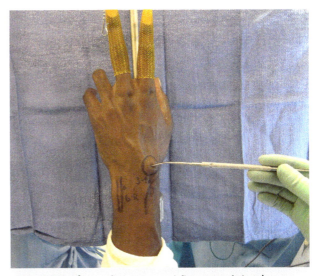

Fig. 5.1 Configuração para a excisão artroscópica de um cisto do punho dorsal. A tração longitudinal de 4,5 a 6,8 kg (10 a 15 lb) é aplicada no indicador e nos dedos longos com uma torre artroscópica padrão para o punho. O cisto é marcado na pele antes do início da cirurgia, já que, frequentemente, é difícil visualizá-lo e palpá-lo durante a artroscopia.

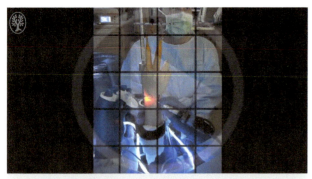

Vídeo 5.1 O corante é injetado na lesão. Este vídeo mostra o aspecto externo.

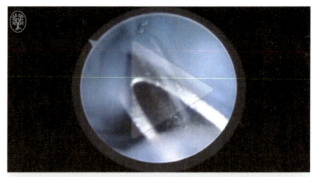

Vídeo 5.2 Aspecto interno da articulação após a injeção intralesional do corante. Observe o tecido ficando azul conforme o corante é injetado.

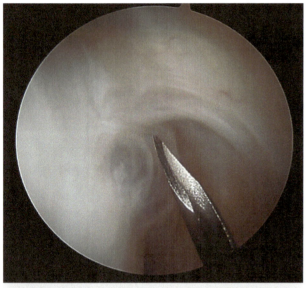

Fig. 5.2 Visualização do pedúnculo do cisto por meio do artroscópio colocado no portal 6R. Antes da injeção intralesional do corante índigo-carmim, o pedúnculo do cisto é ligeiramente visível em sua origem na porção dorsal do ligamento interósseo escafolunar (SLIL). O SLIL dorsal está à esquerda, e a cápsula dorsal do punho, à direita.

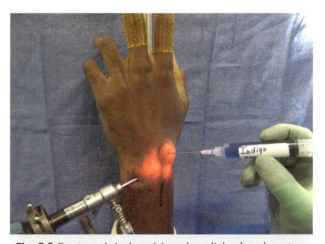

Fig. 5.3 O artroscópio é posicionado radial e dorsalmente em direção à porção dorsal do ligamento interósseo escafolunar (SLIL). A solução 1:10.000 de índigo-carmim é injetada intralesionalmente no cisto.

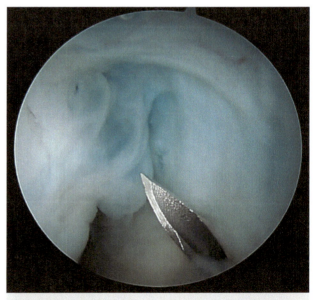

Fig. 5.4 Depois da injeção, o cisto e seu pedúnculo são delineados com maior clareza. O ligamento interósseo escafolunar (SLIL) dorsal está à esquerda, e a cápsula dorsal do punho, à direita.

interósseo escafolunar (SLIL). Essa geralmente é a região de origem do pedúnculo do cisto sinovial do punho dorsal (▶ Fig. 5.2). Em caso de visualização inadequada do pedúnculo, uma solução 1:10.000 de índigo-carmim é injetada na lesão (▶ Fig. 5.3). O índigo-carmim é um composto orgânico hidrossolúvel e inerte, com aplicações bem estabelecidas em cirurgias obstétricas e urológicas, e seu uso intra-articular é seguro. O índigo-carmim cora o tecido no interior do cisto e permite a melhor visualização das paredes e do pedúnculo da lesão (▶ Fig. 5.4).

O portal 3-4 distal é, então, estabelecido sob visualização direta, e um *shaver* com 3,5 mm de raio é introduzido. Seguindo as áreas coradas em azul pelo índigo-carmim, o *shaver* é usado para debridar o cisto, o

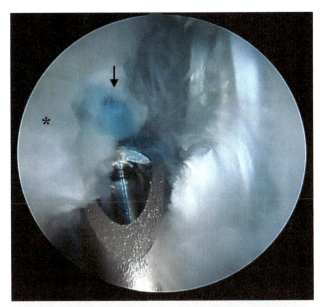

Fig. 5.5 O *shaver* é usado para remoção do cisto e do pedúnculo. As lâminas do *shaver* são sempre direcionadas para longe do ligamento interósseo escafolunar (SLIL) dorsal (*). É possível ver o corante entrando no SLIL dorsal durante a excisão (*seta*).

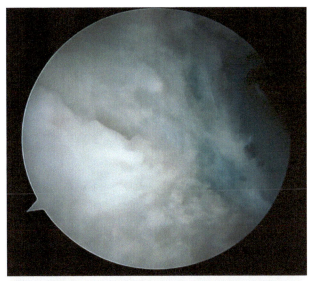

Fig. 5.6 Término da excisão do cisto e do pedúnculo. O pedúnculo remanescente está no centro. É possível ver um tendão extensor através da capsulectomia à direita, na posição de 2 a 3 horas. O ligamento interósseo escafolunar (SLIL) dorsal está à esquerda.

pedúnculo e a inserção capsular até o SLIL (▶ Fig. 5.5). O SLIL é constantemente protegido pela parte traseira do *shaver*. Depois da amputação do pedúnculo à altura do SLIL, o corante é acompanhado pela estrutura para assegurar a excisão completa do cisto, que, muitas vezes, estende-se até a articulação mediocarpal. Após a excisão do cisto, uma capsulectomia dorsal de 1 × 1 cm é criada com o *shaver* para ajudar a prevenir recidivas. Deve-se ter cuidado ao executar a capsulectomia, já que os tendões extensores dorsais estão do lado diretamente oposto à cápsula. O artroscópio pode, então, ser introduzido através dos portais 3-4 e mediocarpal radial para confirmar a excisão completa da lesão (▶ Fig. 5.6).

5.2.3 Fechamento e Cuidados Pós-Operatórios

Depois da remoção dos instrumentais, os portais são fechados com sutura de náilon 4-0. Um curativo macio é aplicado. Não há necessidade de tala, e é preferível evitar a rigidez pós-operatória. As suturas são removidas 14 dias após o procedimento.

5.3 Conclusão

O uso do corante a fim de realçar a visualização é uma técnica segura e eficaz para melhorar o sucesso da excisão artroscópica dos cistos sinoviais no punho dorsal. A identificação completa do pedúnculo do cisto pode ser difícil durante a artroscopia padrão do punho, e a ressecção incompleta pode causar recidivas. A injeção intralesional de corante para marcar o cisto e o pedúnculo facilita a excisão completa da lesão, reduzindo a possibilidade de recidiva e melhorando a satisfação e os resultados dos pacientes.

Referências

[1] Janzon L, Niechajev IA. Wrist ganglia. Incidence and recurrence rate after operation. Scand J Plast Reconstr Surg. 1981; 15(1):53–56
[2] McEVEDY BV. The simple ganglion: a review of modes of treatment and an explanation of the frequent failures of surgery. Lancet. 1954; 266(6803):135–136
[3] Richman JA, Gelberman RH, Engber WD, Salamon PB, Bean DJ. Ganglions of the wrist and digits: results of treatment by aspiration and cyst wall puncture. J Hand Surg Am. 1987; 12(6):1041–1043
[4] Angelides AC, Wallace PF. The dorsal ganglion of the wrist: its pathogenesis, gross and microscopic anatomy, and surgical treatment. J Hand Surg Am. 1976; 1(3):228–235
[5] Aslani H, Najafi A, Zaaferani Z. Prospective outcomes of arthroscopic treatment of dorsal wrist ganglia. Orthopedics. 2012; 35(3):e365–e370
[6] Edwards SG, Johansen JA. Prospective outcomes and associations of wrist ganglion cysts resected arthroscopically. J Hand Surg Am. 2009; 34(3):395–400
[7] Osterman AL, Raphael J. Arthroscopic resection of dorsal ganglion of the wrist. Hand Clin. 1995; 11(1):7–12
[8] Gallego S, Mathoulin C. Arthroscopic resection of dorsal wrist ganglia: 114 cases with minimum follow-up of 2 years. Arthroscopy. 2010; 26(12):1675–1682
[9] Rizzo M, Berger RA, Steinmann SP, Bishop AT. Arthroscopic resection in the management of dorsal wrist ganglions: results with a minimum 2-year follow-up period. J Hand Surg Am. 2004; 29(1):59–62
[10] Kang L, Akelman E, Weiss AP. Arthroscopic versus open dorsal ganglion excision: a prospective, randomized comparison of rates of recurrence and of residual pain. J Hand Surg Am. 2008; 33(4):471–475
[11] Yao J, Trindade MC. Color-aided visualization of dorsal wrist ganglion stalks aids in complete arthroscopic excision. Arthroscopy. 2011; 27 (3):425–429
[12] Ahsan ZS, Yao J. Arthroscopic dorsal wrist ganglion excision with color-aided visualization of the stalk: minimum 1-year follow-up. Hand (N Y). 2014; 9(2):205–208

6 Excisão Artroscópica dos Gânglios Volares do Punho

6.1 Introdução

Os gânglios volares do punho são menos comuns que os dorsais. Eles ocorrem, principalmente, na articulação radiocarpal. Embora rara, qualquer ocorrência na articulação mediocarpal é evidência de osteoartrite escafotrapeziotrapezoide (STT). Sua causa exata ainda é debatida, mas o resultado é a destruição da cápsula através da inserção volar do ligamento escafossemilunar. Semelhante aos gânglios dorsais, estes são tumores benignos que podem ser tratados com um procedimento aberto; no entanto, há risco de complicações pela proximidade do cisto com a artéria e o nervo radial. A ressecção artroscópica é um procedimento simples e confiável, desde que a técnica cirúrgica seja realizada corretamente, uma vez que a origem intracapsular do gânglio está distante de tendões, ligamentos e músculos.

6.2 Técnica Cirúrgica

6.2.1 Preparo e Posicionamento do Paciente

A cirurgia é realizada em ambiente ambulatorial sob anestesia regional. O paciente é colocado em decúbito dorsal com o braço apoiado em um posicionador, e um torniquete é colocado na base do braço. Uma torre de tração é usada para facilitar o procedimento; 5 a 7 kg (11 a 15,5 lbs.) de tração são suficientes. O gânglio volar do punho abaixo do polegar é marcado com um marcador cutâneo (▶ Fig. 6.1, ▶ Vídeo 6.1). Isso registra o volume do gânglio antes de se iniciar o procedimento; essa informação é usada no final do procedimento para garantir que todo o fluido do cisto tenha sido removido.

6.2.2 Primeira Fase Cirúrgica: Avaliação Intra-articular

O artroscópio é colocado, normalmente, nos portais 3-4. Após inspecionar os vários compartimentos do punho e garantir que não há outras lesões, a posição do gânglio volar é determinada a partir do interior da articulação. O artroscópio é colocado na frente do hiato entre os ligamentos radioescafocapitato (RSC) e radiossemilunar longo (LRL) (▶ Fig. 6.2, ▶ Vídeo 6.2). Pressionando suavemente a estrutura volar inchada com um dedo, a membrana sinovial hipertrófica desgastada e pouco definida do gânglio volar se expandirá entre esses dois ligamentos. O gânglio volar será ressecado através dessa abertura.

6.2.3 Segunda Fase Cirúrgica: Identificação e Ressecção do Gânglio

O artroscópio é colocado nos portais 3-4, e uma lâmina é inserida nos portais 1-2. O assistente segura a câmera e o artroscópio. O cirurgião segura a lâmina em uma mão e usa a outra mão para empurrar o gânglio em direção à articulação radiocarpal. O pedículo do gânglio pode ser ressecado colocando-se a lâmina entre os ligamentos

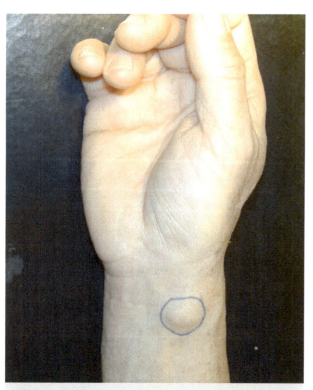

Fig. 6.1 Incidência intraoperatória de um gânglio volar do punho sendo delineado antes da ressecção ser realizada.

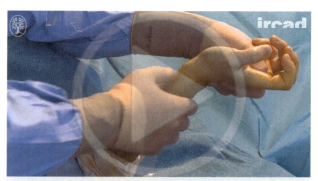

Vídeo 6.1 O vídeo mostra a incidência intraoperatória de um gânglio volar de punho sendo delineado antes da ressecção ser realizada.

RSC e LRL (▶ Fig. 6.3). Uma vez que a cápsula seja rompida, a visibilidade será reduzida por causa do influxo de muco na articulação, que é prova de uma parede de gânglio rompida. A ressecção pode, então, ser feita, começando-se de dentro da articulação e cuidadosamente seguindo mais profundamente em direção ao lado volar. A progressão gradual da lâmina deve ser continuamente monitorada através da janela de ressecção até que todo o tecido sinovial anormal seja removido. Pressão direta pode ser aplicada na pele sobre o gânglio para ajudar na ressecção (▶ Fig. 6.4, ▶ Vídeo 6.3). Não é necessário remover toda a parede do cisto. A lâmina não deve ser movida para fora da articulação pelo risco de danificar a artéria radial e o nervo mediano. Durante a última parte deste procedimento, a presença de fragmentos de gordura (visíveis como pequenos flocos amarelados) indica que o cisto foi aberto. A abertura da ressecção estará claramente visível, assim como os tendões flexores, em alguns casos (▶ Fig. 6.5, ▶ Vídeo 6.4). É importante garantir que o gânglio tenha desaparecido completamente do sulco volar do punho abaixo do polegar. Essa etapa

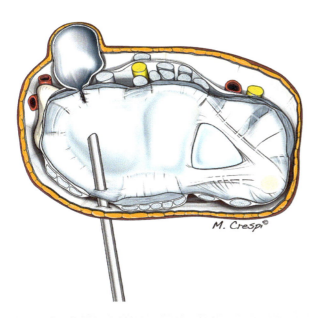

Fig. 6.2 Ilustração do artroscópio inserido nos portais 3-4 para localizar o pedículo do gânglio entre os ligamentos RSC e LRL.

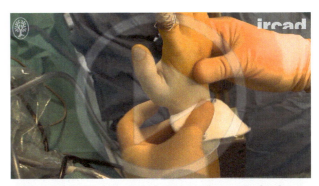

Vídeo 6.2 O vídeo mostra a incidência intra-articular do pedículo do gânglio entre os ligamentos RSC e LRL.

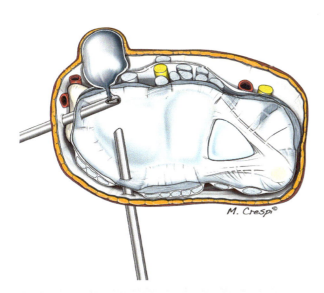

Fig. 6.3 Ilustração do artroscópio nos portais 3-4 e da lâmina nos portais 1-2 que estão sendo usados para começar a ressecar a base do cisto do gânglio.

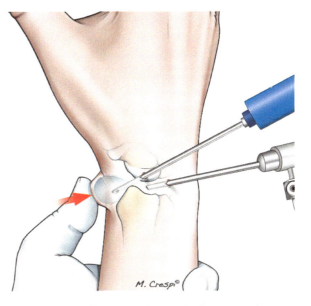

Fig. 6.4 Ilustração da mão e do punho vistos lateralmente com o artroscópio nos portais 3-4 e a lâmina nos portais 1-2. O dedo indicador do cirurgião pressiona o gânglio volar para facilitar a ressecção com a lâmina.

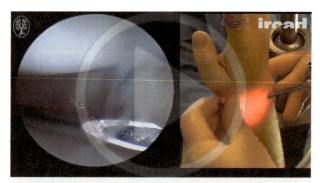

Vídeo 6.3 O vídeo mostra o artroscópio nos portais 3-4 e a lâmina nos portais 1-2 sendo usados para iniciar a ressecção da base do cisto do gânglio; com a ajuda do dedo indicador do cirurgião pressionando o gânglio volar, a ressecção com a lâmina fica mais fácil.

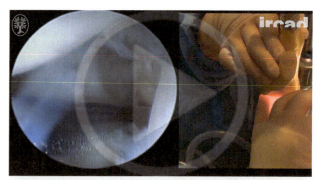

Vídeo 6.4 O vídeo mostra a incidência intra-articular do tendão flexor longo do polegar após o cisto ter sido ressecado; os ligamentos RSC e LRL permanecem intactos.

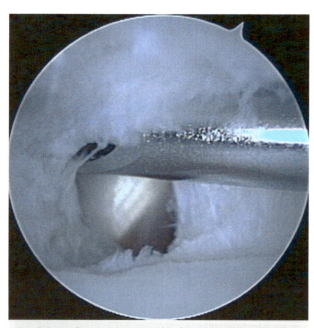

Fig. 6.5 Incidência intra-articular do tendão flexor longo do polegar após a ressecção do cisto; os ligamentos RSC e LRL permanecem intactos.

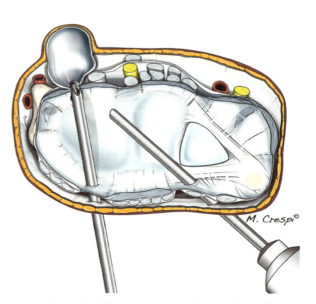

Fig. 6.6 Ilustração do artroscópio no portal 6R e da lâmina nos portais 3-4, que é outra configuração possível durante a ressecção.

6.2.4 Fechamento e Cuidados Pós-Operatórios

pode ser executada colocando-se o artroscópio nos portais 6R ou 4-5; a lâmina é colocada nos portais 3-4 de forma que fique diretamente sobre o espaço diedro que separa os ligamentos RSC e LRL (▶ Fig. 6.6).

As incisões portais da artroscopia não precisam ser fechadas com suturas, apenas cobertas com um curativo. O movimento do punho é permitido imediatamente (▶ Fig. 6.7).

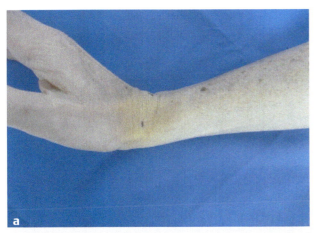 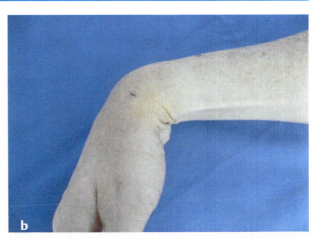

Fig. 6.7 Paciente no 3º dia pós-operatório. **(a, b)** A amplitude de movimento é ilimitada, e as incisões, que não foram suturadas, já cicatrizaram.

6.3 Conclusão

Um gânglio de punho no vinco volar abaixo do polegar é um achado comum e pouco notável. O tratamento cirúrgico é indicado apenas nos casos em que o gânglio provoque dor ou tenha aparência desagradável. A ressecção artroscópica é viável e eficaz. Sua taxa de recorrência é semelhante à da ressecção aberta, mas sem o risco de lesionar tendões, ligamentos, nervos e músculos. A ressecção artroscópica tornou-se o padrão de excelência para técnicas cirúrgicas, pois envolve menos cicatrizes, tempo mínimo de afastamento do trabalho e recuperação funcional mais rápida.

7 Estiloidectomia Radial Artroscópica

7.1 Introdução

A estiloidectomia radial costuma estar associada a outros procedimentos, como o tratamento de uma pseudoartrose do escafoide ou lesões crônicas do ligamento escafossemilunar. Às vezes, é realizada isoladamente para o tratamento de condropatia radial isolada, especialmente em levantadores de peso, ou como tratamento paliativo em alguns casos de colapso avançado do escafossemilunar (SLAC) ou pseudoartrose do colapso avançado do escafoide (SNAC).

7.2 Técnica Cirúrgica

7.2.1 Preparo do Paciente

A cirurgia é feita sob anestesia regional usando-se um torniquete de braço. O braço é fixado à mesa, aplicando-se de 5 a 7 kg de tração no eixo do braço, usando-se faixas chinesas.

7.2.2 Exploração da Articulação Radiocarpal

O artroscópio é colocado através dos portais radiocarpais 3-4. Após a exploração clássica da articulação radiocarpal, a câmera é direcionada para a parte radial da articulação radiocarpal, seguindo a fossa escafoide do rádio até o estiloide radial. A zona de condropatia é identificada, e uma ou mais das três técnicas são escolhidas, de acordo com a sua extensão. Mais de uma técnica pode ser usada durante o mesmo procedimento.

7.2.3 Estiloidectomia através dos Portais Radiocarpais 1-2

O artroscópio sempre está estável na posição radiocarpal 3-4; a câmera é direcionada para o estiloide radial. Usando-se uma agulha, os portais radiocarpais 1-2 são identificados, e uma lâmina é instalada na articulação para realizar uma sinovectomia localizada ao redor do estiloide radial.

Uma broca 3.0 é usada para ressecar toda a zona de condropatia até o tecido subcondral. A estiloidectomia tem uma profundidade de 4 a 5 mm, isto é, ligeiramente maior que o tamanho da broca. As inserções dos ligamentos extrínsecos – RSC anteriormente e DRC posteriormente – devem ser respeitadas (▶ Fig. 7.1, ▶ Fig. 7.2a, b, ▶ Vídeo 7.1).

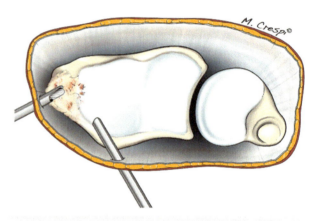

Fig. 7.1 A ilustração mostra o artroscópio através dos portais 3-4 e a broca através dos portais 1-2.

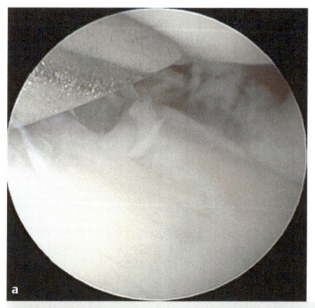
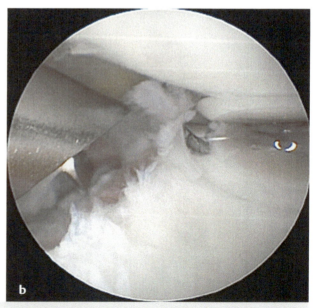

Fig. 7.2 (a) Incidência intra-articular mostra a broca no início de uma estiloidectomia, colocada na zona de condropatia do estiloide radial. **(b)** Incidência intra-articular mostra a broca na zona de estiloidectomia.

7.2.4 Estiloidectomia através dos Portais 3-4

Às vezes, quando a zona de condropatia é pequena, é possível usar apenas os portais radiocarpais 6R e 3-4. O escopo é colocado em posição no portal 6R, e a câmera é direcionada para o estiloide radial. A lâmina é colocada através dos portais 3-4 e direcionada para a zona de condropatia. A ressecção é realizada de dentro para fora. Deve-se evitar lesão da cartilagem saudável, mantendo a broca firmemente na posição correta (▶ Fig. 7.3a, b, ▶ Vídeo 7.2).

7.2.5 Estiloidectomia através de uma Abordagem Palmar

Muitas vezes, a zona de condropatia está situada no aspecto dorsal do estiloide, e às vezes a triangulação sozinha não é suficiente para uma boa visão. O artroscópio é colocado, então, no portal radiocarpal radial palmar. A broca é colocada na posição 3-4 ou 1-2, para que a ressecção da zona de condropatia possa ser realizada adequadamente (▶ Fig. 7.4).

7.2.6 Fechamento e Cuidados Pós-Operatórios

Essas pequenas incisões não exigem fechamento. Se a estiloidectomia for isolada, um simples curativo semicompressivo é colocado durante alguns dias. É permitido o movimento imediato da articulação ▶ Fig. 7.5a,b). Se a estiloidectomia for realizada como uma etapa associada, o cuidado pós-operatório será o do procedimento principal.

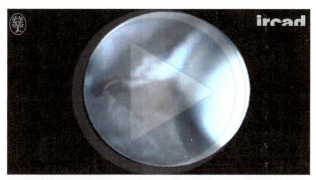

Vídeo 7.1 O vídeo mostra estiloidectomia artroscópica nos portais 1-2 e 3-4.

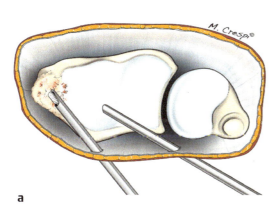 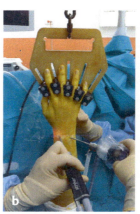

Fig. 7.3 (a) A ilustração mostra o artroscópio introduzido através do portal 6R e a broca através dos portais 3-4. **(b)** Incidência operatória mostra o artroscópio introduzido através do portal 6R e a broca através dos portais 3-4.

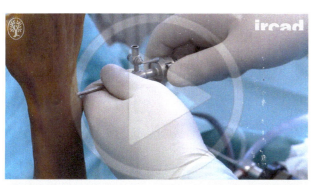

Vídeo 7.2 O vídeo mostra estiloidectomia artroscópica nos portais 3-4 e 6R.

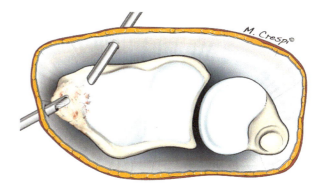

Fig. 7.4 A ilustração mostra o artroscópio através do portal radiocarpal palmar radial e a broca através dos portais 1-2.

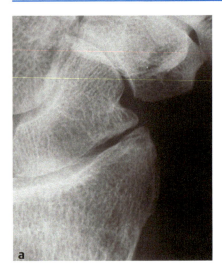 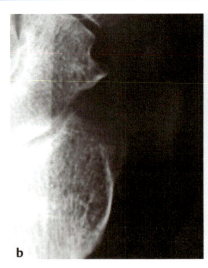

Fig. 7.5 (a) Caso clínico mostrando artrite estiloide radial SLAC 1 em um homem de 65 anos de idade após uma ruptura antiga do ligamento escafossemilunar. **(b)** O mesmo caso após a estiloidectomia, escolhida como único tratamento neste caso, com recuperação pós-operatória imediata da mobilidade.

7.3 Conclusão

A estiloidectomia radial é um procedimento simples. Descrita por Barnard, na década de 1940, como um tratamento simples para a pseudoartrose do escafoide, foi abandonada durante muitos anos em razão de sua agressividade.[1] O advento da artroscopia do punho, que simplificou a cirurgia e os cuidados pós-operatórios, fez com que esse procedimento recuperasse o favoritismo, às vezes realizado isoladamente, mas, na maioria das vezes, associado a outro procedimento.

Referência

[1] Barnard L, Stubbins SG. Styloidectomy of the radius in the surgical treatment of nonunion of the carpal navicular; a preliminary report. J Bone Joint Surg Am. 1948; 30A(1):98–102

8 Anatomia do TFCC: Conceitos Atuais

8.1 Introdução

O complexo da fibrocartilagem triangular (TFCC) é um dos ligamentos intrínsecos do punho. É frequentemente lesionado em decorrência de uma queda sobre a mão estendida ou em associação com fraturas do rádio distal, e perfurações centrais são comumente vistas em processos degenerativos durante o envelhecimento. Ele contribui para a estabilidade da articulação radioulnar distal e para a articulação ulnocarpal. A nomenclatura – complexo da fibrocartilagem triangular – é adequada porque reflete tanto a estrutura quanto a forma anatômica. Muitos estudos recentes em cadáveres e artroscópicos elucidaram sua anatomia e função exatas.[1,2] Esse conhecimento é de grande ajuda para o entendimento da função biomecânica do TFCC e no tratamento artroscópico das lesões do TFCC.[2]

8.2 Histologia

O TFCC é composto por dois tipos de tecidos histologicamente diferentes. O disco central de fibrocartilagem é responsável por 80% da área do TFCC. É avascular e composto por fibras de colágeno tipo 1, que são orientadas de acordo com as forças de tração e agrupadas em feixes, com condrócitos fusiformes na matriz.[3] Esse disco central prende-se à cartilagem hialina, que cobre o rádio distal,[4] e se estende como um homólogo do menisco. Os 20% periféricos do disco são vascularizados, assim como suas extensões: os ligamentos ulnocarpais (volar) e a bainha do extensor ulnar do carpo (ECU) (dorsal). Essas estruturas são compostas por tecido conjuntivo vascularizado frouxo, com fibroblastos que secretam proteoglicanos e matriz extracelular. Eles são intercalados em uma matriz gelatinosa composta por fibras de colágeno e fibras de elastina. O TFCC é inserido na fóvea da ulna pelas fibras de Sharpey, que são orientadas verticalmente. Na base do estiloide da ulna, as fibras são orientadas horizontalmente. A sub-bainha do tendão do ECU também está firmemente ligada ao aspecto dorsal da fóvea pelas fibras de Sharpey.[5] Em contraste, os ligamentos ulnocarpais não possuem fibras de Sharpey.

Assim, o TFCC é composto por duas partes distintas: uma porção vascularizada e uma porção não vascularizada. A vascularização é fornecida por ramos da artéria interóssea posterior, da artéria ulnar e das artérias medulares da cabeça da ulna na fóvea. Essa diferença histológica explica a fisiopatologia das lesões do TFCC. O disco central e sua inserção radial são avasculares e não podem cicatrizar espontaneamente. A porção periférica do TFCC é bem vascularizada e tem um bom potencial de cicatrização. Macroscopicamente, costuma ser difícil distinguir entre as partes fibrocartilaginosa e ligamentar.

8.3 Anatomia

O TFCC está localizado entre a ulna e a fileira carpal proximal (oposta ao semilunar e ao piramidal). Assim, dá suporte para a articulação radioulnar distal (DRUJ) na sua porção proximal. A DRUJ é formada pela articulação entre a incisura sigmoide côncava localizada na face medial da extremidade distal do rádio e a superfície articular da cabeça da ulna (▶ Fig. 8.1). A DRUJ é estabilizada pelos ligamentos radioulnares dorsal e volar, pelo TFCC e pela cápsula articular.

O TFCC consiste nestas cinco partes:

1. O disco fibrocartilaginoso e o homólogo do menisco.
2. O ligamento ulnocarpal na face volar (o ulnolunar e o ulnopiramidal) (▶ Fig. 8.2).
3. Os ligamentos radioulnar dorsais e volares (cada um com uma parte superficial e profunda) (▶ Fig. 8.3a, b).
4. O ligamento colateral ulnar.
5. A superfície inferior dos 5° e 6° compartimentos extensores fibrosos (▶ Fig. 8.4).

O disco central é uma estrutura fibrocartilaginosa robusta que se estende entre a ulna e o rádio. A base do disco está fixada à incisura sigmoide do rádio, enquanto o ápice está anexado à fóvea na base do estiloide ulnar na cabeça da ulna. A inserção fóvea do TFCC não é

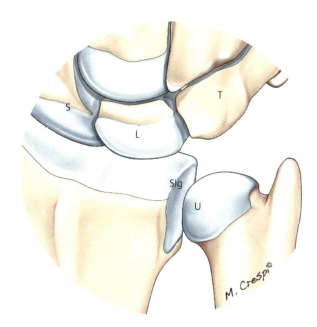

Fig. 8.1 Diagrama esquemático da articulação radioulnar distal. S, escafoide; L, semilunar; T, piramidal; Sig, incisura sigmoide do rádio; U, superfície articular distal da cabeça ulnar.

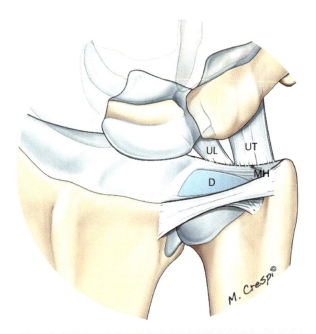

Fig. 8.2 Ilustração da porção distal do TFCC. D, disco; MH, homólogo do menisco; UL, ligamento ulnolunar; UT, ligamento semilunopiramidal.

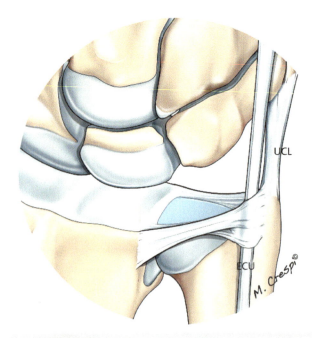

Fig. 8.4 Ilustração da porção dorsal e medial do TFCC. ECU, tendão extensor ulnar do carpo; UCL, ligamento colateral ulnar.

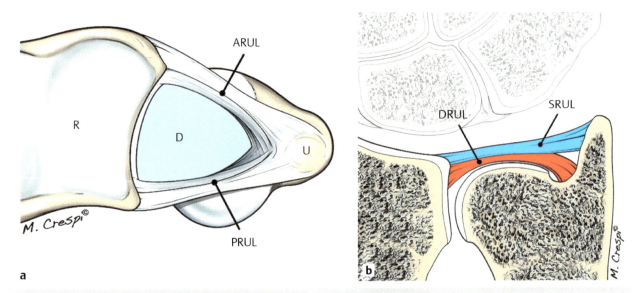

Fig. 8.3 (a) Ilustração da porção distal do TFCC. R, raio; D, disco; U, ulna; ARUL, ligamento radioulnar anterior; PRUL, ligamento radioulnar posterior. **(b)** Ilustração de seção mostra uma porção do ligamento radioulnar que compõe o TFCC. DRUL, ligamento radioulnar profundo; SRUL, ligamento radioulnar superficial.

vista durante a artroscopia do punho utilizando-se os portais radiocarpais padrões. Essa parte importante do TFCC é mais bem visualizada usando-se os portais da DRUJ. Essas fibras fazem parte do conceito de "*iceberg*" propagado por Atzei.[2] O disco fibrocartilaginoso central continua medial e volarmente para fundir-se com o ligamento colateral ulnar e os ligamentos ulnocarpais, respectivamente. Os ligamentos ulnocarpal (o ulnolunar e os ligamentos ulnopiramidais) não se inserem na ulna, mas são derivados da parte anterior do TFCC e conectam o carpo (semilunar, piramidal e capitato[3]) à ulna pela porção palmar do ligamento radioulnar em sua origem – a fóvea.[6] Os ligamentos radioulnares (dorsal e volar) surgem do aspecto medial do rádio distal. Eles se inserem em diferentes pontos na ulna (as fibras profundas se inserem na fóvea, enquanto as fibras superficiais se inserem no processo estiloide).

Palmer[7] tinha uma visão bidimensional do TFCC. Entretanto, desde o trabalho de Nakamura,[1,4,6] é interessante entender a função dinâmica e analisar o TFCC em sua estrutura tridimensional. Pode-se, portanto, separar esquematicamente o TFCC em três zonas: uma zona proximal correspondente à inserção do ligamento da fóvea triangular, uma região distal correspondente à "rede" e uma área externa correspondente ao ligamento colateral ulnar (▶ Fig. 8.5).

8.4 Biomecânica

O TFCC desempenha uma função importante na biomecânica do carpo e da DRUJ.[4,6] Estabiliza a DRUJ e a articulação ulnocarpal. O TFCC permite a transmissão e a distribuição de forças do punho para a ulna e fornece uma superfície de deslizamento para o carpo durante movimentos complexos do punho. O disco central é importante para a distribuição de tensões mecânicas na parte proximal do piramidal e no semilunar. O TFCC e seus componentes diferenciam os humanos dos primatas e permitem 6 graus de movimentos na articulação do punho, ou seja, flexão, extensão, supinação, pronação, desvio ulnar e radial.

A parte proximal do TFCC estabiliza a DRUJ, enquanto a porção distal, assemelhando-se a uma rede, suporta a porção ulnar do carpo. Durante a pronação e a supinação, o disco central deforma-se ligeiramente (▶ Fig. 8.6), enquanto o ligamento triangular se torce significativamente na sua inserção na fóvea ulnar. O ligamento colateral ulnar também é deformado durante a pronação e a supinação. A relação entre o rádio e a ulna muda com a pronossupinação: na supinação, a cabeça da ulna está relativamente volar ao rádio, enquanto que, na pronação, está dorsal ao rádio distal. De fato, na supinação, é o rádio que se traduz dorsalmente[7] e faz com que certas fibras do TFCC se estreitem, ou seja, as fibras superficiais do ligamento radioulnar volar e as fibras profundas do ligamento radioulnar dorsal.[8] Em pronação, inversamente, o rádio traduz-se na posição volar: são então as fibras superficiais do ligamento radioulnar dorsal e as fibras profundas do ligamento radioulnar volar que esticam (▶ Fig. 8.7). É, portanto, imperativo mover a DRUJ

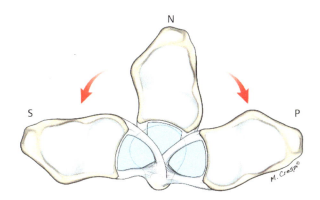

Fig. 8.6 A ilustração mostra as mudanças dinâmicas do disco durante a rotação do punho. P, pronação; S, supinação; N, neutro, pequenas alterações de acordo com Nakamura.[7]

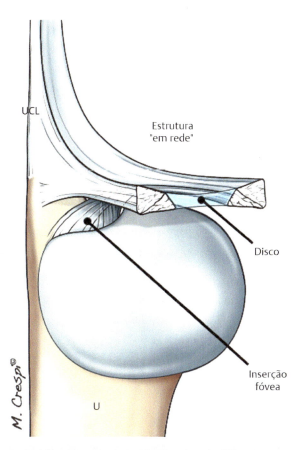

Fig. 8.5 Estrutura tridimensional do TFCC por Nakamura[6] (conceito de "rede"). UCL, ligamento colateral ulnar; U, ulna.

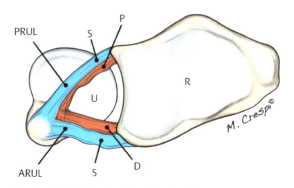

Fig. 8.7 A ilustração mostra a posição das fibras dos ligamentos radioulnares na pronação do punho. Observe que as fibras superficiais do ligamento radioulnar são alongadas e as fibras da inserção posterior do ligamento radioulnar posterior são frouxas, enquanto o inverso é verdadeiro com o ligamento radioulnar. ARUL, ligamento radioulnar anterior; PRUL, ligamento radioulnar posterior; S, fibras superficiais; D, fibras profundas; U, ulna; R, rádio.

por toda a extensão da pronossupinação ao explorar o TFCC artroscopicamente.

O TFCC desempenha uma função fundamental na estabilidade intrínseca da DRUJ. A estabilidade extrínseca é fornecida pela submembrana da ECU, pelas fibras distais da membrana interóssea e pelo músculo pronador quadrado. Em movimentos extremos, a cápsula da DRUJ impede a luxação da articulação.

8.5 Exame Artroscópico de Rupturas ou Lesões do TFCC

Os três testes artroscópicos seguintes são usados para verificar o tipo de lesão do TFCC:

1. O "sinal de trampolim": este teste é usado para avaliar a perda geral de elasticidade do TFCC. Normalmente, o TFCC é tão firme quanto um trampolim. A perda do efeito de "trampolim" é vista nas lesões por avulsão completa das porções proximal e distal do TFCC. Pode ser negativa em lesões proximais isoladas e equívoca em lesões distais parciais (▶ Fig. 8.8).
2. O "sinal de gancho" (de Atzei[2]): ao executar o "teste de gancho", um efeito de ondulação pode ser visto ao empurrar a conexão ulnar do TFCC em direção ao rádio. É positivo em rupturas completas do TFCC e negativo em outros casos. A sonda de gancho é introduzida na região da fóvea. Em seguida, passa sob o TFCC. O TFCC é então puxado para cima, aplicando-se tração com a sonda de gancho sob o TFCC. No caso de avulsão da sua inserção na fóvea e da porção superficial, a sonda cria um efeito de ondulação no TFCC. O teste é considerado, então, positivo (▶ Fig. 8.9a-c, ▶ Vídeo 8.1).
3. O "sinal fantasma" caracteriza um "sinal de trampolim invertido" ao se inserir o gancho na DRUJ e buscando um efeito "fantasma" observado no aspecto radiocarpal do TFCC. Isso indica uma avulsão das fibras profundas do TFCC. É negativo em lesões distais e positivo em lesões proximais isoladas, o que difere do sinal do gancho (▶ Fig. 8.10).

8.6 Conclusão

O conhecimento das diferenças histológicas dos componentes do TFCC, especialmente no que diz respeito à sua vascularização, é importante para a compreensão do potencial de cicatrização das diferentes lesões do TFCC.

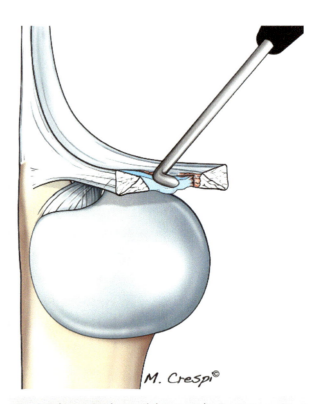

Fig. 8.8 Ilustração do "sinal de trampolim" na procura por uma perda geral de elasticidade do TFCC. A sonda é colocada no portal 6R e testará a resiliência do TFCC.

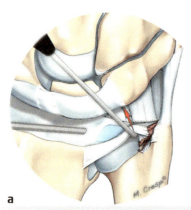
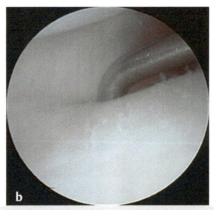
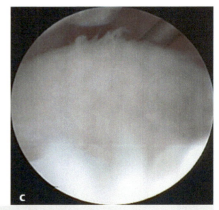

Fig. 8.9 (a) Ilustração do "sinal de gancho" na procura por um efeito de onda ao repelir a ligação ulnar do complexo triangular ao rádio. A sonda introduzida no 6R é posicionada no recesso estiloide e "empurra" o TFCC para o lado radial. Em caso de ruptura, um efeito de ondulação elevado é visível. **(b)** Incidência artroscópica mostra o sensor posicionado no recesso estiloide. **(c)** Incidência artroscópica mostra a criação da "ondulação" quando a sonda empurra o TFCC em direção ao rádio.

Anatomia do TFCC: Conceitos Atuais

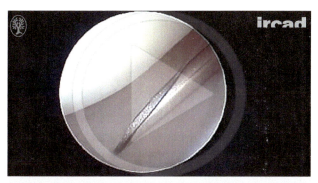

Vídeo 8.1 O vídeo mostra o "sinal de gancho".

Compreender a anatomia complexa do TFCC (sua estrutura 3D e inserções) é útil na identificação de lesões, as quais eram desconhecidas ou pouco compreendidas antes do advento da artroscopia, especialmente a avulsão do TFCC na sua inserção na fóvea da cabeça da ulna.

Referências

[1] Nakamura T, Yabe Y, Horiuchi Y. Functional anatomy of the triangular fibrocartilage complex. J Hand Surg [Br]. 1996; 21(5):581–586
[2] Atzei A, Luchetti R. Foveal TFCC tear classification and treatment. Hand Clin. 2011; 27(3):263–272
[3] Bednar MS, Arnoczky SP, Weiland AJ. The microvasculature of the triangular fibrocartilage complex: its clinical significance. J Hand Surg Am. 1991a; 16(6):1101–1105
[4] Nakamura T, Takayama S, Horiuchi Y, Yabe Y. Origins and insertions of the triangular fibrocartilage complex: a histological study. J Hand Surg [Br]. 2001; 26(5):446–454
[5] Joshi SS, Joshi SD, Jadhav SD, Athavale SD, Waghmode PS. Triangular fibrocartilage complex (TFCC) of wrist: some anatomical-clinical correlations. J Anat Soc India. 2007; 56:8–13

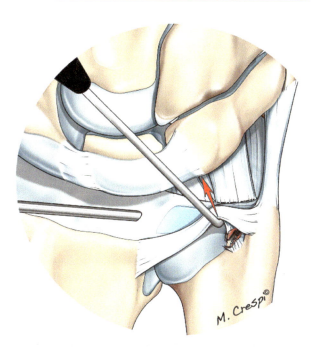

Fig. 8.10 Esquema do "sinal fantasma" na procura por um efeito "fantasma" do lado da fóvea do TFCC, inserindo-se o gancho na RUD e empurrando a sonda para cima e para baixo do rádio. No caso de uma fratura isolada da inserção da fóvea do TFCC, uma "onda fantasma" crescente pode ser vista.

[6] Nakamura Y, Makira A. The proximal ligamentous component triangular fibrocartilage complex the oh. J Hand Surg Am. 2000; 25B:479–486
[7] Palmer AK, Werner FW. The triangular fibrocartilage complex of the wrist–anatomy and function. J Hand Surg Am. 1981; 6(2):153–162
[8] Hagert CG. Distal radius fracture and the distal radioulnar joint–anatomical considerations. Handchir Mikrochir Plast Chir. 1994; 26(1):

9 Reparação Artroscópica de Rupturas Periféricas do TFCC

9.1 Introdução

O complexo fibrocartilagem triangular (TFCC) é uma estrutura fibrocartilaginosa localizada entre a superfície medial do rádio distal e a cabeça da ulna. A lesão mais comum é uma ruptura da parte dorsal periférica e medial do TFCC (Palmer Tipo IB[1] ou Sociedade Europeia de Artroscopia do Punho [EWAS] Atzei[2]) (▶ Quadro 9.1). Esse tipo de lesão é observado comumente em indivíduos jovens e ativos e não causa instabilidade da articulação radioulnar distal (DRUJ). No entanto, costuma provocar dor muito incômoda com a prática de atividades extenuantes, especialmente esportes (tênis, golfe, esgrima, basquete etc.). A reparação aberta geralmente envolve grandes incisões e resulta em rigidez, especialmente na pronossupinação. A artroscopia permite melhores visualização e compreensão dessas lesões. É fácil realizar reparos dessas lesões periféricas artroscopicamente, resultando em menor morbidade.

9.2 Técnica Cirúrgica

9.2.1 Preparo e Configuração do Paciente

O procedimento é realizado sob anestesia locorregional. O braço é fixado firmemente ao suporte, e a tração longitudinal é aplicada ao punho para distração da articulação do punho.

O antebraço está em supinação com o estiloide ulnar ligeiramente dorsal. Portanto, a lesão do TFCC está em uma posição mais dorsal, isto é, oposta ao portal 6R em vez de ao portal 6U.

9.2.2 Exploração

O artroscópio é introduzido pelo portal radiocarpal 3-4. Após exame de rotina da articulação radiocarpal, o artroscópio é direcionado para o aspecto medial do punho em direção ao TFCC. A transiluminação da pele é útil para

Quadro 9.1 Classificação de Atzei das rupturas do TFCC

Estágio	Componente distal	Componente proximal	Estabilidade da DRUJ	Tratamento
1: Ruptura distal	Ruptura	Intacto	Não	Sutura do TFCC periférico
2: Desinserção da fóvea	Intacto	Ruptura	Sim +/-	Reinserção da fóvea
3: Ruptura completa	Ruptura	Ruptura	Sim	Reinserção da fóvea ± sutura do TFCC periférico
4: Grande ruptura irreparável	Ruptura	Ruptura	Sim	Enxerto tendíneo

localizar facilmente a posição do portal 6R. Uma agulha hipodérmica é inserida para verificar a posição correta do portal 6R, localizado a cerca de 3 ou 4 mm distais à inserção periférica do TFCC. Uma lâmina é introduzida através do portal 6R para excisar o excesso de tecido sinovial que é visto, tipicamente, nessas lesões periféricas.

Usando um *probe*, os três testes a seguir são realizados:

1. A perda do efeito "trampolim" indica uma ruptura periférica do TFCC. O *probe* é empurrado diretamente no ligamento, e uma depressão do TFCC é observada sem um retorno espontâneo à sua posição original. No entanto, este teste clássico apresenta um falso-negativo com mais frequência do que o relatado na literatura. Na verdade, pequenas rupturas periféricas dolorosas do TFCC raramente perdem o efeito "trampolim". Além disso, as perfurações centrais degenerativas não traumáticas do TFCC, frequentemente observadas após a 4ª década de vida, também demonstram uma perda do efeito "trampolim".
2. O *probe* pode ser deslizado por baixo da ruptura periférica do TFCC na parte dorsal (▶ Vídeo 9.1). Isso, às vezes, tem uma aparência alterada. De fato, o tecido cicatricial formado pelo processo de cicatrização natural do corpo não é forte o suficiente. Quando a inserção periférica do TFCC está intacta, o *probe* acompanha a borda do TFCC até os ligamentos colaterais, sem causar depressão. Em tais situações, é impossível passar por baixo do TFCC porque há fixações muito fortes do TFCC nesse nível. Nas lesões periféricas crônicas, o tecido cicatricial costuma mascarar a lesão. No entanto, é muito fácil de passar sob o TFCC, colocando-se o *probe* entre o TFCC e os ligamentos colaterais. Essa cicatriz costuma ser o motivo pelo qual esse tipo de lesão pode facilmente passar despercebida (▶ Fig. 9.1, ▶ Fig. 9.2).
3. O *probe* é levado, então, ao recesso estiloide, e o "teste de tração" é realizado passando-se o *probe* a partir de fora e por baixo do TFCC. Nas lesões periféricas isoladas do TFCC, a inserção da fóvea está intacta, e, portanto, o "teste de tração" é negativo.

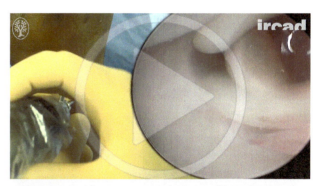

Vídeo 9.1 O vídeo mostra uma lesão periférica distal. O *probe* pode ser facilmente passado por baixo do TFCC.

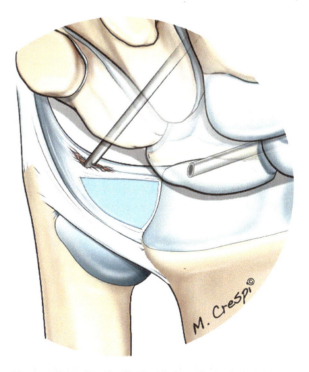

Fig. 9.1 A ilustração mostra uma aparência alterada (pseudonormal) do TFCC, sendo a lesão coberta por um tecido fibroso. A *seta vermelha* simula o movimento do *probe* no TFCC.

Fig. 9.2 A ilustração mostra o *probe* na zona de ruptura.

9.2.3 Criação de um Portal na DRUJ

Para reparar o TFCC, a sutura deve passar entre a cápsula e o TFCC. Por esse motivo, é feito um portal na DRUJ. Está localizado a, aproximadamente, 1 cm proximal ao portal 6R lateral ao extensor ulnar do carpo. Uma agulha obliquamente direcionada para cima é usada para confirmar a localização do portal sob controle artroscópico direto. A agulha deve sair do TFCC em um ponto apropriado (▶ Fig. 9.3, ▶ Vídeo 9.2). É feita uma pequena incisão transversal.

Um hemostático é usado para espalhar suavemente o tecido e evitar danos aos tendões extensores. As garras da pinça hemostática são gentilmente abertas, e o tecido é espalhado até a cápsula dorsal ser alcançada.

9.2.4 Realizando a Sutura

Uma sutura monofilamentar reabsorvível é utilizada, com suturas polidioxanona 4-0 ou 3-0 (PDS) (Ethicon), dependendo do tamanho do punho. Uma alça de sutura é colocada em uma agulha hipodérmica de calibre 21, e uma sutura reta é colocada em outra agulha de calibre 21. Primeiro, a alça é passada pelo portal da DRUJ através da cápsula e, depois, para frente e através do TFCC no lado radial da ruptura (▶ Fig. 9.4). A agulha é retirada, deixando-se a alça de sutura no lugar dentro da articulação (▶ Vídeo 9.3). A segunda sutura individual então é passada através da cápsula e na porção medial do TFCC, se possível através da inserção da fóvea, a fim de fortalecer a sutura (▶ Fig. 9.5a, b, ▶ Vídeo 9.4).

Usando uma pinça hemostática fina, ambas as suturas são trazidas através do portal 6R (▶ Fig. 9.6, ▶ Vídeo 9.5).

Do lado de fora, a sutura simples é passada pela alça (▶ Fig. 9.7, ▶ Vídeo 9.6), e, em seguida, a alça é retirada do portal da DRUJ. Desse modo, a sutura individual é puxada para trás através do TFCC e da cápsula articular,

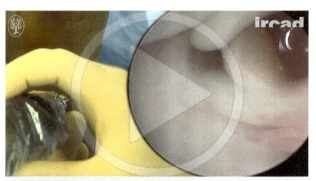

Vídeo 9.2 O vídeo mostra a técnica para escolher a posição correta do portal da DRUJ.

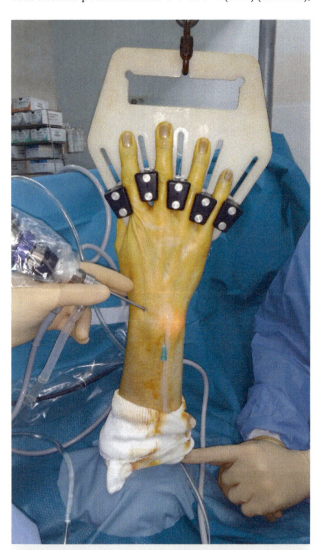

Fig. 9.3 Incidência operatória mostra a localização para a posição correta do portal da DRUJ usando-se uma agulha.

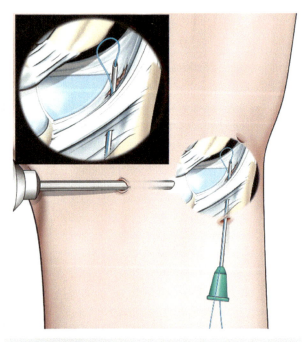

Fig. 9.4 A ilustração mostra a passagem da alça na porção mais radial do TFCC.

Reparação Artroscópica de Rupturas Periféricas do TFCC

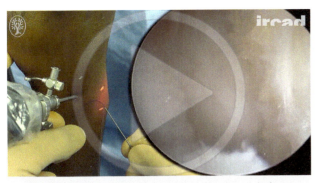

Vídeo 9.3 O vídeo mostra a passagem da alça no lado radial intra-articular da lesão.

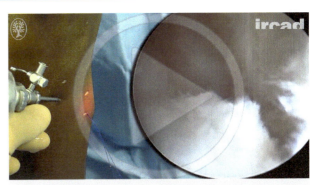

Vídeo 9.4 O vídeo mostra a colocação e a saída da segunda agulha com a segunda sutura, próxima da primeira, após passar pela cápsula dorsal e pelo TFCC.

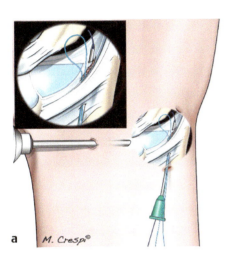

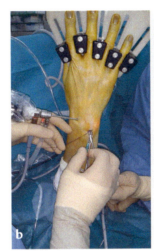

Fig. 9.5 (a) A ilustração mostra o posicionamento do segundo fio. **(b)** Incidência mostra a posição cirúrgica da agulha para a passagem da segunda sutura. Neste caso, foi utilizada uma pinça para ampliar o espaço entre os compartimentos 5 e 6, para evitar o risco de pegar um tendão extensor com a agulha.

de modo a fazer uma sutura individual de colchoeiro horizontal intra-articular, fechando as rupturas periféricas do TFCC (► Fig. 9.8a, b, ► Vídeo 9.7). Então, ambos os fios da sutura absorvível são retirados juntos através do portal da DRUJ.

9.2.5 Protegendo a Sutura Final

Após remover a tração, o punho é colocado em extensão e desvio ulnar, a sutura é colocada sob tensão, e o nó de cirurgião é feito entre os dois fios. O nó é então enterrado subcutaneamente (► Fig. 9.9, ► Vídeo 9.8). Os portais são deixados abertos para cicatrizar por segunda intenção.

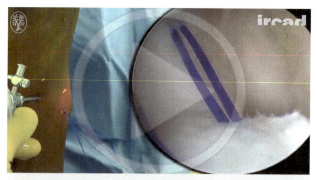

Vídeo 9.5 O vídeo mostra a recuperação de duas suturas ao mesmo tempo.

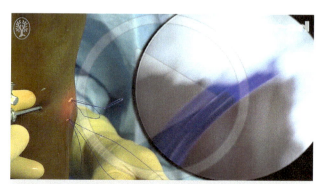

Vídeo 9.6 O vídeo mostra a passagem da sutura individual na alça fora do punho.

9.2.6 Cuidados Pós-Operatórios

O punho é imobilizado em extensão e desvio ulnar com um gesso abaixo do cotovelo por um período de seis semanas. A reabilitação é iniciada na sexta semana. A sutura geralmente é reabsorvida dentro de três a seis meses. Às vezes, pode causar irritação temporária, e o paciente deve ser informado a respeito disso.

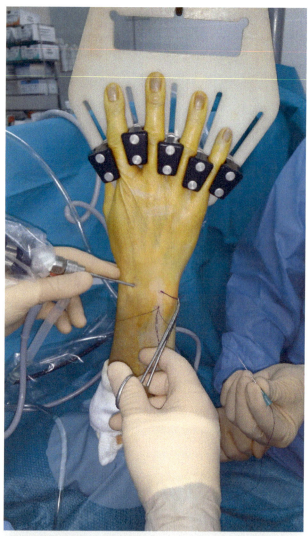

Fig. 9.6 Incidência cirúrgica mostra a recuperação das suturas a partir do portal 6R.

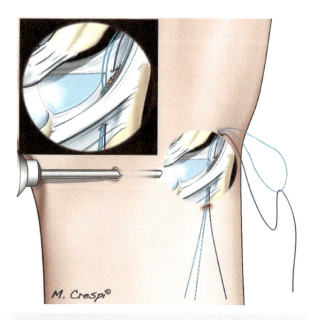

Fig. 9.7 A ilustração mostra a passagem da segunda sutura através da alça da primeira.

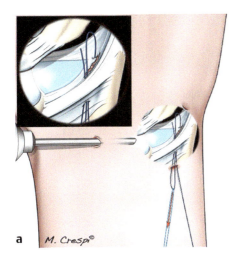
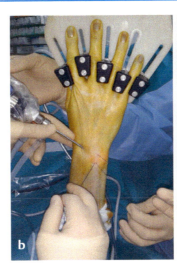

Fig. 9.8 (a) A ilustração mostra a passagem do fio de sutura individual na parte radial da avulsão periférica usando a alça. **(b)** Incidência cirúrgica mostra os principais gestos a serem realizados neste nível de procedimento. O assistente deve segurar firmemente a porção proximal da segunda sutura e soltar a porção distal de modo que ela seja guiada pela alça até a primeira sutura para cobrir a lesão do TFCC.

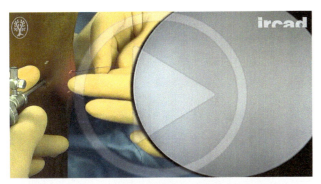

Vídeo 9.7 O vídeo mostra o princípio da passagem da sutura final.

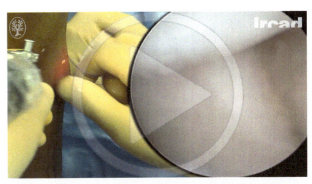

Vídeo 9.8 Incidência cirúrgica mostra a técnica de sutura.

9.3 Conclusão

Esta técnica simples de reparação de rupturas periféricas do TFCC evita a utilização de um nó intra-articular, para o qual muitas vezes é difícil ajustar a tensão, levando a potenciais irritações. Os resultados desta técnica são muito bons, e a maioria dos pacientes recupera um punho funcional, sem dor e sem perda de movimento.

Referências

[1] Palmer AK. Triangular fibrocartilage complex lesions: a classification. J Hand Surg Am. 1989; 14(4):594–606
[2] Atzei A. New trends in arthroscopic management of type 1-B TFCC injuries with DRUJ instability. J Hand Surg Eur Vol. 2009; 34(5):582–591

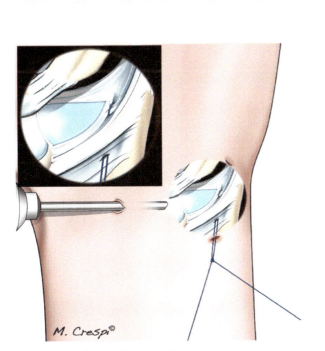

Fig. 9.9 A ilustração mostra a conclusão do nó final.

10 Reparação com Sutura em "Alça Dupla" em Grandes Rupturas Dorsais do TFCC

10.1 Introdução

Estudos anatômicos e histológicos permitiram a melhor compreensão da estrutura tridimensional do complexo da fibrocartilagem triangular (TFCC). Existem três componentes: uma porção proximal que se insere na fóvea, uma estrutura distal semelhante a uma rede e inserções ligamentares extrínsecas formando o ligamento colateral ulnar. As lesões mais comuns do TFCC são rupturas periféricas envolvendo o componente distal. No entanto, às vezes, vemos grandes rupturas no TFCC, que se estendem desde o processo estiloide e compreendem um descolamento completo ao longo do aspecto dorsal do TFCC até sua inserção no rádio. Esses casos de lesões periféricas maciças estão frequentemente associados à instabilidade da articulação radioulnar distal (DRUJ), mesmo que a inserção da fóvea esteja intacta. Nesses casos, as técnicas tradicionais de reparo do TFCC são ineficazes e insuficientes. Neste trabalho, propomos um método denominado técnica de sutura em "alça dupla" para essas extensas rupturas dorsais do TFCC.

10.2 Técnica Cirúrgica

10.2.1 Preparo do Paciente

O procedimento é realizado em ambulatório sob anestesia local. O paciente fica em decúbito dorsal com o braço apoiado em uma mesa com um torniquete pneumático. A tração vertical de 5 a 7 kg é aplicada na mão.

10.2.2 Exploração

O artroscópio é introduzido na articulação do punho através do portal radiocarpal 3-4. Um *probe* é inserido através do portal 6R. A ruptura maciça do aspecto dorsal do TFCC é identificada (▶ Fig. 10.1, ▶ Vídeo 10.1). O "teste de trampolim" e o "teste de gancho" são realizados.

O "teste de trampolim" avalia a tensão do TFCC. Considera-se positivo quando o TFCC fica solto, indicando uma lesão periférica. O sinal de trampolim é positivo em rupturas dorsais maciças do TFCC.

O "teste de gancho" é realizado puxando-se o TFCC ao passar o probe no recesso estiloide. Considera-se positivo quando o TFCC pode ser elevado, indicando uma avulsão da fóvea. É negativo em lesões periféricas isoladas.

Uma lâmina de raio completo é usada para realizar uma sinovectomia e desbridar a parte rompida do TFCC.

10.2.3 Reparação do TFCC

Uma agulha hipodérmica é introduzida obliquamente através da cápsula e direcionada para o centro da ruptura do TFCC, para determinar onde o portal radioulnar distal deve ser criado. Então, um portal radioulnar distal é criado. Esse portal, geralmente, está localizado 1 cm proximal ao portal 6R.

Uma alça de sutura monofilamentar reabsorvível 3-0 é passada através da agulha e, depois, através da cápsula e até o meio do TFCC na sua inserção dorsal. A alça de sutura é recuperada usando-se uma pinça mosquito fina inserida através do portal 6R (▶ Fig. 10.2, ▶ Vídeo 10.2).

Uma segunda agulha hipodérmica é inserida radialmente à primeira agulha através do mesmo portal radioulnar distal e na mesma direção, para sair próximo à

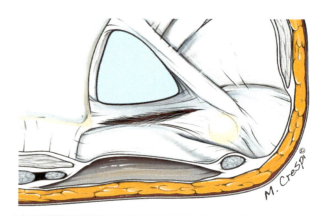

Fig. 10.1 Ilustração de uma grande ruptura do TFCC dorsal que se estende desde o recesso estiloide até o nível dorsal da inserção radial do TFCC.

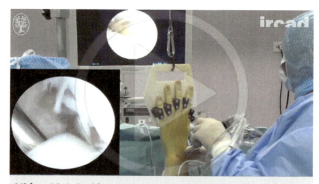

Vídeo 10.1 O vídeo mostra a grande ruptura do TFCC.

inserção radial do TFCC. Uma simples sutura absorvível (monofilamentar absorvível 3-0 ou 4-0, dependendo do tamanho do punho) é passada através da agulha e recuperada através do portal 6R (▶ Fig. 10.3, ▶ Vídeo 10.3).

Uma terceira agulha hipodérmica direcionada para a ulna é colocada então através do portal radioulnar distal para sair próximo ao recesso estiloide. A reparação robusta é obtida passando-se a sutura através da inserção da fóvea do TFCC. Uma simples sutura absorvível é passada através da agulha e recuperada através do portal 6R (▶ Fig. 10.4, ▶ Vídeo 10.4).

Com um pouco de prática, é possível recuperar as três suturas em uma única pegada, a fim de evitar o aprisionamento de tecidos moles entre as suturas.

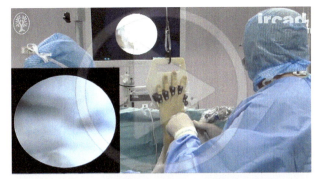

Vídeo 10.2 O vídeo mostra a recuperação da alça.

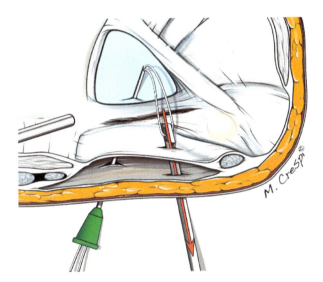

Fig. 10.2 A ilustração mostra a passagem da alça no meio do TFCC, recuperada por um grampo introduzido através do portal 6R.

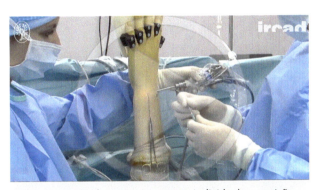

Vídeo 10.3 O vídeo mostra a sutura individual na posição ulnar. A primeira alça é vista no centro da lesão.

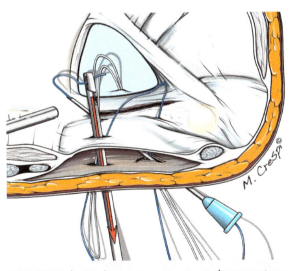

Fig. 10.4 A ilustração mostra a passagem de uma sutura individual através da parte radial do TFCC e a recuperação através do portal 6R.

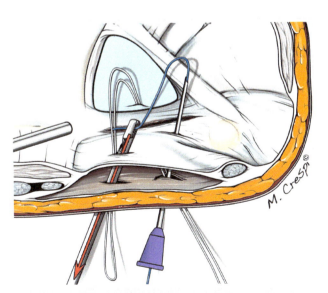

Fig. 10.3 A ilustração mostra a passagem de uma única sutura através da porção ulnar dorsal do TFCC e a recuperação através do portal 6R.

Nesta fase, temos duas suturas simples (uma radial e a outra ulnar) e a alça da sutura no centro passando através do portal DRUJ para dentro da cápsula e do TFCC, para emergir através do portal 6R (▶ Fig. 10.5). As duas suturas individuais então são passadas pela alça central (▶ Fig. 10.6a, b, ▶ Vídeo 10.5). A alça é puxada no portal DRUJ para que as outras duas suturas passem através do TFCC (▶ Vídeo 10.6) e saiam pelo portal DRUJ para formar duas alças ("alça dupla"), uma alça segurando a parte lateral do TFCC e a outra alça segurando a porção medial do TFCC à cápsula dorsal (▶ Fig. 10.7, ▶ Vídeo 10.7).

A tração axial/vertical é liberada, e o nó de sutura é amarrado subcutaneamente, enquanto o punho é colocado em extensão e em desvio ulnar (▶ Fig. 10.8, ▶ Vídeo 10.7).

10.2.4 Cuidados Pós-Operatórios

Uma tala volar/palmar é colocada durante seis semanas, com o punho em ligeira extensão e desvio ulnar. A reabilitação é iniciada em seis semanas.

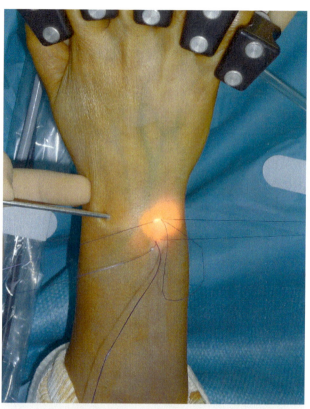

Fig. 10.5 Incidência intraoperatória mostra o princípio da sutura. A alça está no centro; as duas suturas individuais, uma no lado radial e a outra no lado ulnar da ruptura do TFCC, entram através do portal DRUJ e saem através do portal 6R.

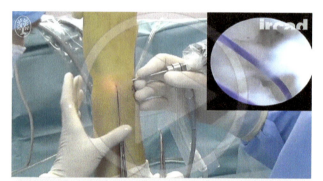

Vídeo 10.4 O vídeo mostra a sutura radial recuperada através do portal 6R; a outra sutura já foi recuperada e a alça no centro da lesão.

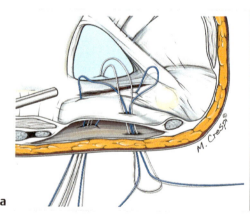
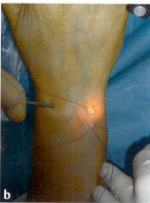

Fig. 10.6 (a) A ilustração mostra a passagem de duas suturas individuais através da alça. **(b)** Incidência intraoperatória mostra as duas suturas individuais passadas através da alça.

Reparação com Sutura em "Alça Dupla" em Grandes Rupturas Dorsais do TFCC

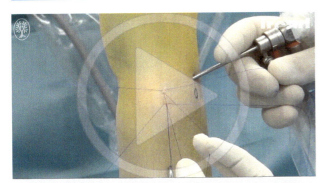

Vídeo 10.5 O vídeo mostra a passagem de duas suturas individuais através da alça.

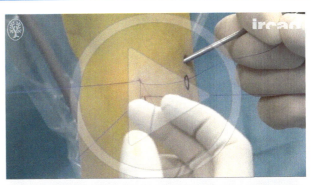

Vídeo 10.6 O vídeo mostra a alça puxando as suturas nos lados radial e ulnar da ruptura.

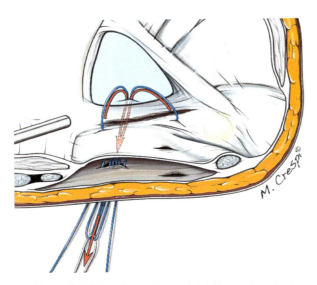

Fig. 10.7 A ilustração mostra as duas suturas saindo no portal da DRUJ.

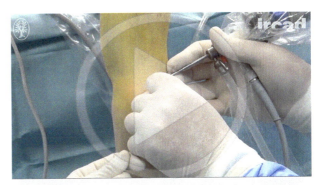

Vídeo 10.7 O vídeo mostra a conclusão da sutura no lado radial. O nó da sutura é enterrado subcutaneamente na DRUJ. É mais fácil amarrar o nó após liberar a tração e colocar o punho em extensão e desvio ulnar. Incidência artroscópica mostra a sutura final.

10.3 Conclusão

As lesões do TFCC não são sempre tão simples quanto as mencionadas nas descrições convencionais. Grandes rupturas de todo o aspecto dorsal do TFCC não são tão raras. Essas lesões costumam estar associadas a rupturas do septo capsular-ligamentar dorsal – uma estrutura conectando a cápsula dorsal e o ligamento intercarpal dorsal à porção dorsal do ligamento semilunar. Esses tipos de rupturas no TFCC podem causar leve instabilidade radioulnar distal, embora a inserção na fóvea ainda esteja intacta. A técnica de sutura em "alça dupla" permite uma reparação completa, simples e de fácil execução.

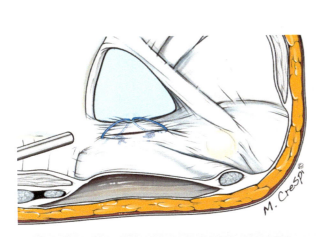

Fig. 10.8 A ilustração mostra a posição final das suturas para completar o reparo de uma avulsão dorsal ampla.

11 Reinserção da Fóvea por Artroscopia do TFCC com uma Âncora

11.1 Introdução

O complexo da fibrocartilagem triangular (TFCC) é o estabilizador primário da articulação radioulnar distal (DRUJ). Recentes estudos histológicos e funcionais1 elaboraram a estrutura tridimensional do TFCC e identificaram três componentes: (1) o ligamento triangular proximal, (2) o ligamento distal "em rede" e (3) o ligamento colateral ulnar (UCL), fixados à parte profunda da bainha do tendão do músculo extensor ulnar do carpo. Essa estrutura distal em rede e a UCL formam o "TFCC distal", enquanto o ligamento proximal é considerado o "TFCC proximal" (▶ Fig. 11.1). Dentro dessa estrutura estão situados ambos os "braços" que unem a fóvea ulnar anterior e posterior e as bordas do rádio distal – os estabilizadores "reais" da DRUJ. Essas duas estruturas principais podem ser lesionadas independentemente uma da outra e resultam em um quadro clínico específico na instabilidade da DRUJ. Várias técnicas de reparo transósseo por artroscopia foram descritas – tanto na região metafisária ulnar, como descrito por Nakamura et al.,[2] ou na própria DRUJ, como descrito por Atzei.[3] A única técnica totalmente artroscópica que foi previamente descrita, por William Geissler,[4] utilizando três portais, requer instrumentação descartável de alto custo. Nós descrevemos duas técnicas simples, confiáveis e reprodutíveis.

Fig. 11.1 Ilustração esquemática das duas porções do ligamento triangular. Porção periférica distal (D-TFCC) e a porção proximal que está inserida na fóvea da cabeça ulnar (P-TFCC). UCL, ligamento colateral ulnar.

11.2 Técnica Cirúrgica

11.2.1 Preparo do Paciente

O procedimento é realizado em ambiente ambulatorial sob anestesia local. O paciente fica em posição supina com o braço em repouso na mesa de operação, com o torniquete pneumático. Tração vertical de 5 a 7 kg é aplicada na mão.

11.2.2 Exploração

O artroscópio é introduzido pelo portal 3-4 radiocarpal, permitindo a visualização da articulação radiocarpal. Na avulsão foveal isolada do TFCC (estágio 2 Atzei – EWAS), o aspecto do TFCC geralmente é normal. O "teste de gancho", que é realizado pela colocação do *probe* no recesso estiloide e aplicação de uma tração radial e distal, elevará o TFCC, indicando uma avulsão do TFCC a partir da fóvea (▶ Fig. 11.2a, b, ▶ Vídeo 11.1).

Em casos nos quais a avulsão da fóvea está associada a uma laceração periférica (estágio 3 Atzei - EWAS), também haverá perda do efeito "trampolim", considerado um "teste do trampolim" positivo.

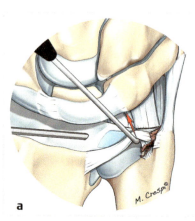
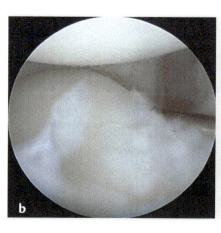

Fig. 11.2 (a) Ilustração demonstrando uma avulsão foveal associada à laceração periférica. O *probe* no recesso estiloide eleva o TFCC (teste do gancho). **(b)** Vista artroscópica mostra um teste de gancho positivo, refletindo a avulsão foveal do TFCC.

11.2.3 Estendendo a Incisão Medial

Com o artroscópio introduzido pelo portal 3-4 radiocarpal, uma agulha é introduzida primeiramente pelo portal 6U medial ao estiloide ulnar e distal ao TFCC. O artroscópio é introduzido pelo portal da DRUJ, localizado aproximadamente a 1 cm proximal ao portal 6R sob o TFCC. A vista é frequentemente distorcida na zona de lesão.

Uma agulha hipodérmica é introduzida no portal foveal direto, para identificar a avulsão do TFCC na fóvea. Esse portal está localizado em posição anterior ao estiloide ulnar e na porção superior da/distal à cabeça ulnar, com o antebraço em posição supina (▶ Vídeo 11.2).

Uma incisão de aproximadamente 1 cm é realizada, então, unindo as duas agulhas durante a identificação e proteção do ramo cutâneo dorsal do nervo ulnar. Primeiramente, uma pinça mosquito romba é utilizada para identificar o portal foveal direto (▶ Vídeo 11.3).

11.2.4 Exploração e Desbridamento da Articulação Radioulnar Distal

Um *shaver* total no rádio é introduzido, e, sob controle artroscópico, a área da inserção foveal do TFCC é limpa e desbridada (▶ Vídeo 11.4). Com frequência, essa área não é visualizada claramente no primeiro momento, por causa do tecido de cicatrização e remanescentes do ligamento. A limpeza progressiva permite melhor visualização (▶ Fig. 11.3).

11.2.5 Inserção da Âncora

Mantendo o artroscópio na mesma posição, enquanto ainda é visualizada a inserção foveal do TFCC, uma broca é utilizada para criar um buraco na cabeça da ulna na fóvea (▶ Fig. 11.4a, b). Ocasionalmente, uma pinça romba é introduzida no portal foveal, e os dentes desta

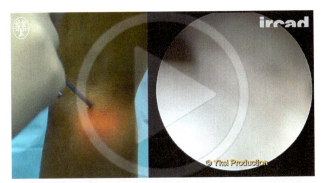

Vídeo 11.1 O vídeo mostra a avulsão periférica do TFCC.

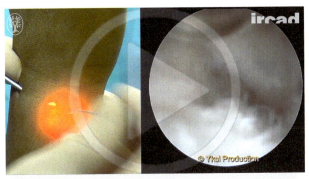

Vídeo 11.2 O vídeo mostra a primeira etapa da realização do portal foveal direto (DF).

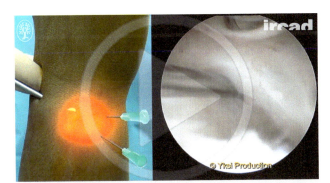

Vídeo 11.3 O vídeo mostra a segunda etapa da realização do portal foveal direto (DF).

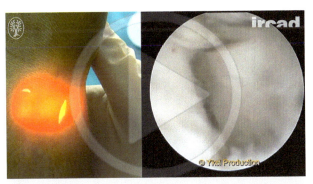

Vídeo 11.4 O vídeo mostra a exploração e limpeza da DRUJ.

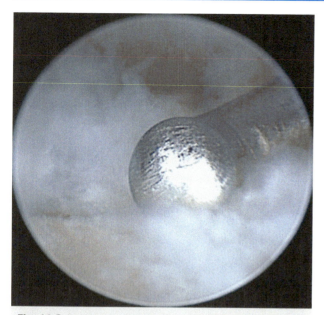

Fig. 11.3 A vista mostra a sonda na fóvea limpa.

são abertos para colocar a broca entre as pinças, permitindo melhor visualização (▶ Vídeo 11.5). Uma âncora é inserida, então, pelo trajeto direto no portal foveal (▶ Vídeo 11.6). Nós preferimos utilizar uma âncora bioabsorvível. Com a âncora em posição na inserção foveal do TFCC na cabeça da ulna, as suturas são deixadas fora do portal medial.

11.2.6 Sutura do TFCC

Em seguida, o artroscópio é reintroduzido na articulação radiocarpal pelo portal radiocarpal 3-4, que permite visualizar o aspecto radiocarpal do TFCC. A extremidade distal de uma das suturas da âncora é passada através de uma agulha hipodérmica. A agulha, em seguida, é introduzida no portal foveal direto através do TFCC direcionado dorsalmente ou volarmente (▶ Vídeo 11.7). Utilizando uma pinça mosquito fina, a sutura passada pelo TFCC é recuperada pelo portal 6U (▶ Fig. 11.5, ▶ Vídeo 11.8). Essa sutura é puxada para fora e então introduzida por uma alça criada em sua saída da âncora e seu ponto de entrada no TFCC (▶ Fig. 11.6, ▶ Vídeo 11.9).

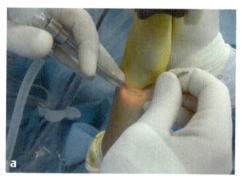
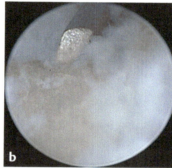

Fig. 11.4 (a) Vista intraoperatória mostra a broca atravessando o portal DF. (b) Vista artroscópica mostra a ponta da broca na fóvea.

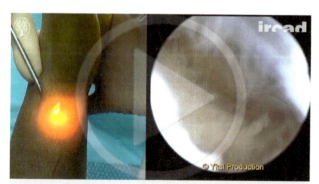

Vídeo 11.5 O vídeo mostra o uso da broca para criar um buraco na ulna na inserção da fóvea do TFCC.

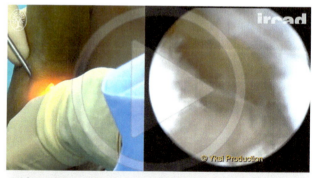

Vídeo 11.6 O vídeo mostra a instalação da âncora pelo portal DF dentro do buraco na inserção foveal do TFCC.

Reinserção da Fóvea por Artroscopia do TFCC com uma Âncora

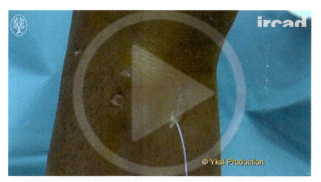

Vídeo 11.7 O vídeo mostra a passagem de um fio de sutura em uma agulha intramuscular e pela porção da inserção ulnar dorsal do TFCC.

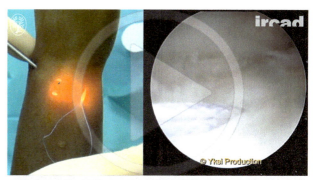

Vídeo 11.8 O vídeo mostra a recuperação do arame colocado na porção ulnar dorsal do TFCC utilizando a entrada da pinça pelo primeiro portal 6U.

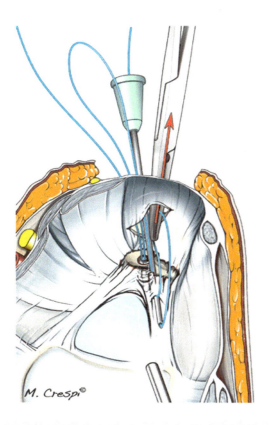

Fig. 11.5 A ilustração mostra a recuperação do arame colocado na porção ulnar dorsal do TFCC na pinça através da entrada do primeiro portal 6U.

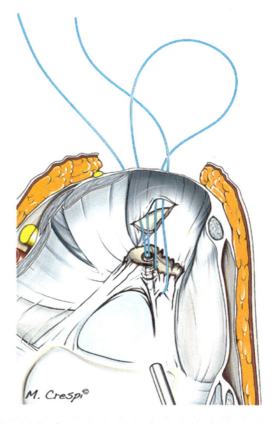

Fig. 11.6 A ilustração mostra o fio introduzido na porção ulnar dorsal do TFCC, recuperado por uma pinça, exteriorizado pelo primeiro portal 6U e introduzido pela alça criada entre o fixador na âncora e a passagem pelo TFCC.

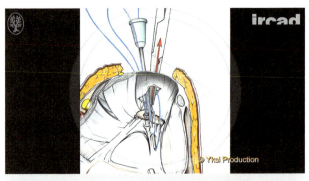

Vídeo 11.9 O vídeo mostra o fio de sutura introduzido pela alça e como o fio colocado na porção dorsal do TFCC ulnar torna-se tenso após completar a passagem pela própria alça.

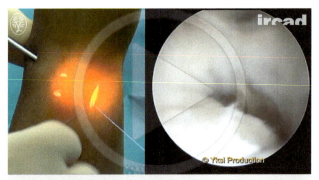

Vídeo 11.10 Vídeo do segundo fio de sutura passando pela porção do TFCC volar ulnar.

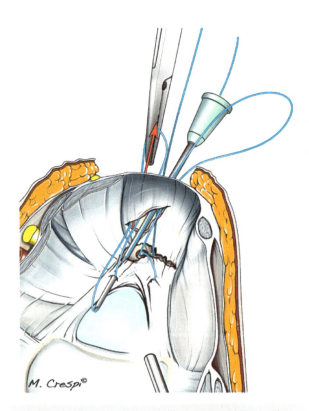

Fig. 11.7 A ilustração mostra o segundo fio de sutura introduzido pela porção volar ulnar do TFCC, recuperado por uma pinça, exteriorizado pelo primeiro portal 6U e introduzido pela alça criada entre a fixação da âncora e a passagem no TFCC.

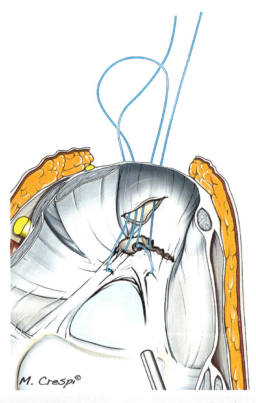

Fig. 11.8 A ilustração mostra a sutura passando pela porção volar ulnar do TFCC, recuperada por uma pinça, exteriorizada primeiramente pelo portal 6U e introduzida pela alça.

A segunda sutura é passada e recuperada de forma similar na porção dorsal ou palmar do TFCC, dependendo da posição da primeira sutura (▶ Fig. 11.7, ▶ Vídeo 11.10). A segunda sutura é recuperada por uma pinça romba (▶ Vídeo 11.11) e, em seguida, passada em sua própria alça, como realizado na primeira sutura (▶ Fig. 11.8, ▶ Vídeo 11.12). Isso permite o emprego da sutura das partes dorsais e palmares do TFCC de volta para sua inserção na fóvea com uma única sutura. O nó final é feito após a liberação da tração e com o punho em leve extensão e desvio ulnar (▶ Fig. 11.9a, b, ▶ Vídeo 11.13). Uma ou duas suturas são utilizadas para fechar a incisão da ulna e são removidas na primeira troca de curativo depois de 1 semana.

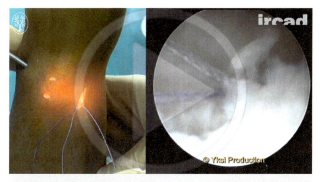

Vídeo 11.11 O vídeo mostra o princípio da recuperação do fio de sutura colocado na porção palmar do TFCC ulnar utilizando a pinça inserida pelo primeiro portal 6U.

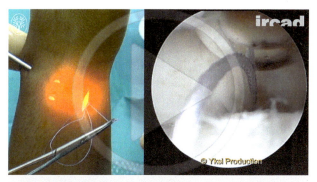

Vídeo 11.12 O vídeo mostra a sutura passando pela porção volar ulnar do TFCC, recuperada por uma pinça, exteriorizada pelo primeiro portal 6U e introduzida pela alça.

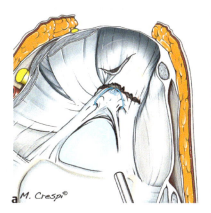
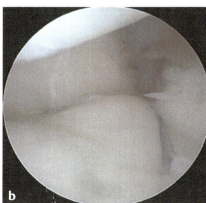

Fig. 11.9 (a) A ilustração mostra a reinserção foveal da sutura no TFCC com a porção palmar e dorsal da inserção ulnar do TFCC, pela sutura de dois fios com uma sutura única pela implementação de duas alças. **(b)** Vista artroscópica mostra o aspecto do TFCC foveal após a reabilitação.

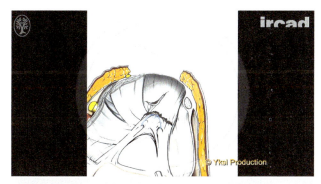

Vídeo 11.13 O vídeo mostra a incorporação do nó cirúrgico e o final da sutura.

11.2.7 Cuidados Pós-Operatórios

Uma tala volar abaixo do cotovelo é aplicada com o punho em extensão e o desvio ulnar. A tala é mantida por 6 semanas, após o que a reabilitação é iniciada.

11.3 Conclusão

As avulsões foveais isoladas do TFCC ou aquelas associadas a uma lesão periférica causam instabilidade radioulnar distal. O reparo artroscópico de tais lacerações é eficaz. O ramo dorsal do nervo ulnar deve ser protegido. Uma pequena incisão de 1 a 2 cm no aspecto ulnar do punho permite a identificação e proteção do nervo.

Referências

[1] Nakamura T, Yabe Y, Horiuchi Y. Functional anatomy of the triangular fibrocartilage complex. J Hand Surg [Br]. 1996; 21(5):581–586
[2] Nakamura T, Ikegami H, Sato K, Nakamichi N, Okuyama N, Takayama S. Arthroscopic repair of the ulnar tear of the TFCC. Riv Chir Mano. 2006; 43(3):291–293
[3] Atzei A, Rizzo A, Luchetti R, Fairplay T. Arthroscopic foveal repair of triangular fibrocartilage complex peripheral lesion with distal radioulnar joint instability. Tech Hand Up Extrem Surg. 2008; 12(4):226–235
[4] Geissler WB Arthroscopic knotless repair TFCC ulnar side. Hand Clin. 2011; 27(3):273–279

12 Reinserção Foveal Artroscópica do TFCC

Toshyiasu Nakamura

12.1 Introdução

Quando o ligamento radioulnar (RUL), componente proximal do TFCC, é rompido ou destacado na fóvea, onde o principal ponto de inserção do RUL à ulna está localizado, isso resulta imediatamente em grave instabilidade da articulação radioulnar distal (DRUJ). O RUL deve ser recolocado junto à fóvea nesses pacientes. Este capítulo descreve o método de refixação artroscópica do TFCC, incluindo o RUL, na fóvea, utilizando o guia de broca artroscópico de punho.

12.2 Técnica Cirúrgica

12.2.1 Preparo do Paciente

O procedimento é realizado em ambiente hospitalar sob anestesia geral. O paciente é colocado em posição supina com um torniquete pneumático na parte superior do braço. O antebraço é posicionado verticalmente com a torre de tração, e um peso de 2-3 kg é aplicado na parte superior do braço para a contratração.

12.2.2 Exploração

A artroscopia radiocarpal pode demonstrar apenas a perda do efeito trampolim, assim como a perda de tensão periférica no disco nos pacientes com ruptura foveal, visto que o TFCC não é continuamente conectado à ulna. Com a artroscopia da DRUJ pode-se visualizar diretamente a lesão na fóvea (▶ Fig. 12.1). No caso de descolamento foveal do TFCC, o espaço articular do DRUJ pode ser amplamente expandido, pois o RUL está frouxo. Quando o TFCC é fixado completamente à ulna sem qualquer instabilidade da DRUJ, a área da fóvea torna-se difícil de visualizar com a artroscopia da DRUJ. Portanto, a artroscopia da DRUJ pode ser uma ferramenta diagnóstica para o descolamento foveal do TFCC. Quando o tecido ligamentar pode ser observado na área do RUL, é um candidato para a refixação foveal artroscópica, enquanto o tecido de cicatrização grave ocupa a área da fóvea, a exploração aberta será recomendada.

12.2.3 Refixação Foveal Artroscópica do TFCC

O conceito básico desta técnica é baseado nas características anatômicas do TFCC, onde a linha entre a metade da área ulnar do TFCC e o ponto proximal a 10-15 mm na superfície ulnar da ulna, a partir do estiloide ulnar, deve passar pelo centro da fóvea (▶ Fig. 12.2).

Após confirmação do descolamento foveal do TFCC, o dispositivo alvo original (▶ Fig. 12.3) Guia de Broca do Punho (Arthrex, Naples, FL) foi definido por um portal 4-5 ou 6R, e uma incisão longitudinal de aproximadamente 1 cm foi realizada no lado ulnar do córtex ulnar (▶ Fig. 12.4), a 10-15 mm proximal da porção superior do estiloide ulnar, com o periósteo elevado. Uma ponta pequena no dispositivo alvo é definida na metade ulnar do TFCC. Dois pequenos buracos distintos são feitos do córtex ulnar com o fio-K de 1,2 mm até a meia porção ulnar do TFCC (▶ Fig. 12.5). A artroscopia na DRUJ pode ser útil para confirmar a realização de um furo preciso na fóvea. A agulha de calibre 21, na qual a alça de *nylon* do fio de sutura 4-0 foi definida, é passada pelo túnel do lado externo (▶ Fig. 12.6, ▶ Vídeo 12.1), e, em seguida, repete-se pelo outro túnel ósseo (▶ Fig. 12.7). Do portal 4-5 ou 6R, os dois fios de sutura em alça são puxados para fora por pinças mosquito (▶ Fig. 12.8), depois dois fios de sutura 3-0 de poliéster não absorvíveis (Ticron, Covidien, Mansfield, MA) são introduzidos da articulação RC para o córtex ulnar pelas alças dos fios de sutura (▶ Fig. 12.9), a fim de se fazer a sutura *pullout* de fora para dentro do TFCC na fóvea (▶ Fig. 12.10). O TFCC é firmemente ancorado à fóvea ulnar com essa técnica (▶ Fig. 12.11).

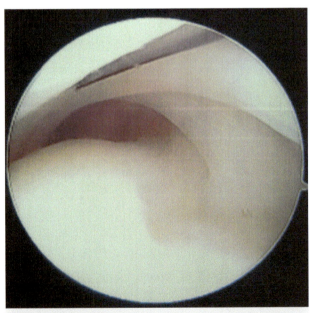

Fig. 12.1 A artroscopia da DRUJ oferece visão direta da cabeça ulnar, incisura sigmoide radial, superfície proximal do TFCC, fóvea e RUL.

Reinserção Foveal Artroscópica do TFCC

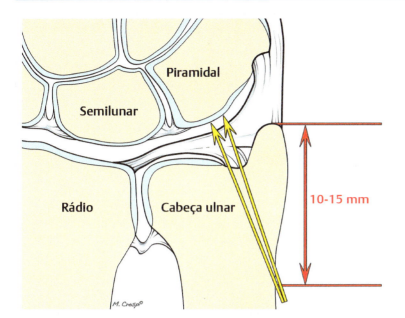

Fig. 12.2 Conceito básico do reparo transósseo artroscópico do TFCC. A linha entre o ponto sobre o córtex ulnar da haste ulnar de 10-15 mm proximal da porção superior do estiloide ulnar e metade ulnar do TFCC passa teoricamente pela fóvea.

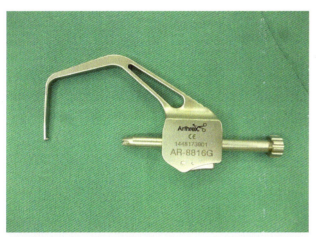

Fig. 12.3 Guia de broca do punho.

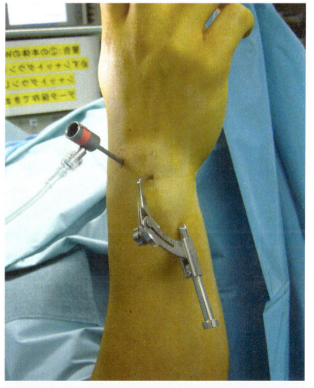

Fig. 12.4 Definição do dispositivo de marcação.

12.2.4 Cuidados Pós-Operatórios

Duas semanas de gesso axilopalmar, seguidas por 3 semanas de gesso curto são indicadas, com o punho e antebraço na posição neutra. Após a remoção do gesso, a reabilitação é iniciada. O paciente pode retornar à atividade esportiva normal após 6 meses da cirurgia.

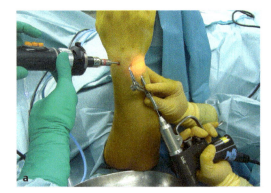 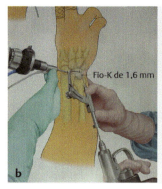

Fig. 12.5 Inserção do fio-K para criar o túnel através da ulna e do TFCC. **(a)** Quadro atual. **(b)** Ilustração.

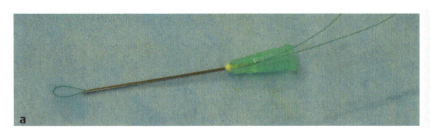

Fig. 12.6 O fio de sutura com agulha de calibre 21 (21 G) **(a)** está passando pelo TFCC (artroscopia RC) **(b)**. **(c)** Ilustração da agulha 21 G passando pela ulna até o TFCC.

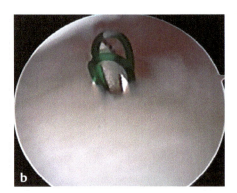 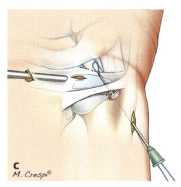

Vídeo 12.1 O vídeo indica a refixação transóssea do TFCC. O fio-K está passando do córtex ulnar para a metade ulnar da fibrocartilagem triangular duas vezes, para criar os túneis ósseos paralelos. A agulha 21 G com um laço interno em alça está passando dentro do túnel ósseo. A outra agulha é definida em sítio distinto no disco. Duas alças são agarradas simultaneamente com a pinça mosquito inserida pelo portal 6R e então novamente retraídas fora do punho. As alças introduzem os principais fios de sutura no TFCC para criar a refixação de fora para dentro do TFCC ancorado à fóvea ulnar.

Reinserção Foveal Artroscópica do TFCC

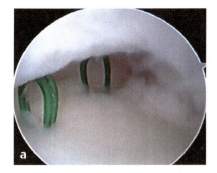
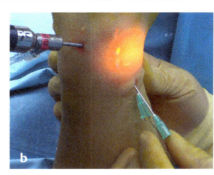

Fig. 12.7 (a) Duas agulhas 21 G são fixadas no TFCC. **(b)** Imagem externa de configuração das duas agulhas 21 G.

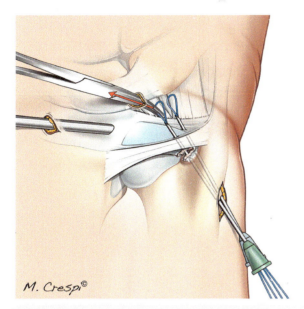

Fig. 12.8 A ilustração indica que a pinça mosquito, introduzida na articulação radiocarpal pelo portal 6R, captura duas suturas em laço simultaneamente.

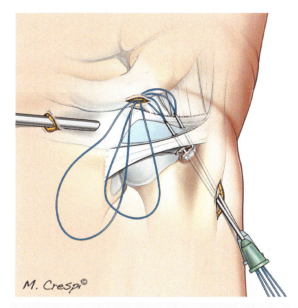

Fig. 12.9 Duas alças foram introduzidas fora do portal 6R, pois o espaço de trabalho para o reparo é amplo, se comparado com o lado interno da articulação.

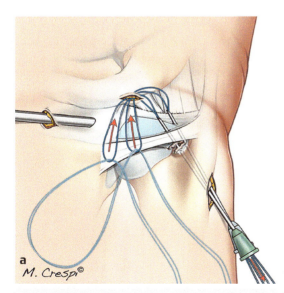
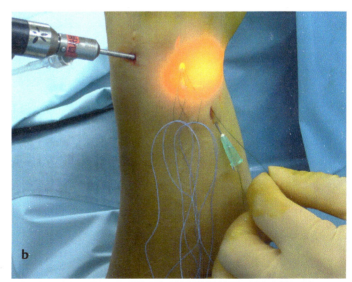

Fig. 12.10 (a) Dois fios de sutura 3-0 de poliéster são introduzidos da articulação RC para o córtex ulnar pelos fios de sutura em alça. **(b)** Imagem atual de dois fios de sutura 3-0 de poliéster não absorvíveis sendo introduzidos no córtex ulnar pelas alças do fio de sutura em alça.

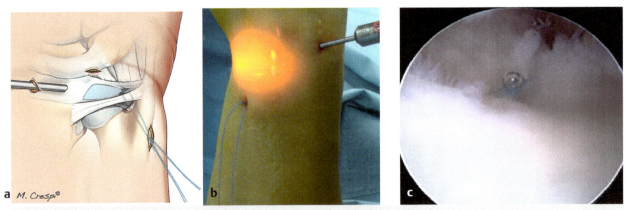

Fig. 12.11 (a) Diagrama de reparo transósseo artroscópico do TFCC. **(b)** Vista externa após refixação do TFCC. **(c)** Vista artroscópica após reparo transósseo do TFCC. Notar que o TFCC deslocado é firmemente ancorado.

12.3 Conclusão

A técnica apresentada é uma técnica de refixação muito fácil e confiável do TFCC em avulsão (RUL) na fóvea. O guia de marcação do punho é útil e poupa tempo para criar dois túneis ósseos paralelos que fixam novamente o RUL ao ponto preciso de ancoragem.

13 Reconstrução Artroscópica do TFCC Utilizando o Enxerto Livre do Tendão

13.1 Introdução

A instabilidade da articulação radioulnar distal (DRUJ) resulta de lesão ou frouxidão dos ligamentos responsáveis pela estabilização da articulação. Entre eles, o complexo da fibrocartilagem triangular (TFCC) tem papel crucial na manutenção da estabilidade da DRUJ. Às vezes, pode ser impossível realizar o reparo do TFCC em virtude das alterações degenerativas no TFCC; ou o reparo pode ser inadequado para manter a estabilidade da DRUJ, se os estabilizadores extrínsecos também estiverem lacerados (p. ex., ligamentos radioulnares e membrana interóssea). Em tais casos, a reconstrução da DRUJ é possível, desde que não existam alterações artríticas na DRUJ. Esta técnica, utilizando um enxerto livre do tendão, foi primeiramente descrita por Mansat, em 1983,[1] e depois modificada e popularizada por Adams e Berger, em 2002.[2] O objetivo desse procedimento é reconstruir o ligamento e restaurar a função, assim fornecendo a estabilidade multidirecional. Esse procedimento utiliza um enxerto do tendão, preferencialmente o músculo longo palmar (PL), que é entrelaçado pelos túneis transósseos no rádio distal, convergindo na fóvea por um túnel transósseo ulnar distal. Esse procedimento pode ser realizado como uma cirurgia aberta ou como cirurgia artroscópica minimamente invasiva. A técnica artroscópica utiliza várias incisões. O comprimento dessas incisões depende da experiência do cirurgião para proteger as estruturas subjacentes; um cirurgião mais experiente será capaz de utilizar com sucesso uma incisão mais curta.

13.2 Técnica Cirúrgica

13.2.1 Preparo do Paciente

O procedimento compreende duas etapas: (1) colheita do enxerto do tendão e (2) reconstrução do TFCC. A primeira etapa será realizada com a mão plana sobre o apoio de braço da mesa cirúrgica. A segunda fase do procedimento é realizada com uma tração axial de 5 a 7 kg aplicada à mão, utilizando-se a malha chinesa. Um torniquete pneumático é aplicado, e o braço é fixado à mesa. O procedimento total é realizado sob anestesia regional (▶ Vídeo 13.1).

13.2.2 Colheita do Enxerto do Tendão

O enxerto do tendão deve ser forte e longo o suficiente para estabilizar a DRUJ e fino o bastante para passar pelos túneis ósseos. Geralmente, um enxerto do tendão PL é suficiente. No entanto, no caso da ausência do PL, um hemiflexor radial do carpo ou um enxerto do tendão plantar pode ser colhido. O enxerto do tendão PL é colhido por uma pequena incisão na prega da flexão distal da articulação do punho, na base do túnel do carpo. Um cortador do tendão é utilizado para extrair o enxerto (▶ Fig. 13.1). Uma sutura de preensão é aplicada às duas extremidades do enxerto do tendão, utilizando material de sutura 4-0 Ethilon 4.0 ou não trançada similar. A sutura é passada várias vezes (sutura de Krackow), aproximadamente 1,5 cm em ambas as extremidades do enxerto do tendão, com o intuito de criar um constructo de sutura por preensão, e as extremidades da sutura são deixadas por tempo prolongado para a coleta durante a passagem do enxerto de tendão pelos túneis transósseos (▶ Vídeo 13.2).

13.2.3 Confecção do Túnel Radial e Passagem Através do Tendão

Nesta etapa, a tração axial é aplicada ao punho. A incisão utilizada para extrair o enxerto de tendão é estendida proximalmente na porção volar para exposição do canto ulnar do rádio distal, enquanto os retratores são posicionados para melhorar a exposição. Uma segunda incisão é feita ao mesmo nível na porção dorsoulnar do punho, para expor a borda ulnar e distal da superfície dorsal do rádio. Um fio-guia é inserido da região dorsal para palmar utilizando uma manga de proteção. Deve-se tomar cuidado para proteger os tecidos moles e, particularmente, o nervo mediano. O fio-guia é inserido vários milímetros em posição proximal à fossa lunar e radial à superfície articular da incisura sigmoide. O fio é inserido paralelamente às superfícies articulares do rádio distal e da incisura sigmoide. As visualizações fluoroscópicas confirmam a posição apropriada do fio-guia, e o túnel é realizado com uma broca canulada, saindo pela incisão palmar. Um pedaço de broca canulada de 2,5 mm geralmente é suficiente (▶ Vídeo 13.3). Em seguida, o enxerto do tendão é introduzido do lado dorsal e recuperado pelo lado volar (▶ Fig. 13.2, ▶ Vídeo 13.4).

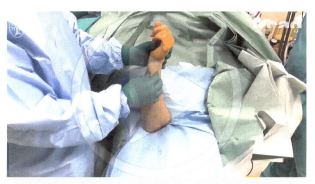

Vídeo 13.1 O vídeo mostra grande instabilidade da DRUJ.

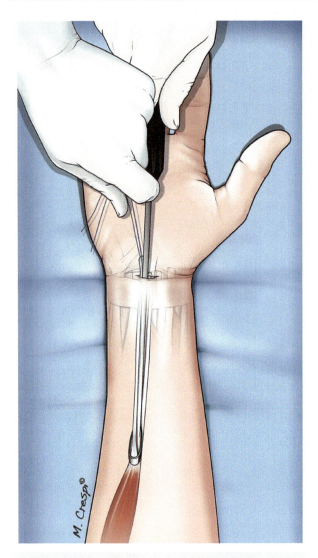

Fig. 13.1 A ilustração mostra a extração de um enxerto do tendão PL: a extremidade distal lesionada do tendão é garantida por uma sutura passada pelo *stripper*. Quando a tensão é mantida no tendão, o *stripper* é empurrado para baixo subcutaneamente em relação à junção musculotendínea, para a coleta do enxerto de comprimento total sem a necessidade de outra incisão.

13.2.4 Preparo da Área do Enxerto no TFCC

Nesta etapa, o TFCC é visualizado artroscopicamente. O desbridamento é realizado utilizando-se um *shaver* e pinça *punch* tipo *basket*, para visualizar claramente a fóvea e a articulação ulnocarpal. O artroscópio é introduzido pelo portal radiocarpal 3-4, e o portal 6R ou

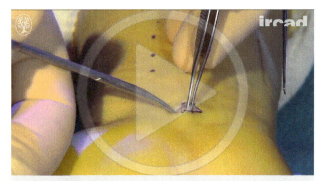

Vídeo 13.2 O vídeo mostra a técnica para extração do tendão PL com um *stripper*.

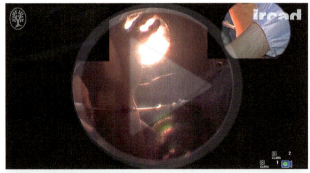

Vídeo 13.3 O vídeo mostra como realizar o túnel radial.

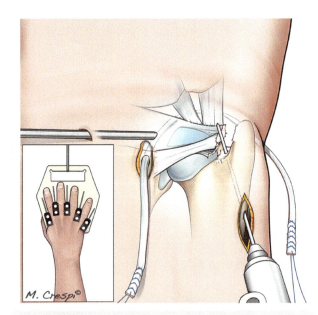

Fig. 13.2 A ilustração mostra o tendão passando pelo túnel no rádio distal.

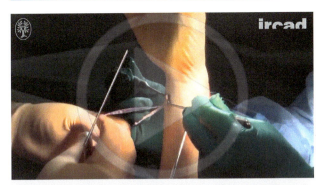

Vídeo 13.4 O vídeo mostra a passagem do enxerto do tendão no túnel radial.

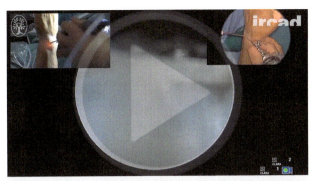

Vídeo 13.5 O vídeo mostra a limpeza da inserção foveal do TFCC.

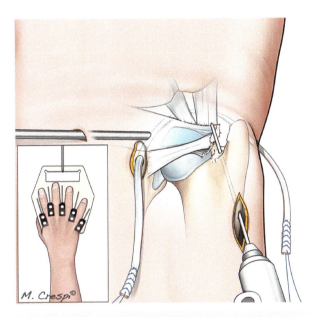

Fig. 13.3 A ilustração mostra o posicionamento do fio-guia sendo colocado no centro da fóvea.

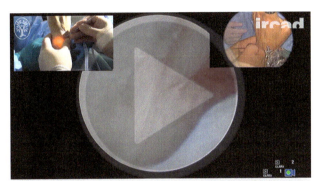

Vídeo 13.6 O vídeo mostra como realizar o túnel na cabeça ulnar.

O tamanho do túnel é essencial, e deve-se ter cuidado para não fraturar a ulna. O controle artroscópico ajuda a verificar a entrada e saída corretas do fio-guia na fóvea.

4-5 é utilizado para o *shaver* (▶ Vídeo 13.5). Quando o tecido cicatricial é eliminado da fóvea, permitindo boa visualização, o antebraço é colocado em posição supina, e uma pequena incisão é feita em posição ligeiramente proximal ao portal 6U. Uma incisão de 1 a 1,5 cm é necessária para identificar e proteger o ramo sensorial dorsal do nervo ulnar. O descolador de periósteo é utilizado para limpar o tecido mole no aspecto medial da ulna por meio da incisão.

13.2.5 Criando o Túnel Ulnar

Um fio-guia é inserido na ulna obliquamente e em posição distal em direção à fóvea (▶ Fig. 13.3). Isso é em grande parte realizado em direção proximal para distal. Alternativamente, o fio-guia também pode ser passado pelo portal 6R em direção distal para proximal. Um guia de broca artroscópico facilita essa etapa. Um pedaço de broca canulada de 3,2 mm é utilizado da direção proximal à distal para criar o túnel (▶ Vídeo 13.6).

13.2.6 Passagem do Enxerto pelo Túnel Ulnar

Uma vez que o túnel ósseo é perfurado sob controle artroscópico, a lavagem articular é realizada. Uma pinça mosquito reta e fina é inserida pelo túnel, da direção proximal para distal. As duas extremidades do enxerto PL são introduzidas na articulação. A extremidade volar do enxerto do tendão é passada por um pequeno buraco criado na cápsula, em direção ulnar e distal ao túnel radial na inserção radial do TFCC. O espaço é ligeiramente distal à borda do rádio, e as extremidades da sutura são introduzidas na articulação. A sutura é recuperada com uma pinça mosquito fina e passada pelo túnel ósseo ulnar. A extremidade do tendão é então puxada para a articulação. É importante, em primeiro lugar, passar a extremidade volar do enxerto do tendão antes de passar a extremidade dorsal; caso contrário, o coto dorsal poderia bloquear a visualização artroscópica (▶ Fig. 13.4).

Em seguida, uma janela é criada: um pequeno buraco é feito na cápsula dorsal, distal e ulnar ao túnel ósseo radial, e a extremidade dorsal do enxerto do tendão é introduzida na articulação durante a preensão das extremidades da sutura com uma pinça mosquito fina. A sutura é depois

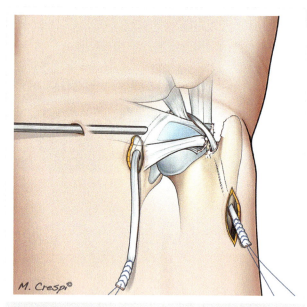

Fig. 13.4 A ilustração mostra a extremidade volar do enxerto do tendão sendo passada dentro do túnel ulnar na fóvea.

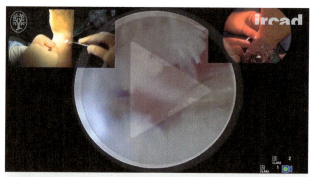

Vídeo 13.7 O vídeo mostra a passagem do enxerto do tendão no túnel da cabeça ulnar.

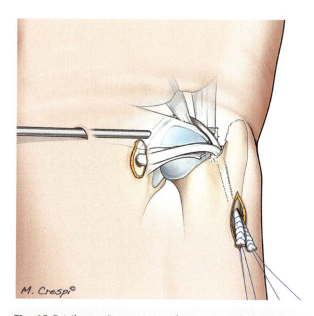

Fig. 13.5 A ilustração mostra as duas extremidades do tendão passando pelo túnel ósseo ulnar. As duas bandas do enxerto do tendão então reconstroem as porções palmar e dorsal do TFCC, e a entrada no túnel ósseo recria a inserção foveal.

passada no túnel ósseo pela ulna distal da mesma maneira (▶ Vídeo 13.7).

13.2.7 Passagem e Fixação do Enxerto

Ambas as extremidades do tendão são inseridas na articulação, e as extremidades da sutura são puxadas pelo túnel ósseo. É mais fácil passar ambas as extremidades do enxerto do tendão ao mesmo tempo. Algumas vezes, pode ser necessário passar uma extremidade por vez (▶ Fig. 13.5).

Com a inserção de ambas as extremidades do tendão do enxerto no túnel ósseo e a recuperação no aspecto medial da ulna, a tração é aplicada para estabilizar o tendão sob tensão. A tração axial aplicada ao punho é liberada, e o enxerto é fixado sob tensão, utilizando-se um parafuso de interferência (▶ Fig. 13.6). O tendão pode ser fixado à ulna distal, ou uma sutura simples é realizada entre as duas extremidades tendíneas. Essa técnica requer um enxerto longo do tendão (▶ Vídeo 13.8).

13.2.8 Fechamento e Cuidados Pós-Operatórios

Todas as incisões são suturadas com suturas interrompidas. No pós-operatório, uma tala axilopalmar é aplicada para prevenir a pronossupinação do antebraço e a flexão-extensão da articulação do punho por 6 semanas. A flexão-extensão do cotovelo pode ser realizada. Após remoção da tala, a fisioterapia é iniciada. O trabalho intenso e o levantamento de peso são proibidos por mais 6 semanas.

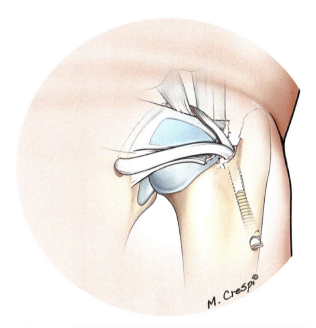

Fig. 13.6 A ilustração mostra a fixação das extremidades do tendão por um parafuso de interferência.

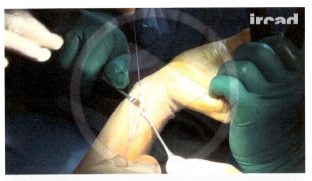

Vídeo 13.8 O vídeo mostra a fixação final do enxerto de tendão.

13.3 Conclusão

A reconstrução artroscópica do TFCC é o método de escolha para estabilizar a DRUJ em lesões crônicas do TFCC, quando o reparo não for mais possível e as alterações artríticas não forem manifestadas. Essa técnica é difícil e tem uma curva de aprendizagem ascendente. Com raras indicações, deve ser realizada por cirurgiões experientes em cirurgia artroscópica do punho. No entanto, quando bem-feita, essa técnica fornece boa estabilização da DRUJ, enquanto mantém boa mobilidade do punho em todas as direções.

Referências

[1] Mansat M, Mansat Ch, Martinez Ch. L'articulation radio-cubitale inférieure. pathologie traumatique. Le Poignet, ed Masson, Paris, 1983:187–195

[2] Adams BD, Berger RA. An anatomic reconstruction of the distal radioulnar ligaments for posttraumatic distal radioulnar joint instability. J Hand Surg Am. 2002; 27(2):243–251

14 Ressecção Artroscópica Distal da Ulna

14.1 Introdução

A síndrome do impacto ulnar é uma causa comum de dor, mas frequentemente desconhecida, que ocorre no lado ulnar do punho. Embora possa ser de natureza congênita (em razão da ulna longa), é muitas vezes secundária à fratura distal do rádio com diminuição axial, principalmente em idosos. Esse desvio proximal na epífise radial leva à aparência de uma "ulna longa", que se traduz em variância ulnar positiva (▶ Fig. 14.1a-c). A dor é frequentemente exacerbada durante o desvio radial forçado, que causa o deslizamento semilunar em direção à cabeça ulnar. As lesões resultantes aparecem em série ao longo do tempo: perfuração do disco radioulnar do ligamento no complexo da fibrocartilagem triangular (TFCC), impacto entre a ulna distal e a porção medial do semilunar proximal e, eventualmente, a instabilidade semilunopiramidal ou mesmo condromalácia da cabeça do hamato (▶ Fig. 14.2a, b, ▶ Vídeo 14.1). Vários tratamentos são possíveis, tais como encurtamento ulnar, osteotomia para reconstrução radial e ressecção da cabeça ulnar. A ressecção distal artroscópica da cabeça ulnar é uma técnica cirúrgica simples que elimina o impacto sem necessitar de imobilização do punho.

14.2 Técnica Cirúrgica

14.2.1 Preparo e Posicionamento do Paciente

O procedimento é realizado sob anestesia regional com o paciente em posição supina e abdução do braço a 90° em repouso na mesa de apoio da mão. Um torniquete é

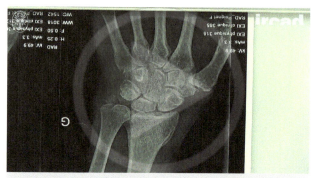

Vídeo 14.1 O vídeo mostra as lesões resultantes da síndrome do impacto ulnar.

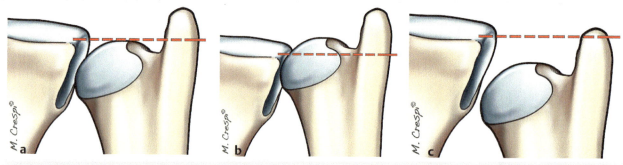

Fig. 14.1 (a) Ilustração da relação geralmente normal entre a cabeça da ulna e o rádio distal (variância ulnar neutra). **(b)** Ilustração de uma variância ulnar positiva, na qual a ulna é mais longa do que o rádio. **(c)** Ilustração de uma variância ulnar negativa, na qual a ulna é mais curta do que o rádio.

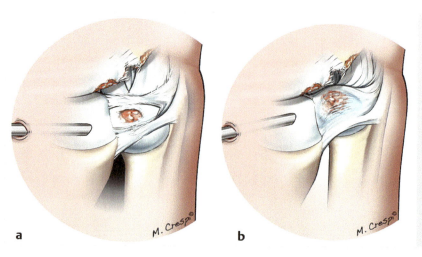

Fig. 14.2 (a) Ilustração das lesões mais comuns resultantes da síndrome do impacto ulnar: perfuração central do TFCC, condromalácia da cabeça ulnar, condromalácia do aspecto medial do semilunar, frequentemente, associadas à condromalácia do piramidal e instabilidade semilunopiramidal.
(b) Ilustração das mesmas lesões antes da perfuração do TFCC.

colocado na base do braço e fixado à mesa. O cotovelo é flexionado a 90°, e 5 a 7 kg (11-15,5 lbs.) de tração são aplicados utilizando o distrator.

14.2.2 Exploração e Sinovectomia da Articulação Radiocarpal

O artroscópio é introduzido pelo portal radiocarpal 3-4; o portal radiocarpal 6R é utilizado para passar os instrumentos. A primeira etapa exploratória sempre consiste em desbridamento da membrana sinovial inflamada com um *shaver*. Isso fornece boa exposição do ligamento no TFCC e assegura que nenhum remanescente da membrana sinovial seja interposto na frente do artroscópio ou interfira com a etapa de ressecção.

14.2.3 Preparo do Ligamento do TFCC

A segunda etapa consiste no desbridamento da parte central do ligamento no TFCC. O desbridamento extenso pode não ser necessário, se a porção central já estiver significativamente perfurada, tanto em virtude da natureza crônica do impacto quanto da natureza degenerativa da perfuração em um paciente idoso. Essa perfuração central, que geralmente está presente, é alargada utilizando-se pinça tipo "*basket*" e, em seguida, nivelada com um *shaver*, para fornecer exposição adequada da cartilagem da cabeça ulnar (▶ Fig. 14.3). Uma ponteira de radiofrequência também pode ser utilizada para tornar essa etapa mais fácil. Qualquer condromalácia da cabeça ulnar torna-se visível (▶ Vídeo 14.2).

14.2.4 Ressecção Distal da Ulna

A próxima etapa é a própria ressecção óssea. Utilizando uma lâmina óssea, a porção total visível da cabeça da ulna que sobressai acima do rádio é submetida à ressecção (▶ Fig. 14.4a, b). Observe-se que a cabeça da ulna não é completamente esférica, mas em forma oval. Como consequência, o assistente de cirurgia deve realizar a pronação e supinação do punho durante a ressecção. O cirurgião continua a ressecção com o surgimento de novas saliências (▶ Fig. 14.5a, b; ▶ Vídeo 14.3). Durante essa etapa de ressecção, é absolutamente essencial que a articulação radioulnar distal seja preservada (▶ Fig. 14.6a-c; ▶ Vídeo 14.4). No fim dessa etapa, a superfície articular é submetida a uma osteotomia oblíqua helicoidal. A fluoroscopia pode ser utilizada para verificar o resultado (▶ Fig. 14.7a, b).

14.2.5 Ressecção da Cabeça da Ulna quando o TFCC Está Intacto

Em casos raros, principalmente em pacientes jovens, o TFCC estará intacto. Uma abordagem subligamentar pode ser utilizada para evitar a perfuração do TFCC durante a exposição da cabeça da ulna. O artroscópio é colocado no portal radioulnar distal. O *shaver* é inserido pelo portal foveal direto. A ressecção é realizada como descrito anteriormente, com o assistente realizando a pronação e supinação do punho. Pode ser útil reverter o artroscópio e as posições das lâminas ósseas para realizar os últimos retoques na osteotomia (▶ Fig. 14.8a, b).

14.2.6 Fechamento e Cuidados Pós-Operatórios

No fim do procedimento, as pequenas incisões portais são mantidas abertas sob o curativo. A mobilização do punho pode começar imediatamente.

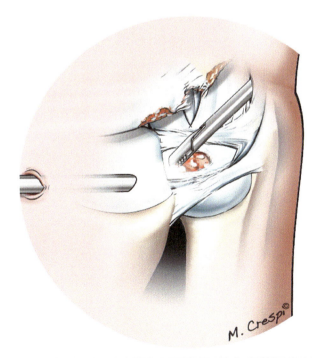

Fig. 14.3 Ilustração do desbridamento central do TFCC utilizando pinça tipo *basket*. Deve-se ter cuidado para não lesionar as estruturas periféricas, pois elas estabilizam o TFCC.

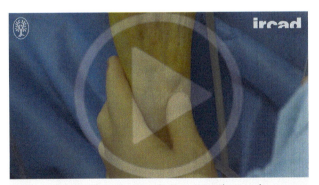

Vídeo 14.2 O vídeo mostra a lesão na cartilagem da cabeça ulnar através da perfuração central do TFCC.

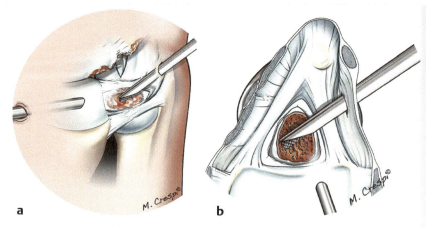

Fig. 14.4 (a) Ilustração da posição da lâmina óssea no portal 6R e ressecção inicial da cabeça da ulna pela porção central visível. **(b)** Diagrama da vista acima da mesma configuração visualizada em **(a)**.

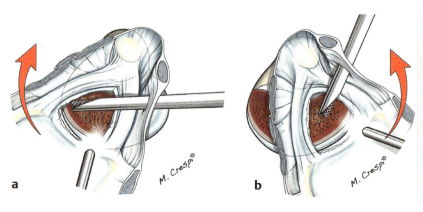

Fig. 14.5 (a) O diagrama da vista de cima mostra a ressecção contínua da cabeça ulnar durante a pronação do punho. **(b)** O diagrama mostra a ressecção contínua da cabeça ulnar durante a supinação do punho.

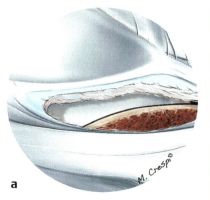
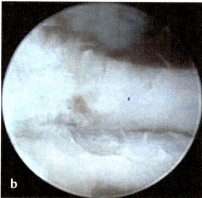

Fig. 14.6 (a) Ilustração da articulação radioulnar distal preservada após ressecção da cabeça ulnar. **(b)** Vista artroscópica da articulação radioulnar intacta após ressecção da cabeça ulnar.

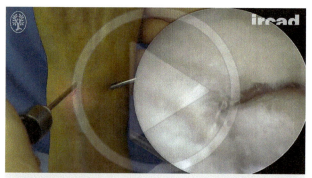

Vídeo 14.3 O vídeo mostra a ressecção da cabeça ulnar e a articulação radioulnar intacta após ressecção da cabeça ulnar.

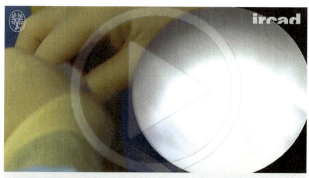

Vídeo 14.4 O vídeo mostra a cartilagem da cabeça ulnar articulando com a fossa sigmoide do rádio intacto.

Ressecção Artroscópica Distal da Ulna

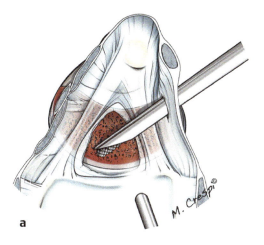
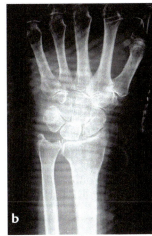

Fig. 14.7 (a) O diagrama da vista de cima mostra a aparência final da cabeça ulnar submetida à ressecção; sem nível; é bastante oblíqua e helicoidal. **(b)** Radiografia pós-operatória mostra o grau de ressecção ulnar e a remoção do impacto com preservação da articulação radioulnar distal total.

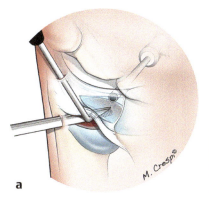
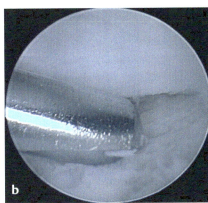

Fig. 14.8 (a) Ilustração da ressecção da cabeça ulnar quando o TFCC está intacto. O artroscópio é colocado no portal radioulnar distal e o *shaver* inserido pelo portal foveal direto, de modo que se encontra sob o TFCC. O *probe* (ou o gancho cutâneo), inserido pelo portal 6R, é utilizado para elevar o TFCC. **(b)** Vista artroscópica do *shaver* sob o TFCC.

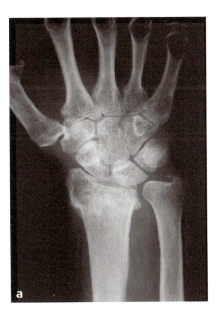
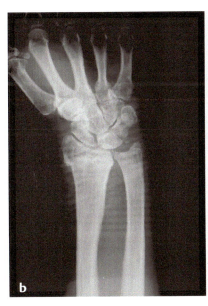

Fig. 14.9 (a) Radiografia da síndrome do impacto ulnar secundária à fratura do rádio. **(b)** Radiografia mostra o resultado após ressecção da cabeça ulnar; a articulação radioulnar distal está intacta.

14.3 Conclusão

A ressecção artroscópica da ulna distal é a técnica preferida atualmente para a síndrome do impacto ulnar nos casos em que a variância ulnar não exceda 4 mm. Os resultados são excelentes, enquanto a integridade da articulação radioulnar distal é preservada (▶ Fig. 14.9a, b). A recuperação pós-operatória é muito mais simples, visto que o paciente pode utilizar imediatamente o seu punho.

15 Ressecção Artroscópica da Cabeça do Hamato na Síndrome de HALT

Jan Ragnar Haugstvedt

15.1 Introdução

A instabilidade semilunopiramidal por artrite do hamato frequentemente é denominada "síndrome de HALT". Estudos anatômicos do carpo revelaram diferentes formas do semilunar na articulação mediocarpal; os semilunares são denominados tipo I e tipo II. Mais de 50% dos espécimes demonstraram ter uma faceta medial que articula com o hamato; esse tipo é denominado semilunar tipo II, enquanto os semilunares com apenas uma faceta são denominados tipo I (▶ Fig. 15.1a, b). A faceta medial observada no semilunar tipo II apresenta largura de 1 a 6 mm, e, em aproximadamente metade desses espécimes, as erosões na cartilagem são encontradas na parte distal do semilunar (▶ Fig. 15.2a-c). Isso não é observado normalmente no semilunar tipo I. A cinemática dos quatro cantos do punho é diferente entre os dois tipos de semilunar. Acredita-se que o impacto repetido entre o hamato e o semilunar, quando a mão apresenta desvio ulnar, seja o mecanismo de desenvolvimento da condromalácia no tipo II. Também foi demonstrada influência diversa de distintas formas e contribuições dos ligamentos piramidal-hamato e piramidal-capitato nos diferentes punhos. A transmissão da força longitudinal na variância ulnar positiva também poderia contribuir para a patologia; você observará alterações do complexo da fibrocartilagem triangular (TFCC) com erosões da cabeça ulnar juntamente com mudanças na parte proximal do semilunar e/ou do piramidal (▶ Fig. 15.3). A síndrome de HALT (▶ Fig. 15.4), frequentemente, é um diagnóstico indeterminado e poderia ser uma causa não identificável de dor na face ulnar do punho.

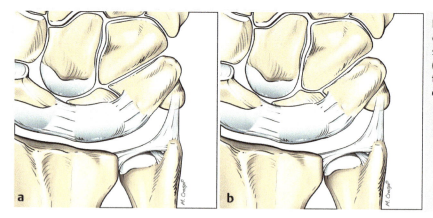

Fig. 15.1 No semilunar tipo I, observa-se uma faceta distal no semilunar articulando com o capitato **(a)**; enquanto, no semilunar tipo II, há também uma faceta medial articulando com o hamato **(b)**.

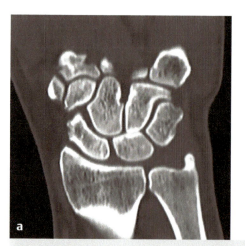 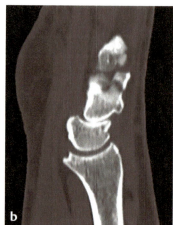 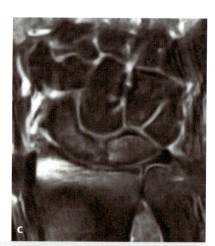

Fig. 15.2 (a-c) Em estudos anatômicos do semilunar, aproximadamente 50% dos espécimes são encontrados com erosões entre o semilunar e o hamato no semilunar tipo II. Essas alterações podem ser observadas em radiografias normais, assim como em imagens de MRI.

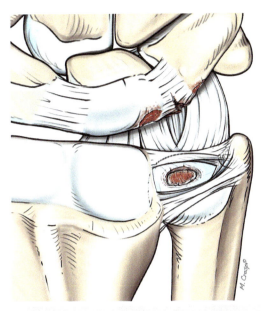

Fig. 15.3 Em um punho com variância ulnar positiva, o TFCC pode apresentar alterações degenerativas por contato com os ossos da fileira proximal do carpo, que, por sua vez, pode apresentar também lesões condrais.

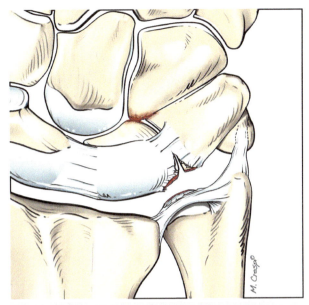

Fig. 15.4 Se uma pressão adicional é exercida sobre a articulação ulnocarpal, podem ocorrer alterações no intervalo LT e na articulação mediocarpal. Essas modificações, juntamente com a alteração na cinemática dos punhos com semilunar tipo II, podem levar a alterações na articulação mediocarpal, uma condição denominada HALT.

15.2 Técnica Cirúrgica

15.2.1 Preparo e Posicionamento do Paciente

A artroscopia pode ser realizada sob anestesia local ou regional; contudo, nós preferimos que o paciente seja submetido à anestesia geral utilizando um torniquete no braço. Após o preparo para a cirurgia, o braço é colocado em uma torre de tração. Nós definimos os portais 3-4 e 6R e examinamos a articulação radiocarpal antes de estabelecer os portais mediocarpal radial (MCR) e mediocarpal ulnar (MCU). Nós preferimos utilizar a artroscopia "seca"; porém, nós temos uma seringa com fluido e um *shaver* disponíveis para lavagem e limpeza da articulação sempre que necessário.

15.2.2 Exploração dos Ossos

Na articulação radiocarpal, nós examinamos o TFCC para avaliar sinais de síndrome do impacto ulnar. Isso poderia ser uma laceração central degenerativa ou sinais de lesão condral da cabeça ulnar (confirmados pela visualização da cabeça ulnar diretamente pela laceração do TFCC ou por uma artroscopia da articulação radioulnar distal), mas sempre com o artroscópio entrando também pelo portal 6R para se ter melhor visão das superfícies articulares proximais do semilunar e do triquetro, assim como do ligamento semilunopiramidal (LT). O diagnóstico é confirmado pela artroscopia mediocarpal. Ao passar o artroscópio em direção ao lado ulnar da articulação mediocarpal, nós vamos observar o tipo de semilunar (tipo I ou tipo II) e inspecionar as superfícies articulares distais do semilunar e do piramidal, assim como da superfície articular proximal do hamato. Na síndrome de HALT, as erosões da cartilagem (▶ Fig. 15.5) são facilmente observadas (▶ Vídeo 15.1). Se não existirem outras patologias que possam explicar a dor no lado ulnar do punho, o preparo para o tratamento será realizado.

15.2.3 Ressecção do Ápice do Hamato

Com o artroscópio no portal MCR, introduzimos um *shaver* no portal MCU. Iniciamos com a raspagem do tecido mole e da cartilagem antes de utilizar uma lâmina óssea para a ressecção do ápice proximal do hamato (▶ Vídeo 15.2). O objetivo é prevenir o contato entre o ápice proximal do hamato e o semilunar e o piramidal. Um fluoroscópio pode ser utilizado para controlar a ressecção; contudo, também poderia ser muito bem controlada com o uso do artroscópio (▶ Vídeo 15.3, ▶ Vídeo 15.4). Após a ressecção, nós limpamos a articulação. Uma radiografia verificará a ressecção (▶ Fig. 15.6).

15.2.4 Fechamento e Cuidados Pós-Operatórios

Finalizamos a cirurgia com o fechamento de pequenas incisões transversais com tiras. Utilizamos a anestesia local para o alívio da dor pós-operatória e, em seguida,

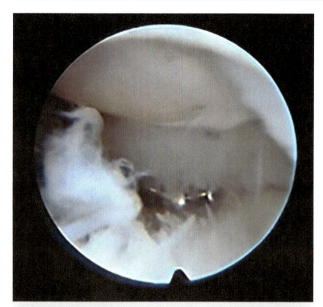

Fig. 15.5 Vista artroscópica da articulação mediocarpal, na qual são observadas alterações condrais em ambos os lados da articulação.

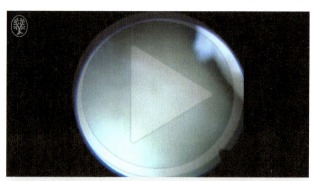

Vídeo 15.1 Exame da articulação mediocarpal. (Neste caso, a artroscopia úmida é utilizada.) O artroscópio está no portal MCR, entre o escafoide e o capitato, movendo-se em direção às articulações escafotrapeziotrapezoides (STT), antes de virar em direção à ulna para mostrar o intervalo SL, que está sendo testado. Em seguida, continua-se o exame em direção ao lado ulnar do punho, e um semilunar do tipo II é verificado. Observam-se alterações condrais do semilunar distal, assim como do piramidal. Durante a visualização na parte proximal da fileira distal, a cartilagem na parte proximal do hamato não é observada, enquanto a cartilagem do capitato está normal.

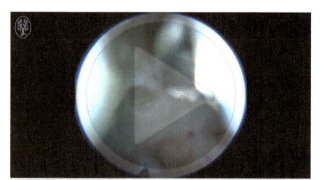

Vídeo 15.2 Ressecção do ápice proximal do hamato. A vista é realizada pelo artroscópio a partir do portal MCR, enquanto a lâmina óssea está entrando pelo portal MCU.

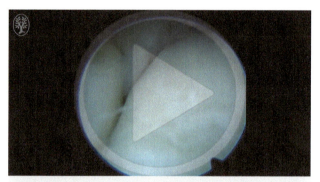

Vídeo 15.3 A ressecção foi realizada, e não há mais contato entre o ápice do hamato e os ossos da fileira proximal.

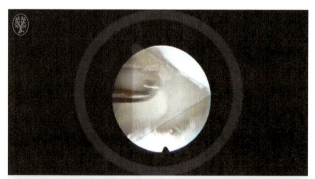

Vídeo 15.4 A ressecção do ápice do hamato como mostrada em um caso distinto.

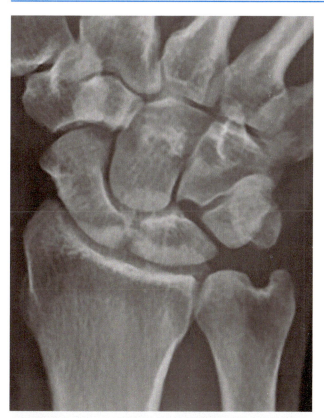

Fig. 15.6 Radiografia mostra a ressecção do hamato.

colocamos uma atadura estéril antes da adição de um curativo de baixa dureza. Geralmente, recomendamos repouso do punho por alguns dias antes do começo de exercícios e depois permitimos a atividade completa.

15.3 Conclusão

A síndrome de HALT frequentemente é indeterminada como causa de dor no lado ulnar do punho. Em um paciente com semilunar tipo II, as alterações são observadas no lado ulnar da articulação mediocarpal. As alterações articulares envolvendo a cartilagem e os ossos são raspadas/ressecadas, permitindo-se o movimento imediato dos pacientes. Nossa experiência é que este tratamento fornece melhor alívio da dor (se nenhuma outra patologia for observada na articulação).

16 Anatomia do Complexo Escafolunar

16.1 Introdução

A estabilidade da articulação escafolunar é assegurada não apenas pelo ligamento interósseo escafolunar (SLIL), mas também por um grupo de elementos intrínsecos e extrínsecos chamado complexo escafolunar. Uma boa compreensão desse complexo, com base em avanços técnicos e estudos anatômicos recentes, é essencial para proporcionar atendimento especializado e oportuno quando ele está lesionado e, assim, oferecer melhor chance de cura. Para conseguir isso, no entanto, devemos ter informações pertinentes sobre as várias estruturas envolvidas.

O objetivo deste capítulo é descrever com precisão a anatomia topográfica e artroscópica do complexo escafolunar e o uso de um probe para testar a integridade de suas várias estruturas.

16.2 Anatomia Aplicada e Biomecânica dos Ligamentos Carpais

Os ligamentos interósseos proximal e distal, juntamente com os ligamentos extrínsecos volares e dorsais, estão diretamente envolvidos na estabilidade do escafolunar.

Durante a flexão ou extensão do punho, ambas as fileiras de ossos do carpo se flexionam ou se estendem coletivamente, mas em graus diferentes. As linhas primárias de flexão e extensão (onde a articulação é mais móvel) cruzam-se no ligamento escafolunar. A compressão do carpo distal é maior no capitato. Conforme a pressão é transmitida para a linha proximal, ela tende a separar o escafoide do semilunar.

16.2.1 Ligamento Intrínseco: Ligamento Interósseo Escafolunar

O SLIL une o escafoide e o semilunar. Suas fibras são assimétricas. O ligamento consiste em três partes contínuas e macroscopicamente separadas, pelo menos antes da degeneração causada pela idade (▶ Vídeo 16.1).

- Dorsal: age como um ligamento dorsal entre o corno posterior do semilunar e o escafoide.
- Volar: mais fino, porém forte.
- Proximal (intermediário): pouca ou nenhuma vascularização, portanto não pode ser reparado (de forma semelhante à parte central do complexo triangular de fibrocartilagem [TFCC]); fibrocartilagem entre as superfícies articulares do escafoide e semilunar (▶ Fig. 16.1a, b).

A porção dorsal é a mais forte em virtude de sua natureza espessa e fibrosa. É considerada o principal estabilizador da articulação escafolunar.

16.2.2 Ligamentos Extrínsecos

Alguns dos ligamentos extrínsecos do punho fornecem uma estabilização adicional à articulação escafolunar:

- O ligamento intercarpal dorsal (DIC) parece ser o segundo estabilizador mais importante. A porção proximal do DIC também é chamada de ligamento escafopiramidal dorsal. Abrangendo o escafoide distal e o piramidal, combina-se com o ligamento radiocarpal

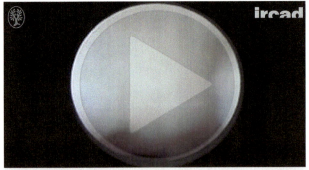

Vídeo 16.1 O vídeo mostra um ligamento escafolunar intacto em um paciente jovem. É difícil diferenciar o ligamento das superfícies articulares do semilunar e do escafoide, pois estas estão perfeitamente integradas; o ligamento escafolunar pode ser detectado apenas pela depressão entre os dois ossos.

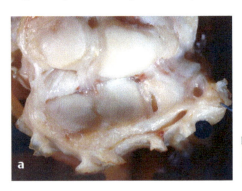 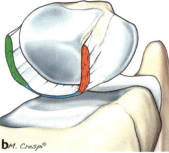

Fig. 16.1 (a) Estudo anatômico de um cadáver fresco mostrando a primeira fileira flexionada em 90° em direção ao rádio após terem sido removidos todos os ligamentos extrínsecos dorsais (Pagliei). O SLIL intrínseco está localizado entre o polo proximal do escafoide coberto por cartilagem (superior esquerdo) e o semilunar. **(b)** Ilustração das três porções do SLIL, em que vermelho é a parte dorsal espessa, azul é a porção proximal fina e não vascularizada (intermediária) e verde é a porção volar.

Anatomia do Complexo Escafolunar

dorsal (DRC) para formar o "V dorsal" descrito por Senwald e Segmüller. É único porque tem múltiplas inserções no semilunar e no escafoide (▶ Fig. 16.2).[1] Esse complexo ligamentar, que restringe a supinação intracarpal e a translação ulnar do carpo, tem um número particularmente elevado de terminações nervosas. Juntos, este "V dorsal" e a porção dorsal do SLIL formam um cruzamento genuíno de anexos dorsais do ligamento.[2] Embora seu comprimento resultante varie, ele está sempre sob tensão, quer o pulso esteja em flexão ou em extensão.[3]

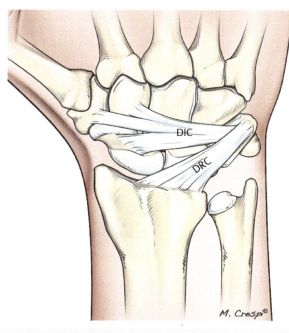

Fig. 16.2 Ilustração dos dois ligamentos dorsais extrínsecos: ligamento DIC e ligamento DRC. DIC, intercarpal dorsal; DRC, radiocarpal dorsal.

- Em um estudo recente com cadáveres, o autor mostrou que essa confluência escafolunar desempenha uma importante função estabilizadora; chamamos essa estrutura de "septo capsuloescafolunar dorsal" (DCSS).[2] Consiste de um espessamento da própria cápsula que conecta a cápsula dorsal com a porção dorsal do ligamento escafolunar (▶ Fig. 16.3a, b).
- O ligamento radioescafocapitato (RSC) volar abrange o rádio e o capitato (▶ Fig. 16.4a-c). Insere-se profundamente no lado anterior da cintura do escafoide (istmo). Ele restringe a pronação intracarpal e impede a translação dorsal do polo proximal. Compõe o ramo radial do "V palmar distal".[1]
- O ligamento escafotrapezoide (ST) estabiliza o lado radiovolar da articulação do ST. É extremamente forte e raramente rompe.

A estabilidade da articulação escafolunar é garantida por uma combinação de estruturas que compreendem um complexo ligamentar real. As extremidades periféricas dos tendões flexor e extensor radial e ulnar do carpo oferecem a estabilização adicional desse complexo ao redor do carpo.

16.3 Teste Artroscópico da Estabilidade Escafolunar – Novo Sistema De Classificação

16.3.1 Teste Artroscópico de Instabilidade Pré-Dinâmica

A instabilidade pré-dinâmica ou oculta é evidência de uma ruptura incompleta que pode ser detectada por artroscopia. O procedimento é realizado em ambulatório sob anestesia regional. O paciente fica deitado em decúbito dorsal. É aplicada uma tração para cima (5 a 7 kg ou 11 a 15,5 lbs.) no braço, e uma almofada de apoio é

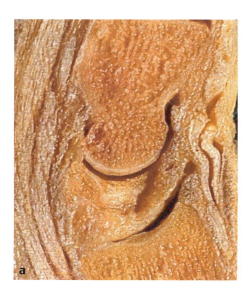
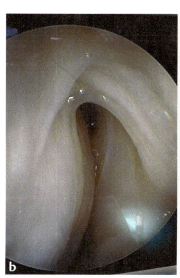

Fig. 16.3 (a) Seção do punho de cadáver que passa através do ligamento escafolunar perto do escafoide. No lado dorsal, o DCSS está claramente visível entre a cápsula dorsal e a poção dorsal do ligamento escafolunar.
(b) Incidência artroscópica de um DCSS intacto localizado entre a cápsula e a porção dorsal do ligamento escafolunar.

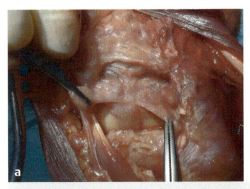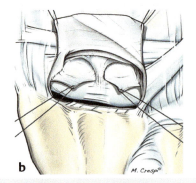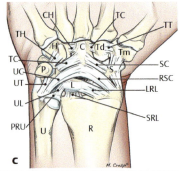

Fig. 16.4 (a) Dissecção de cadáver mostra o DCSS. **(b)** A ilustração mostra a estrutura ligamentar do DCSS composta de três arcos unindo a cápsula dorsal ao ligamento escafolunar dorsal. **(c)** Ilustração de todos os ligamentos volares extrínsecos. H, hamato; C, capitato; Td, trapezoide; Tm, trapézio; P, pisiforme; T, piramidal; L, semilunar; S, escafoide; U, ulna; R, rádio. RSC, ligamento radioescafocapitato; LRL, ligamento radiolunar longo; SRL, ligamento radiolunar curto; UL, ligamento ulnolunar; UT, ligamento ulnopiramidal; UC, ligamento ulnocapitato; TC, ligamento trapeziocapitato; SC, ligamento escafocapitato; PRU, parte volar do TFCC.

Quadro 16.1 Classificação artroscópica da EWAS para instabilidade escafolunar[7]

Estágio	Achados artroscópicos	Lesões associadas
Estágio I	O *probe* não pode entrar na articulação escafolunar (SL)	
Estágio II	A ponta do *probe* entra na articulação SL, sem espaço articular alargado	Parte proximal (membranosa) do SLIL
Estágio IIIA	Alargamento volar parcial do espaço articular SL no teste de instabilidade dinâmica da articulação MC	Porções volar e proximal do SLIL com ou sem lesão de RSC/LRL
Fase IIIB	Alargamento dorsal parcial do espaço articular SL no teste de instabilidade dinâmica da articulação MC	Porções dorsal e proximal do SLIL com ruptura completa de uma estrutura extrínseca (DIC ou RSC/LRL)
Estágio IIIC	Alargamento completo do espaço articular SL durante o teste de instabilidade dinâmica	Ruptura completa do SLIL (dorsal, proximal e volar) com ruptura completa de uma estrutura extrínseca (DIC ou RSC/LRL)
Estágio IV	Abertura espontânea do espaço articular SL que permite que o artroscópio se mova da articulação MC para a RC	Ruptura completa do SLIL (dorsal, proximal e volar) com ruptura completa de estruturas extrínsecas (DIC ou RSC/LRL)
Estágio V	Diástase SL visível em raios X (dinâmico ou estático)	Ruptura completa do SLIL, DIC, LRL, RSC e pelo menos um outro ligamento (TH, ST e DRC)

colocada contra o braço. Um artroscópio de 30° é usado para artroscopia radial ou mediocarpal. Um trocarte rombo é essencial para evitar danos à cartilagem. Ele é inserido nos portais, depois que forem localizados com agulhas. Os portais padrões radiocarpal (RC) (portais 3-4 e 6R) e ulnar (MCU) ou mediocarpal radial (MCR) normalmente são suficientes para avaliar a estabilidade da linha proximal. Um *probe* é uma ferramenta fundamental para o teste.

Geissler e Dautel[4,5] propuseram separadamente os sistemas de classificação para a instabilidade do escafolunar pré-dinâmica artroscópica com base no teste mediocarpal com um *probe*. Esse método foi modificado e aperfeiçoado por um grupo da European Wright Arthroscopy Society (EWAS) liderado por Messina.[6] O conceito básico baseia-se em determinar se a articulação escafolunar se abre espontaneamente ou pode ser aberta com um *probe*.

16.3.2 Classificação da EWAS para Instabilidade Escafolunar

▶ O Quadro 16.1 fornece o sistema de classificação da EWAS para instabilidade escafolunar. O estágio I corresponde a uma articulação escafolunar estável; o *probe* não pode ser inserido no espaço da articulação escafolunar (▶ Fig. 16.5). O estágio II corresponde a um espaço articular que abre apenas o suficiente para inserir o *probe*, mas não é possível girá-lo. O estágio III corresponde a uma abertura maior que o espaço articular, que pode ser ainda mais ampliado girando-se o *probe*, seja para o lado volar da articulação (IIIa) (▶ Fig. 16.6), seja para o lado dorsal (IIIb) (▶ Fig. 16.7), ou em sua totalidade (IIIc). No estágio IV, a articulação se abre espontaneamente, o que permite que o artroscópio seja movido da articulação mediocarpal para a articulação radiocarpal (▶ Fig. 16.8). O estágio V corresponde à diástase maior, visível em radiografias, com o escafoide na horizontal.[6]

Anatomia do Complexo Escafolunar

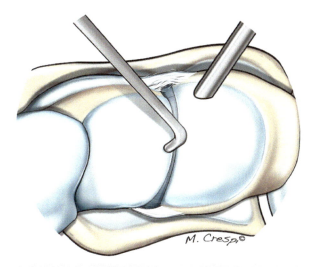

Fig. 16.5 Ilustração do estágio I da instabilidade escafolunar vista de cima. O artroscópio não pode ser inserido entre o escafoide e o semilunar.

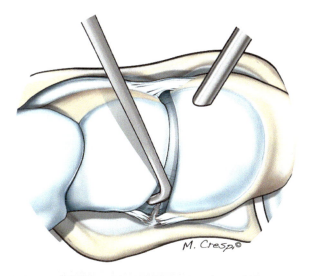

Fig. 16.6 Ilustração do estágio IIIa da instabilidade escafolunar vista anteriormente. O artroscópio pode ser inserido entre o escafoide e o semilunar, mas apenas no lado volar; essa é a evidência de uma ruptura isolada da porção volar do ligamento escafolunar.

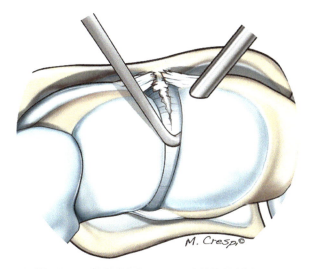

Fig. 16.7 Ilustração do estágio IIIb da instabilidade escafolunar vista de cima. O artroscópio pode ser inserido entre o escafoide e o semilunar no lado dorsal; essa é a evidência de uma ruptura isolada da porção dorsal do ligamento escafolunar.

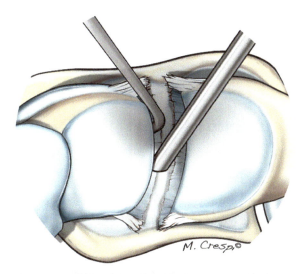

Fig. 16.8 Ilustração do estágio IV da instabilidade escafolunar vista de cima. Há espaço suficiente entre o escafoide e o semilunar para que o artroscópio passe facilmente entre os dois ossos.

Qualquer abertura da articulação escafolunar indica que há uma lesão do SLIL e que os ligamentos extrínsecos estão atuando como estabilizadores secundários da articulação escafolunar. Uma ruptura isolada no SLIL não resulta em instabilidade escafolunar, a menos que um ligamento extrínseco também esteja rompido.

16.4 Teste Artroscópico de Ligamentos Extrínsecos – Classificação das Lesões

16.4.1 Classificação de Lesão do Ligamento Extrínseco

O teste dos ligamentos extrínsecos é realizado sob as mesmas condições que o teste para a estabilidade escafolunar na articulação mediocarpal descrito anteriormente. As lesões são descobertas inspecionando-se visualmente a integridade das estruturas com o artroscópio para determinar quão firmes elas estão. Em alguns casos, a membrana sinovial terá de ser refletida ou ressecada.

Foram descritos quatro estágios de lesão:[7] no estágio 0, o ligamento está perfeitamente esticado com todas as fibras contínuas; no estágio 1, o ligamento está alongado e frouxo à palpação, com mais de 50% de continuidade das fibras; no estágio 2, o ligamento está alongado e frouxo, com degeneração parcial e menos de 50% de continuidade da fibra; no estágio 3, o ligamento está completamente rompido ou está ausente (▶ Quadro 16.2).

16.4.2 Método para Teste Artroscópico de Ligamentos Extrínsecos

A sequência de testes foi padronizada e aplica-se a todos os ligamentos dorsais e volares que podem ser acessados nas articulações radiocarpal e mediocarpal. Na maioria das vezes, o teste requer quatro portais padrões (3-4, 4-5, MCR e MCU) em razão do ângulo do artroscópio e da triangulação. Em casos raros, outros portais podem ser necessários: escafotrapeziotrapezoide (STT) para

Quadro 16.2 Classificação artroscópica de lesões do ligamento extrínseco

Estágio	Achados artroscópicos
Estágio E0	O ligamento está perfeitamente esticado com todas as fibras contínuas
Estágio E1	O ligamento está esticado e frouxo à palpação com mais de 50% de continuidade das fibras
Estágio E2	O ligamento está esticado e frouxo à palpação com menos de 50% de continuidade das fibras
Estágio E3	O ligamento está completamente rompido ou ausente

confirmar visualmente o teste DIC ou 6U para confirmar visualmente o teste DRC. O cirurgião deve ter um cuidado especial ao usar esses últimos portais em virtude da presença da artéria radial e do ramo sensitivo do nervo ulnar.

Ligamentos Extrínsecos Visíveis na Articulação Radiocarpal

Os seguintes ligamentos são palpados sequencialmente na articulação radiocarpal com o artroscópio no portal 3-4 e a sonda no portal 6R: RSC, radiolunar longo (LRL), radiolunar curto (SRL), ulnolunar (UL), ulnopiramidal (UT) e DRC (▶ Fig. 16.5). Os ligamentos RSC e LRL são facilmente palpados através do espaço entre os ligamentos. O SRL pode ser palpado no lado ulnar do ligamento de Testut ou radioescafolunar (RSL), mas, muitas vezes, está escondido pela sinóvia. O RSL não tem função mecânica. O ligamento UL é palpado imediatamente em frente à inserção radial do TFCC. O ligamento UT é palpado imediatamente em frente às inserções ulnar e palmar distal do TFCC. O DRC é palpado deslizando-se o *probe* na superfície proximal do piramidal e puxando a inserção dorsal do ligamento no osso piramidal.

O DCSS é avaliado colocando-se o artroscópio no portal 6R e a sonda no portal 3-4 (▶ Fig. 16.9). Com o artroscópio, a cápsula dorsal é acompanhada sobre o SLIL até que o DCSS seja localizado; este é uma estrutura ligamentar entre a cápsula dorsal e a porção dorsal do SLIL. Se o DCSS estiver intacto, o *probe* irá parar e permanecer na articulação radiocarpal (teste de pressão negativa) (▶ Fig. 16.10a, b, ▶ Vídeo 16.2). Se o DCSS estiver rompido, o *probe* romperá o espaço entre a cápsula dorsal e a porção dorsal do ligamento escafolunar e terminará na parte dorsal da articulação mediocarpal (teste de pressão positiva, ▶ Vídeo 16.3,▶ Vídeo 16.4, ▶ Vídeo 16.5).

Ligamentos Extrínsecos Visíveis na Articulação Mediocarpal

Com o artroscópio no portal MCU e a sonda no portal MCR, as articulações escafolunar e semilunopiramidal são avaliadas dentro da articulação mediocarpal. O artroscópio então é introduzido no portal MCR e o *probe* no MCU para testar sequencialmente o ligamento ST, a parte mediocarpal do RSC, o ligamento piramidal-capitato (TC) e, em seguida, o ligamento DIC.

O ST é palpado com o artroscópio no portal MCR e o *probe* no portal MCR ou STT. O *probe* cruza e passa sobre o artroscópio dentro da articulação. Ele desliza ao longo da superfície distal do escafoide e é empurrado profundamente no lado radial da articulação STT. Seguindo no lado do escafoide, o artroscópio pode avançar o suficiente para fornecer uma visão direta do ligamento, na maioria dos casos.

A porção mediocarpal do RSC está localizada na frente da articulação escafolunar e costuma estar coberta pela sinóvia. O UC é o maior ligamento no plano anterior da articulação carpal média. Está localizado em frente à articulação semilunopiramidal. Para palpar o DIC, o *probe* desliza da superfície volar para a dorsal na

Anatomia do Complexo Escafolunar

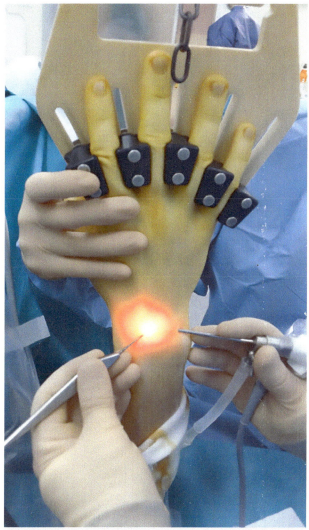

Fig. 16.9 Incidência intraoperatória do posicionamento do instrumento utilizado para o teste do DCSS. O artroscópio está no portal 6R e a sonda no portal 3-4.

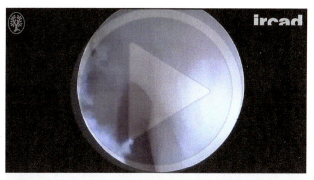

Vídeo 16.2 O vídeo mostra um teste de um DCSS intacto.

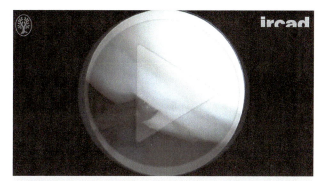

Vídeo 16.3 O vídeo mostra um teste de um DCSS rompido.

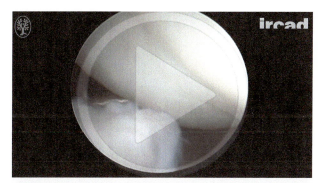

Vídeo 16.4 O vídeo mostra um teste de um DCSS rompido associado a uma ruptura completa da cápsula dorsal.

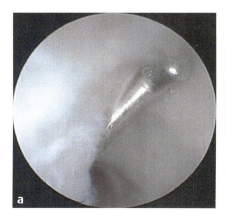
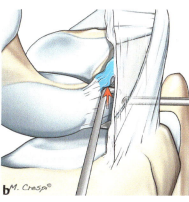

Fig. 16.10 (a) Incidência artroscópica durante o teste de DCSS intacto. O *probe* não pode ir além do DCSS. **(b)** Ilustração do teste DCSS com um *probe*. A *seta vermelha* estimula a pressão de proximal para distal no DCSS com o *probe*.

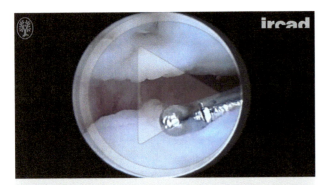

Vídeo 16.5 O vídeo mostra uma exploração artroscópica radiocarpal e mediocarpal de estágio completamente rompido do ligamento escafolunar (EWAS 4).

superfície distal do terço proximal do escafoide. Ao puxar o artroscópio quase para fora da articulação, a borda dorsal do escafoide pode ser visualizada diretamente. A sonda pode puxar o DIC nesse local e testar seus anexos escafoide e semilunar. No entanto, este último ligamento é o mais difícil de testar através dos portais mediocarpais padrões e pode exigir o uso do portal STT.

16.5 Conclusão

A estabilidade escafolunar é efetivamente garantida por um complexo que associa as porções dorsal e volar do SLIL, o ligamento DIC, o ligamento DRC, o ligamento RSC, o ligamento ST e o DCSS. A integridade desses vários estabilizadores é levada em consideração ao se determinar a classificação artroscópica da instabilidade escafolunar "pré-dinâmica".

O teste artroscópico de ligamentos extrínsecos complementa o diagnóstico de instabilidade escafolunar, especificando o período de tempo da lesão através de critérios bem definidos. A partir daí, a escolha dos métodos de reparação pode ser qualificada. Dada a informação apresentada, parece necessário diagnosticar cada lesão e tratar o maior número possível de estruturas estabilizadoras quando se trata de pacientes com instabilidade escafolunar não artrítica.

Referências

[1] Senwald G, Segmüller G. Base anatomique d'un nouveau concept de stabilité du carpe. Int Orthop. 1986; 10:25–30
[2] Overstraeten LV, Camus EJ, Wahegaonkar A, et al. Anatomical Description of the Dorsal Capsulo-Scapholunate Septum (DCSS)-Arthroscopic Staging of Scapholunate Instability after DCSS Sectioning. J Wrist Surg. 2013; 2(2):149–154
[3] Mitsuyasu H, Patterson RM, Shah MA, Buford WL, Iwamoto Y, Viegas SF. The role of the dorsal intercarpal ligament in dynamic and static scapholunate instability. J Hand Surg Am. 2004; 29(2):279–288
[4] Geissler WB. Arthroscopic management of scapholunate instability. Chir Main. 2006(25):187–196
[5] Dautel G, Merle M. [Dynamic arthroscopic tests for the diagnosis of scaphoid-lunar instabilities]. Ann Chir Main Memb Super. 1993; 12 (3):206–209
[6] Messina JC, Van Overstraeten L, Luchetti R, Fairplay T, Mathoulin CL. The EWAS Classification of Scapholunate Tears: An Anatomical Arthroscopic Study. JWrist Surg. 2013; 2(2):105–109
[7] Van Overstraeten L, Camus EJ. A systematic method of arthroscopic testing of extrinsic carpal ligaments: implication in carpal stability. Tech Hand Up Extrem Surg. 2013; 17(4):202–206

17 Reparação Capsuloligamentar Dorsal da Ruptura do Ligamento Escafolunar

17.1 Introdução

A ruptura do ligamento interósseo escafolunar (SLIL) é uma das lesões mais graves associadas a trauma do punho. Embora o reparo cirúrgico aberto possa ser realizado, ele não é indicado nos estágios iniciais em virtude da rigidez articular resultante.

A artroscopia do punho mudou completamente a forma como essas lesões são diagnosticadas e tratadas. A lesão pode ser avaliada em seu estágio inicial, antes que o ligamento esteja completamente rompido e o escafoide fique horizontal. A porção dorsal do ligamento escafolunar (SL) e sua fixação à cápsula dorsal através de um septo capsuloescafolunar dorsal (DCSS) são o segredo da estabilidade do SL. Esse complexo dorsal pode ser reparado artroscopicamente com sutura cápsula-ligamento, impedindo a rigidez tipicamente observada em procedimentos abertos.[1-3]

17.2 Técnica Cirúrgica

17.2.1 Preparo e Posicionamento do Paciente

O procedimento é realizado em âmbito ambulatorial sob anestesia regional. O paciente é colocado em posição de decúbito dorsal, com o braço apoiado em uma placa com um torniquete acoplado. A tração para cima de 5 a 7 kg (11 a 15,5 lbs.) é aplicada na mão.

17.2.2 Exploração Radiocarpal

O artroscópio e a bainha são inseridos através do portal radiocarpal 3-4 para visualizar o SLIL. No entanto, a porção dorsal do SLIL só pode ser vista com o artroscópio no portal 6R.

Uma lâmina é introduzida no portal 6R para limpar a articulação e realizar uma sinovectomia. A lâmina e o artroscópio são invertidos para terminar a sinovectomia, particularmente no recesso dorsal. Um *probe* é usado para avaliar a natureza da lesão do ligamento SL (Capítulo 16). O artroscópio pode ser usado para acompanhar a porção volar do SLIL até sua inserção dorsal. Normalmente, o SLIL é separado do escafoide. O coto do ligamento que está ligado ao semilunar pode ser facilmente levantado com o *probe*. A porção dorsal do SLIL e do DCSS é, então, avaliada no recesso dorsal. Na maioria das vezes, o ligamento está rompido, com os cotos do ligamento permanecendo presos ao escafoide e ao semilunar (▶ Fig. 17.1, ▶ Vídeo 17.1). Esta técnica só pode ser realizada nessas circunstâncias.

Um teste de pressão é realizado para avaliar o DCSS, que é uma estrutura anatômica localizada entre o ligamento intercarpal dorsal (DIC) e a porção dorsal do ligamento SL. O *probe* é colocado no recesso dorsal sob orientação do artroscópio, usando os efeitos de angulação e triangulação. Se o DCSS estiver intacto, ele estará completamente visível, e o *probe* não poderá ir mais longe. Se não estiver, o *probe* pode mover-se posteriormente para a articulação mediocarpal sem ser impedida pelo DCSS (teste de pressão positivo) (Capítulo 16).

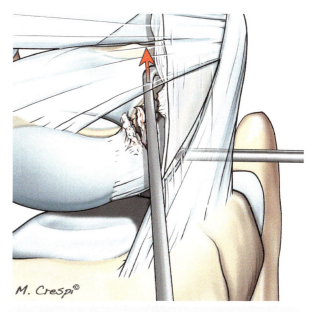

Fig. 17.1 Ilustração de um ligamento escafolunar rompido. O *probe* indica um teste de pressão positivo com o DCSS rompido. A reparação só pode ser realizada se os remanescentes do SLIL estiverem ligados ao semilunar e ao escafoide.

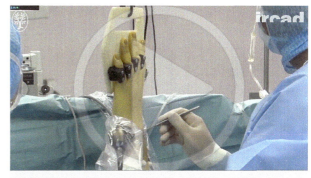

Vídeo 17.1 O vídeo mostra um ligamento escafolunar rompido com um teste de pressão positivo.

17.2.3 Exploração da Articulação Mediocarpal

O artroscópio e a bainha são introduzidos através do portal mediocarpal ulnar (MCU). A lâmina é introduzida através do portal mediocarpal radial (MCR) para realização de uma sinovectomia. Nos casos de instabilidade do segmento intercalar dorsal, haverá um degrau entre o escafoide e o semilunar. O *probe* é inserido entre o escafoide e o semilunar para se determinar o estágio de dissociação (Capítulo 16).

17.2.4 Realizando a Sutura Capsuloligamentar Dorsal

O artroscópio é introduzido no portal 6R para inspecionar a lacuna entre o semilunar e a cápsula dorsal. Uma sutura monofilamentar absorvível (3-0 ou 4-0, dependendo do tamanho do paciente) é passada através de uma agulha. Essa agulha é inserida através da pele pelo portal 3-4, depois deslocada ligeiramente no sentido distal de modo a atravessar a cápsula articular (▶ Fig. 17.2, ▶ Vídeo 17.2). A agulha entra na articulação através do artroscópio e, em seguida, é empurrada através do coto SLIL no lado do escafoide. A agulha é orientada dorsalmente ao volar e angulada proximal ao distal, permitindo a entrada na articulação mediocarpal (▶ Fig. 17.3).

Se o portal 3-4 não estiver exatamente sobrejacente ao SLIL, o assistente pode puxar a pele do lado medial do punho para deslocar o portal 3-4 e evitar uma abertura maior (▶ Fig. 17.4). Uma segunda agulha e sutura são inseridas paralelamente à primeira no coto SLIL preso ao semilunar (▶ Fig. 17.5a, b, ▶ Vídeo 17.3).

17.2.5 Amarrando o Primeiro Nó

O artroscópio retorna para o portal MCU. As duas agulhas estão localizadas no interior da articulação mediocarpal, depois de terem passado entre o escafoide e o semilunar (▶ Vídeo 17.4). Um hemostático é introduzido através do portal MCR para recuperar as duas suturas (▶ Fig. 17.6, ▶ Vídeo 17.5). As agulhas são removidas, e o hemostático é usado para externalizar as duas suturas. Um nó é dado entre as duas suturas (▶ Vídeo 17.6). A tração é aplicada a ambas as suturas através do portal 3-4 para se puxar o primeiro nó para a articulação mediocarpal e assentá-lo entre o escafoide e o semilunar (▶ Fig. 17.7, ▶ Vídeo 17.7). O nó é posicionado volarmente

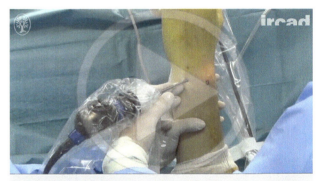

Vídeo 17.2 O vídeo mostra a primeira etapa da reparação capsuloligamentar dorsal.

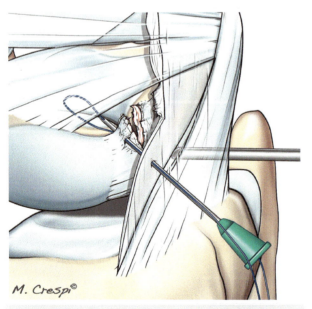

Fig. 17.2 Ilustração da reparação da sutura do ligamento SL na cápsula dorsal. Uma sutura é passada através de uma agulha. A agulha é inserida através da cápsula e depois através da porção dorsal do ligamento escafolunar que permanece preso ao escafoide.

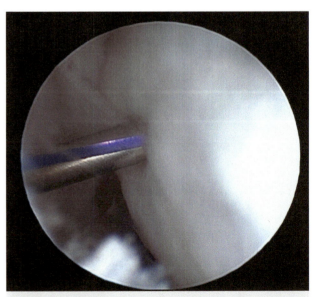

Fig. 17.3 Incidência artroscópica da agulha passando através da cápsula e da porção dorsal do SLIL. A agulha fica em um ângulo dorsal a volar e proximal a distal de modo que possa penetrar na articulação mediocarpal.

Reparação Capsuloligamentar Dorsal da Ruptura do Ligamento Escafolunar

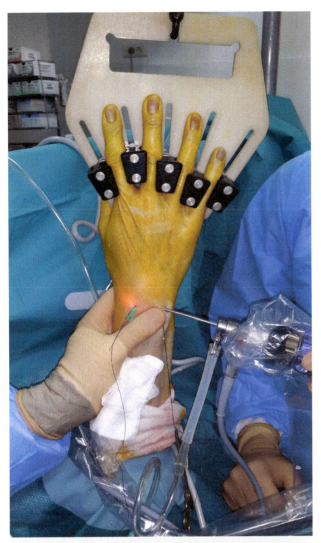

Fig. 17.4 Incidência intraoperatória de um truque técnico: ao puxar a pele no lado medial do punho, o portal 3-4 é desviado medialmente para que fique sobre a superfície do SLIL.

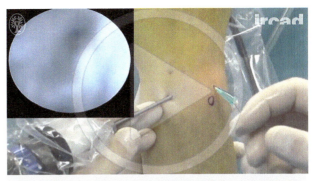

Vídeo 17.3 O vídeo mostra a incidência intraoperatória da posição e alinhamento das duas agulhas neste ponto do procedimento.

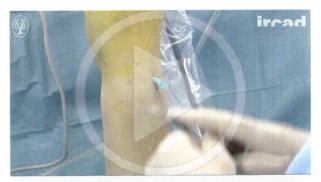

Vídeo 17.4 O vídeo mostra a incidência artroscópica das duas agulhas no interior da articulação mediocarpal, entre o escafoide e o semilunar.

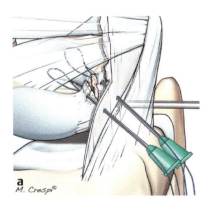
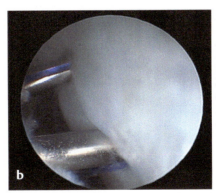

Fig. 17.5 (a) Ilustração da posição das duas agulhas que passam através da cápsula dorsal para os dois cotos da porção dorsal do SLIL. **(b)** Incidência artroscópica da posição das agulhas no interior da articulação.

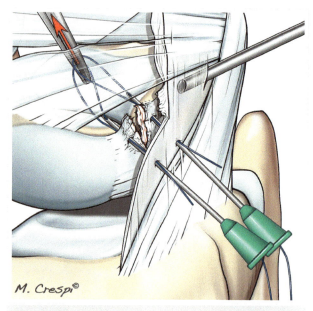

Fig. 17.6 Ilustração de recuperação de sutura usando um hemostático introduzido através do portal MCR.

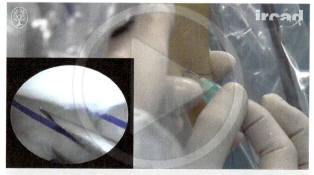

Vídeo 17.5 O vídeo mostra a incidência intraoperatória da posição do hemostático introduzida através do portal MCR para recuperar as duas suturas.

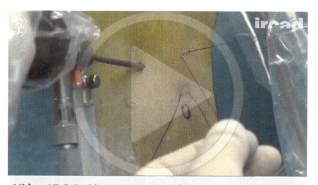

Vídeo 17.6 O vídeo mostra a incidência intraoperatória do nó sendo amarrado entre as duas suturas enquanto está fora do punho. As extremidades da sutura proximal emergiram do portal 3-4.

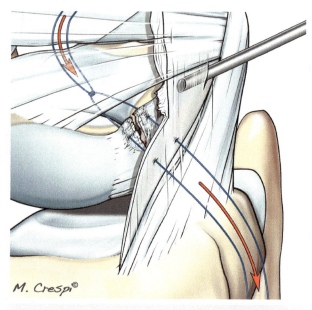

Fig. 17.7 Ilustração da tração aplicada nas extremidades da sutura proximal para trazer o nó de volta para a articulação.

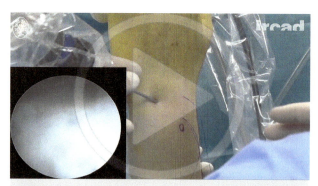

Vídeo 17.7 O vídeo mostra a incidência intraoperatória da tração nas extremidades da sutura proximal.

às porções dorsais restantes do SLIL. O grau de redução no vão do SL é determinado mantendo-se a tensão nas suturas e liberando levemente a tração do punho. Se a redução for satisfatória, o ligamento é suturado à cápsula dorsal. Se a redução for insuficiente, fios-K precisarão ser adicionados para estabilizar a articulação SL e, potencialmente, a articulação escafocapitato.

17.2.6 Fixação do Fio-K na Articulação do SL (Opcional)

A fixação por fio-K no SL é desafiadora em razão do tamanho pequeno desses ossos. Em alguns casos, uma grande dissociação deve ser reduzida. Um guia de trocarte rombo é inserido através do portal MCR e, em seguida,

Reparação Capsuloligamentar Dorsal da Ruptura do Ligamento Escafolunar

posicionado sob o capitato; a ponta romba se estenderá além da borda anterior do polo proximal do escafoide. O escafoide é reduzido ao semilunar com uma ação de alavanca, como quando se usa um pneu de ferro (▶ Fig. 17.8). A articulação do SL está fixa, mantendo essa posição. Quando o guia rombo é removido, o escafoide volta à sua posição inicial e puxa o semilunar de volta para cima. A fixação do escafocapitato também pode ser necessária em casos de dissociação substancial (▶ Fig. 17.9).

17.2.7 Amarrando o Segundo (Último) Nó

O artroscópio é recolocado no portal 6R antes de o último nó ser feito. Para garantir que a sutura dorsal capsuloligamentar esteja adequadamente posicionada, a cápsula dorsal deve ser pressionada com o polegar, mantendo as suturas tensas – isso duplicará a ação final do nó. Fechar a lacuna recria o DCSS. Um *probe* introduzido através do portal 3-4 não pode avançar mais distalmente. Depois que a mão é liberada e o punho é estendido, o último nó é amarrado subcutaneamente (▶ Fig. 17.10a, b, ▶ Vídeo 17.8).

17.2.8 Grande Ruptura no Ligamento SL com Instabilidade (EWAS 4)

Em alguns casos, a instabilidade é significativa (EWAS 4), e a simples sutura capsuloligamentar dorsal não é suficiente. Nesse caso, usamos um truque especial: pegamos uma parte grande da cápsula dorsal, proximal e dorsalmente, para contrair a cápsula e reduzir o espaço do SL. Proximalmente, as duas agulhas passam por dois pontos diferentes da cápsula, aproximadamente a 1 cm de distância. Às vezes, é necessário estender o portal radiocarpal 3-4 para proteger os tendões extensores. Distalmente, o portal mediocarpal radial também é estendido. Serão necessárias duas aberturas diferentes, com 1 cm entre elas, para passar a pinça mosquito (Fig. 17.11). O nó distal fica fora da cápsula dorsal. Com o nó final, a constrição da cápsula dorsal evita a necessidade de fios-K (▶ Fig. 17.12, ▶ Vídeo 17.9).

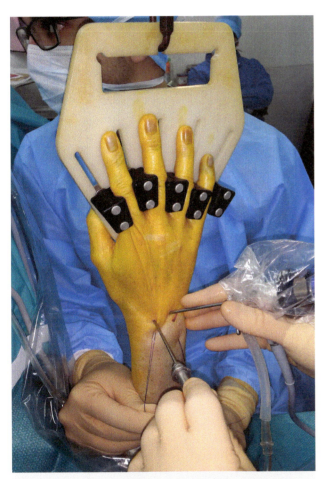

Fig. 17.8 Incidência intraoperatória da dissociação escafolunar significativa sendo reduzida com uma guia de trocarte rombo colocado entre o capitato e escafoide, e depois movido proximalmente usando um princípio de alavancagem de "pneu de ferro".

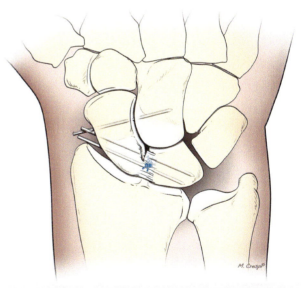

Fig. 17.9 Ilustração da etapa de fixação do fio-K; quando uma redução significativa é necessária, dois fios-K são inseridos através do escafoide e do semilunar e um através do escafoide e do capitato.

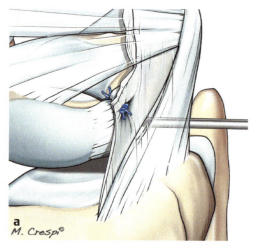
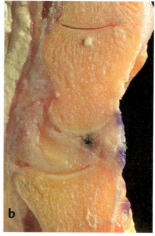

Fig. 17.10 (a) Ilustração da sutura entre o SL e a cápsula dorsal com um nó intra-articular localizado em frente à porção dorsal do SLIL e um nó dorsal subcutâneo extra-articular localizado atrás da cápsula dorsal.
(b) Secção através de um pulso de cadáver mostra a espessura do reparo após o ligamento e a cápsula dorsal terem sido suturados.

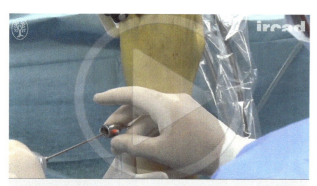

Vídeo 17.8 O vídeo mostra a etapa final do procedimento com o nó final entre o SL e a cápsula dorsal.

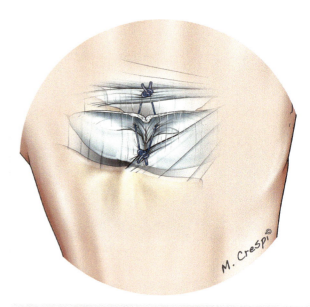

Fig. 17.12 Ilustração do nó final com uma constrição da cápsula dorsal ajudando a reduzir a dissociação do escafolunar.

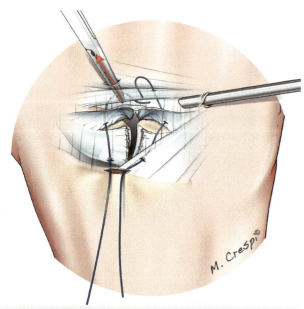

Fig. 17.11 Ilustração do truque especial em caso de dissociação escafolunar grande, abrangendo uma grande parte da cápsula dorsal, proximal e distalmente.

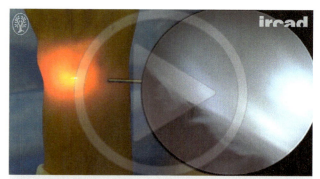

Vídeo 17.9 O vídeo mostra o truque especial em caso de grande dissociação escafolunar, captando uma grande parte da cápsula dorsal, proximal e distalmente, com a constrição da cápsula dorsal, ajudando a reduzir a dissociação do escafolunar.

17.2.9 Grande Descolamento do Ligamento SL sem Coto Ligamentar no Escafoide

Em outros casos, o descolamento do ligamento SL é muito grave, sem coto do ligamento SL no polo dorsal proximal do escafoide. Nesses casos, uma âncora é inserida na parte distal dorsal do polo proximal (▶ Fig. 17.13, ▶ Fig. 17.14). A sutura na âncora é usada como a primeira sutura para reparo capsuloligamentar dorsal. Outra sutura é adicionada, como na técnica clássica, e usada para capturar uma grande parte da cápsula dorsal para obter redução, como descrito anteriormente (▶ Fig. 17.15, ▶ Fig. 17.16, ▶ Vídeo 17.10). Em tais casos, os fios-K são tipicamente necessários para estabilizar a redução do SL (▶ Vídeo 17.11).

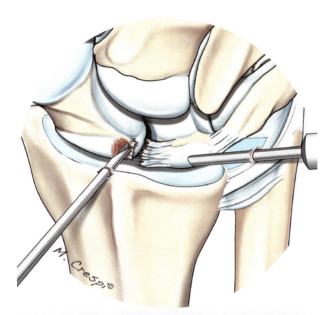

Fig. 17.13 Ilustração da limpeza da área de avulsão da fixação do ligamento escafolunar dorsal no polo dorsal proximal do escafoide.

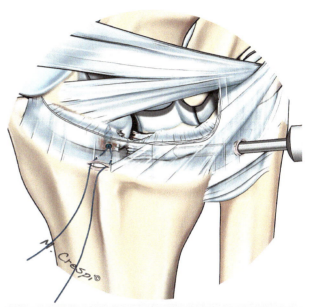

Fig. 17.14 Ilustração de inserção de uma âncora na parte distal dorsal do polo proximal do escafoide.

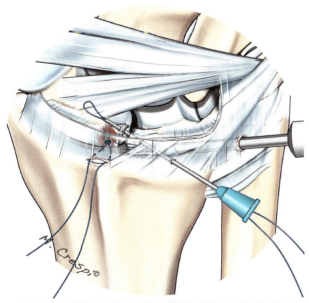

Fig. 17.15 A ilustração mostra a passagem da segunda sutura usada para capturar uma grande parte da cápsula dorsal.

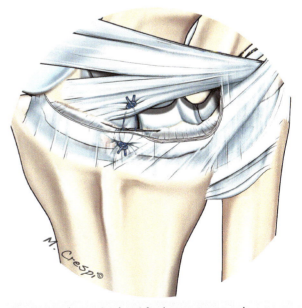

Fig. 17.16 Ilustração do nó final entre a sutura da âncora no escafoide e a segunda sutura através da parte remanescente do ligamento escafolunar fixado ao semilunar.

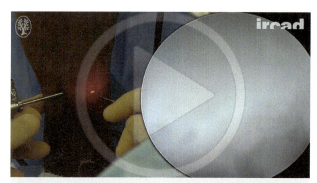

Vídeo 17.10 O vídeo mostra o uso de âncora no polo proximal do escafoide quando o ligamento escafolunar é separado do escafoide.

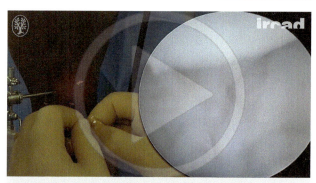

Vídeo 17.11 O vídeo mostra a fixação do espaço escafolunar no espaço escafolunar não suficientemente reduzido após o nó.

17.2.10 Cuidados Pós-Operatórios

As incisões dos portais não são fechadas. O punho é imobilizado em extensão (45-60°) com uma tala anterior durante seis semanas, somente no reparo da sutura, e durante oito semanas nos casos de fixação de fio-K associada. Os fios-K são removidos após oito semanas. A reabilitação começa imediatamente após o término do período de imobilização.

17.3 Conclusão

A reparação artroscópica do SLIL mudou drasticamente a forma como as lesões do SL são tratadas. Os reparos resultantes são excelentes. Este método evita a rigidez normalmente associada a procedimentos abertos. Os atletas são capazes de retomar aos níveis de desempenho pré-lesão. No entanto, seu uso é limitado aos casos em que o coto da porção dorsal do SLIL ainda está ligado ao escafoide. Artroscopia e avaliações clínicas abrangentes podem fornecer diagnóstico precoce de lesões do SL, levando ao tratamento precoce.

Referências

[1] Wahegaonkar AL, Mathoulin CL. Arthroscopic dorsal capsulo-ligamentous repair in the treatment of chronic scapho-lunate ligament tears. JWrist Surg. 2013; 2(2):141–148
[2] Mathoulin C. Treatment of dynamic scapholunate instability dissociation:Contribution of arthroscopy. Hand Surg Rehabil. 2016; 35(6):377–392
[3] Mathoulin CL. Indications, techniques, and outcomes of arthroscopic repair of scapholunate ligament and triangular fibrocartilage complex. J Hand Surg Eur Vol. 2017; 42(6):551–566

18 Reconstrução em Caixa Orientada por Artroscopia do Ligamento Escafolunar com Enxerto de Tendão

Pak Cheong Ho ▪ Siu Cheong Jeffrey Justin Koo

18.1 Introdução

A dissociação do escafolunar (SL) é a instabilidade carpal mais comum.[1] Várias técnicas cirúrgicas foram descritas para restaurar ou melhorar a estabilidade da articulação SL e retardar e prevenir a progressão para artrite. A maioria dos métodos fornece apenas reconstruções dorsal e uniplanar. Foram relatadas lacunas recorrentes ou persistentes, afrouxamento do tendão, dificuldade técnica, limitação de movimento e força de preensão e fratura dos orifícios de perfuração, ou através deles.[2-11]

Muitos estudos enfatizaram a importância dos ligamentos volares.[12-15] Mas Yi *et al.* usaram um tendão palmar longo (PL) para passar através de furos no plano anteroposterior do escafoide e do semilunar. A diástase SL foi efetivamente reduzida ao normal, e a pressão de contato escafoide e semilunar no rádio e a relação entre o escafolunar e o semilunar melhoraram significativamente após a reconstrução.[16] Zdero usou tendões bovinos passando por túneis ósseos duplos do escafoide e do semilunar em 19 punhos cadavéricos e não encontrou diferença na propriedade mecânica dos punhos normais.[17] É mais lógico e ideal restaurar tanto o componente dorsal quanto o volar do ligamento SL.

Dobyns usou uma porção do tendão para atravessar túneis ósseos anteroposteriores no polo proximal do escafoide e do semilunar para reconstruir a ligação SL. A estabilidade foi obtida por meio de uma alça firme no enxerto de tendão através do escafoide e do semilunar.[18] No entanto, a criação de orifícios em áreas pouco vascularizadas do osso de maneira aberta comprometeu gravemente o suprimento sanguíneo e resultou em fraturas e necrose avascular. Marcuzzi *et al.* reconstruíram ambas as partes palmar e dorsal do ligamento interósseo SL por meio de uma abordagem palmar e dorsal combinada em seis pacientes, produzindo resultados clínicos muito bons.[19]

Em 2002, os autores desenvolveram uma técnica assistida por artroscopia para reconstruir o ligamento SL dorsal e volar simultaneamente, usando um enxerto de tendão livre em uma estrutura em formato de caixa, sem violar o suprimento sanguíneo principal para o envelope do escafoide e do tecido mole (▶ Fig. 18.1).

A indicação é dissociação SL subaguda e crônica de seis semanas ou mais com diástase SL redutível e deformidade de instabilidade segmentar intercalada dorsal (DISI) confirmada artroscópica e radiologicamente.

18.2 Técnica Cirúrgica

18.2.1 Preparo e Posicionamento do Paciente

A cirurgia é realizada com anestesia geral ou bloqueio regional, com o paciente em decúbito dorsal e o braço operado em abdução de ombro de 90°, descansando na mesa de mão. A articulação do cotovelo é flexionada em 90° e a mão afetada é submetida a 10 até 13 libras de tração digital por meio de presilhas de dedo de plástico, usando uma Torre de Tração de Pulso (ConMed Linvatec Corp., Goleta, CA) esterilizável.

O torniquete não foi inicialmente inflado. A lidocaína a 2% com adrenalina a 1:200.000 foi injetada nos portais para reduzir o sangramento. A irrigação salina contínua da articulação foi realizada com uma bolsa de 3 L de solução salina normal instilada com gravidade.

18.2.2 Exploração da Articulação Radiocarpal e da Articulação Carpal Média

Um artroscópio de 1,9 mm ou 2,7 mm é usado. A artroscopia da articulação radiocarpal é realizada inicialmente pelos portais 3-4 e 4-5 com 6U como portal de saída, seguida pela artroscopia da articulação mediocarpal (MCJ)

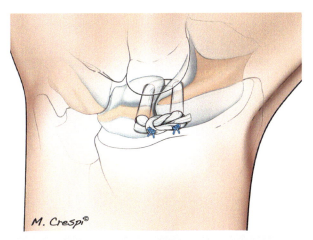

Fig. 18.1 Reconstrução simultânea dos ligamentos SL dorsal e palmar anatomicamente com o uso de enxerto de tendão em estrutura semelhante a uma caixa.

através dos portais mediocarpal radial (MCR) e mediocarpal ulnar (MCU).

A sinovectomia e a estiloidectomia radial são realizadas ao mesmo tempo, se necessário, com uma lâmina de 2 mm e uma broca de 2,9 mm. A fibrose intra-articular é ressecada com uma lâmina para melhorar o movimento do punho e facilitar a redução subsequente do mau alinhamento SL e da deformidade do DISI.

18.2.3 Preparação da Incisão Cirúrgica do Túnel Dorsal e Volar

O torniquete é, então, inflado. Uma incisão transversal de 2 cm é estendida de um portal pouco radial para o portal 3-4 em direção ao portal 4-5 (▶ Fig. 18.2a). O retináculo extensor é dividido ao longo de suas fibras oblíquas. O extensor dos dedos (EDC), o extensor radial curto do carpo (ECRB) e o extensor radial longo do carpo (ECRL) são identificados. O semilunar pode ser exposto retraindo o EDC ou passando pelo intervalo do tendão do EDC no sentido ulnar, enquanto a posição ideal do túnel do escafoide pode ser localizada entre o ECRB e o ECRL (▶ Fig. 18.2b).

Volarmente, uma incisão transversal é feita ao longo do sulco proximal do punho a partir da borda ulnar do PL até a borda ulnar do tendão do flexor radial do carpo (FCR) (▶ Fig. 18.3a, b). O enxerto sem PL é obtido com um removedor de tendão. A fáscia anterior do antebraço foi incisada. O ramo cutâneo palmar do nervo mediano precisa ser dissecado, isolado e salvaguardado. O intervalo entre o tendão FCR, os tendões flexores dos dedos e o nervo mediano é inserido para alcançar a cápsula articular volar do punho. Ambas as cápsulas da articulação do punho volar e dorsal são preservadas sem violação.

18.2.4 Correção de Deformidade do DISI e Estabilização da Posição do Escafoide e Semilunar

A deformidade do DISI precisa ser corrigida antes da perfuração do túnel ósseo.

A mão é examinada sob o fluoroscópio. O semilunar estendido pode ser corrigido pela flexão do punho e a posição semilunar pode ser mantida transfixando a articulação radiolunar (RL) com um fio de Kirschner de 1,6 mm (fio-K), que é inserido percutaneamente através do dorso do rádio distal. O pino RL deve ser direcionado para a metade ulnar do semilunar para evitar conflito com o túnel do osso semilunar (▶ Fig. 18.4a, b). A deformidade de flexão do escafoide e a restauração do ângulo SL normal são então obtidas pela extensão passiva do punho. Agora, o punho está pronto para a preparação do túnel ósseo.

18.2.5 Preparação do Túnel Ósseo Semilunar

O túnel ósseo semilunar é criado pela incisão do túnel dorsal. Com tendões EDC retraídos ulnarmente, a parte dorsal do semilunar pode ser visualizada. Um pino-guia de 1,1 mm é inserido no semilunar perpendicularmente ao longo eixo do semilunar, isto é, paralelo à linha que une a ponta dos lábios volar e dorsal do semilunar, com orientação fluoroscópica. O pino-guia deve estar a 2-3 mm de distância da margem óssea para evitar fraturas iatrogênicas e a perfuração-guia deve ser usada para proteger o tecido mole.

Com os tendões flexores e o nervo mediano, incluindo o ramo cutâneo palmar, todos cuidadosamente

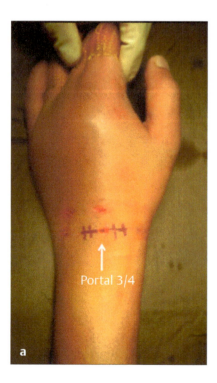
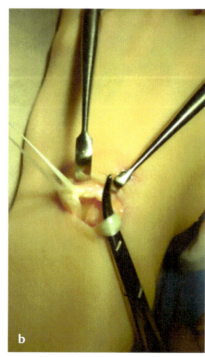

Fig. 18.2 (a) Por meio de uma incisão dorsal, **(b)** os tendões extensores são retraídos, expondo a cápsula dorsal do punho.

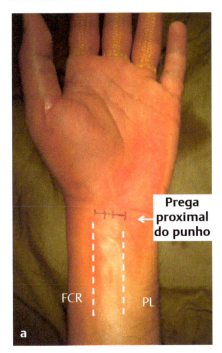
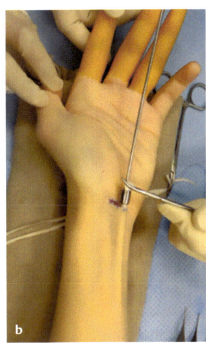

Fig. 18.3 (a) Por meio de uma incisão volar, **(b)** o enxerto PL pode ser obtido com o uso de um removedor de tendões. FCR, flexor radial do carpo; PL, palmar longo.

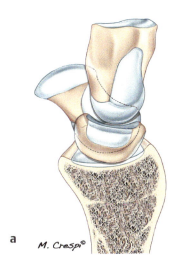
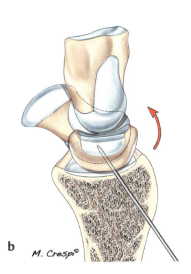

Fig. 18.4 (a) Ilustração mostrando a deformidade DISI do semilunar. **(b)** Ilustração mostrando a redução do semilunar pela manobra de Linscheid. A articulação radiolunar está transfixada com um fio-K de 1,6 mm com o semilunar em posição neutra.

retraídos ulnarmente, o pino-guia do túnel do semilunar perfura a cortical volar do semilunar e sai pela incisão volar (▶ Fig. 18.5).

18.2.6 Preparação do Túnel Ósseo Escafoide

Outro pino-guia foi inserido através da incisão do túnel dorsal, no escafoide, no intervalo entre os tendões ECRB e ECRL. Ele fornece força contrarrotacional ao escafoide para corrigir a deformidade de flexão quando a trajetória do pino-guia está levemente direcionada no sentido proximal e volar (▶ Fig. 18.6). Com o tendão FCR retraído radialmente, o pino-guia do escafoide sai através da incisão no túnel volar. Tome cuidado para manter o túnel do escafoide, pelo menos, 2-3 mm distante de todas as margens articulares do escafoide proximal. Tanto o túnel ósseo semilunar quanto o escafoide são posteriormente ampliados e perfurados usando brocas canuladas de 2,0 e 2,4 mm. Deve-se ter em mente que o túnel ósseo não deve ser muito grande, pois há risco de fratura iatrogênica ou necrose avascular, e nem tão pequeno, o que causará emperramento do enxerto de tendão dentro do túnel, causando avulsão do enxerto quando se puxar forçosamente o enxerto de tendão através do túnel.

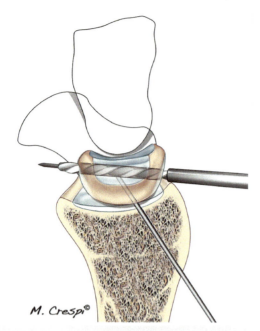

Fig. 18.5 Ilustração mostrando outro fio-K posicionado para preparar o túnel semilunar com uma broca canulada em direção dorsal para volar.

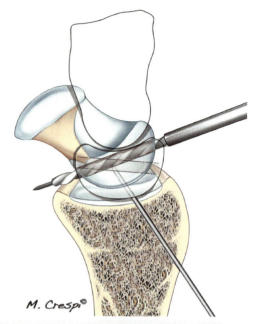

Fig. 18.6 Ilustração mostrando a preparação do túnel escafoide com uma broca canulada e um fio-K inseridos através da cápsula dorsal na direção dorso-distal para volar-proximal.

18.2.7 Passagem do Enxerto de Tendão PL através do Túnel Ósseo Escafoide e Semilunar

O enxerto de tendão PL livre é colocado através dos túneis ósseos com uma pinça artroscópica de 2 mm. Com a pinça passando no lado dorsal dos aspectos volares do escafoide e do semilunar, as duas extremidades do enxerto de tendão são agarradas e passadas do lado volar do escafoide e do semilunar para o dorsal (▶ Fig. 18.7a-d). O enxerto de tendão é passado para fora da cápsula para atravessar o intervalo SL, de modo que a reconstrução também ajuda a apertar a cápsula e os ligamentos extrínsecos, que conferem estabilidade adicional à articulação SL (▶ Fig. 18.8b, c).

18.2.8 Avaliação por meio de Artroscopia da Articulação Mediocárpica e Redução do Intervalo Escafolunar com Enxerto de Tendão PL

O MCJ foi então inspecionado pelo portal MCR ou MCU. Qualquer tecido interposto no intervalo SL que bloqueia a redução é excisado artroscopicamente. O pino RL é então retirado do semilunar para que o semilunar se torne móvel. Com tração manual das duas extremidades do enxerto de tendão, qualquer folga ou desalinhamento no SL é corrigido. A redução é facilitada pelo uso de uma pinça grande de redução óssea entre o escafoide e o piramidal. O enxerto de tendão é tensionado ao máximo e amarrado como cadarço de sapato sobre a cápsula dorsal e fixado com fios de sutura 2-0 trançados e não absorvíveis (▶ Fig. 18.8). A estabilidade SL é confirmada artroscópica e fluoroscopicamente. O enxerto de tendão é então amarrado mais uma vez e suturado. Dois fios-K, que são cortados curtos e enterrados sob a pele, são inseridos através de uma pequena incisão na região da tabaqueira anatômica para transfixar a articulação do escafocapitato (SC) para proteger o ligamento reconstruído durante o processo de cicatrização. Âncoras de sutura adicionais podem ser colocadas nos túneis ósseos dorsais para o escafoide e o semilunar para fixação adicional do enxerto. O pino RL é então avançado para manter a redução do semilunar, se necessário. O nó do tendão é, assim, suturado à cápsula articular dorsal adjacente e o retináculo dos extensores é reparado (▶ Fig. 18.9, ▶ Vídeo 18.1).

18.3 Fechamento e Cuidados Pós-Operatórios

A incisão cirúrgica é fechada com suturas absorvíveis. Um curativo volumoso e uma placa de gesso escafoide são aplicados com o punho em uma posição neutra e o polegar em abdução palmar neutra.

Reconstrução em Caixa Orientada por Artroscopia do Ligamento Escafolunar com Enxerto de Tendão

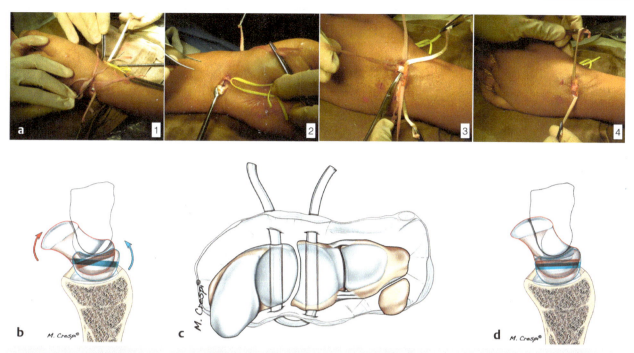

Fig. 18.7 (a) Incidência cirúrgica do enxerto de tendão PL, aplicado através da cápsula do punho e dos túneis ósseos, para reduzir os dois ossos formando uma caixa. **(b)** Ilustração mostrando a posição dos túneis antes da passagem do enxerto de tendão e antes da redução. **(c)** Ilustração mostrando a passagem do enxerto de tendão a partir do escafoide, volarmente para a cápsula volar e através do semilunar, antes da sutura final. **(d)** Ilustração mostrando a redução de ambos os túneis, após tensionar o enxerto PL.

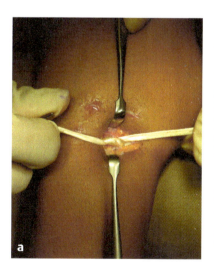
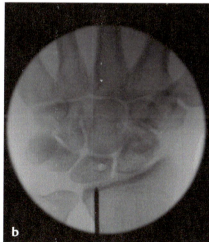

Fig. 18.8 (a) O enxerto de tendão é amarrado e suturado com tensão máxima na superfície dorsal da articulação SL extracapsularmente como um cadarço de sapato. **(b)** Observe a redução do intervalo SL na radiografia.

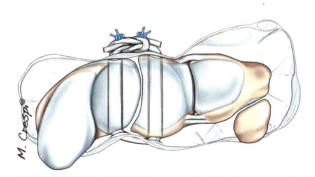

Fig. 18.9 Ilustração mostrando a sutura final dorsal dorsalmente à cápsula dorsal.

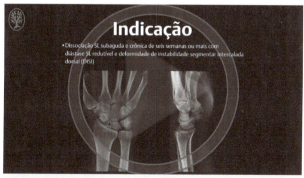

Vídeo 18.1 Vídeo resumindo as diferentes etapas da cirurgia completa.

O pulso é imobilizado em uma atadura de gesso curta polegar-braço durante seis semanas. O pino RL é removido no início da terceira semana. O gesso é então substituído por uma atadura com tala de polegar durante mais duas semanas, momento em que a mobilização suave do pulso é permitida sem a tala. Os pinos SC são removidos no início da nona semana. A tala é usada durante a noite por mais 4-6 semanas. Exercícios graduais de amplitude de movimento do punho, com supervisão de fisioterapia, são iniciados após a remoção do pino. Exercícios de fortalecimento gradual são iniciados 13 semanas após a cirurgia.

18.4 Conclusão

Em nossa série de 17 pacientes com instabilidade crônica SL, houve três casos de instabilidade grau 3 de Geissler e 14 casos de instabilidade grau 4 de Geissler. O intervalo médio pré-operatório SL foi de 4,9 mm (variação de 3-9 mm). A deformidade do DISI estava presente em 13 pacientes. Seis pacientes tiveram alteração de punho SLAC 1, radiologicamente. Procedimentos concomitantes foram realizados em quatro pacientes.

O acompanhamento médio foi de 48,3 meses (variação de 11-132 meses). Treze retornaram ao seu nível de trabalho pré-lesão. Onze pacientes não apresentaram dor no punho e seis apresentaram alguma dor com esforço máximo ou com movimento extremo. O alcance médio da extensão melhorou em 13%, a amplitude de flexão em 16%, o desvio radial em 13% e o desvio ulnar em 27%. A força de preensão média foi de 32,8 kg (120% do *status* pré-operatório, 84% do lado contralateral). O intervalo médio SL após a reconstrução foi de 2,9 mm (variação de 1,6 a 5,5 mm). A recorrência de uma deformidade do DISI foi observada em quatro pacientes, mas permanece assintomática. A alteração isquêmica do escafoide proximal foi observada em um caso sem sintomas ou progressão. Não houve grandes complicações. Todos os pacientes ficaram satisfeitos com o procedimento e o resultado.

Referências

[1] Daniels JM, II, Zook EG, Lynch JM. Hand and wrist injuries: Part I. Nonemergent evaluation. Am Fam Physician. 2004; 69(8):1941–1948

[2] Moran SL, Ford KS, Wulf CA, Cooney WP. Outcomes of dorsal capsulodesis and tenodesis for treatment of scapholunate instability. J Hand Surg Am. 2006; 31(9):1438–1446

[3] Linscheid RL, Dobyns JH. Treatment of scapholunate dissociation. Rotatory subluxation of the scaphoid. Hand Clin. 1992; 8(4):645–652

[4] Almquist EE, Bach AW, Sack JT, Fuhs SE, Newman DM. Four-bone ligament reconstruction for treatment of chronic complete scapholunate separation. J Hand Surg Am. 1991; 16(2):322–327

[5] Brunelli GA, Brunelli GR. A new technique to correct carpal instability with scaphoid rotary subluxation: a preliminary report. J Hand Surg Am. 1995; 20(3 Pt 2):S82–S85

[6] Van Den Abbeele KL, Loh YC, Stanley JK, Trail IA. Early results of a modified Brunelli procedure for scapholunate instability. J Hand Surg [Br]. 1998; 23(2):258–261

[7] Talwalkar SC, Edwards ATJ, Hayton MJ, Stilwell JH, Trail IA, Stanley JK. Results of tri-ligament tenodesis: a modified Brunelli procedure in the management of scapholunate instability. J Hand Surg [Br]. 2006; 31(1):110–117

[8] Chabas JF, Gay A, Valenti D, Guinard D, Legre R. Results of the modified Brunelli tenodesis for treatment of scapholunate instability: a retrospective study of 19 patients. J Hand Surg Am. 2008; 33(9): 1469–1477

[9] Garcia-Elias M, Lluch AL, Stanley JK. Three-ligament tenodesis for the treatment of scapholunate dissociation: indications and surgical technique. J Hand Surg Am. 2006; 31(1):125–134

[10] Glickel SZ, Millender LH. Ligamentous reconstruction for chronic intercarpal instability. J Hand Surg Am. 1984; 9(4):514–527

[11] Taleisnik J. Wrist anatomy function and injury. American Academy of Orthopaedic Surgeons Instructional Course Lectures. Vol. 27. St Louis: Mosby; 1978:61–87

[12] Mayfield JK. Patterns of injury to carpal ligaments. A spectrum. Clin Orthop Relat Res. 1984(187):36–42

[13] Meade TD, Schneider LH, Cherry K. Radiographic analysis of selective ligament sectioning at the carpal scaphoid: a cadaver study. J Hand Surg Am. 1990; 15(6):855–862

[14] Dunn MJ, Johnson C. Static scapholunate dissociation: a new reconstruction technique using a volar and dorsal approach in a cadaver model. J Hand Surg Am. 2001; 26(4):749–754

[15] Short WH, Werner FW, Sutton LG. Dynamic biomechanical evaluation of the dorsal intercarpal ligament repair for scapholunate instability. J Hand Surg Am. 2009; 34(4):652–659

[16] Yi IS, Firoozbakhsh K, Racca J, Umeda Y, Moneim M. Treatment of scapholunate dissociation with palmaris longus tendon graft: a biomechanical study. Univ Pa Orthop J. 2000; 13:53–59

[17] Zdero R, Olsen M, Elfatori S, et al. Linear and torsional mechanical characteristics of intact and reconstructed scapholunate ligaments. J Biomech Eng. 2009; 131(4):041009

[18] Dobyns JH, Linscheid RL, Chao EYS,Weber ER, Swanson GE. Traumatic instability of the wrist In Instructional Course Lectures, The American Academy of Orthopaedic Surgeons. Vol. 24. St. Louis: C. V. Mosby; 1975: 182–199

[19] Marcuzzi A, Leti Acciaro A, Caserta G, Landi A. Ligamentous reconstruction of scapholunate dislocation through a double dorsal and palmar approach. J Hand Surg [Br]. 2006; 31(4):445–44

19 Reconstrução do Ligamento LT Assistida por Artroscopia

Jan Ragnar Haugstvedt, István Zoltán Rigó

19.1 Introdução

As lesões do ligamento semilunar-piramidal (LT) são menos comuns do que as lesões do ligamento escafolunar (SL). A lesão do ligamento LT é frequentemente parte de uma dissociação perilunar e a lesão provavelmente passa despercebida e é negligenciada. Em uma lesão aguda, o diagnóstico deve ser verificado por via artroscópica e o tratamento é a redução de qualquer deslocamento seguido por fixação (fio de Kirschner [fio-K]) dos ossos e imobilização em um gesso durante, pelo menos, seis semanas. Lesões tardiamente diagnosticadas são mais difíceis de tratar. O paciente sofrerá de dor no punho do lado ulnar, o teste do intervalo LT revela dor e, mais uma vez, um exame artroscópico confirmará o diagnóstico de instabilidade sobre a articulação LT. As opções de tratamento são reparo ligamentar, reconstrução ligamentar ou artrodese da articulação LT.[1]

Para o tratamento tardio, tem sido demonstrado que a artrodese tem mais procedimentos e complicações secundárias do que a reconstrução do ligamento.[2] Temos realizado reconstrução do ligamento aberto há muitos anos; no entanto, para este procedimento, precisamos de uma exposição aberta com o potencial de danificar ligamentos, nervos e, portanto, propriocepção. Consequentemente, desenvolvemos uma técnica assistida por artroscopia para este procedimento.

19.2 Técnica Cirúrgica

19.2.1 Preparo e Posicionamento do Paciente

Geralmente realizamos a artroscopia de punho com o paciente em anestesia geral, o braço é preparado e colocado em uma torre de tração, e usamos um torniquete. Estabelecemos os portais 3-4, 6R assim como mediocarpal radial (MCR) e mediocarpal ulnar (MCU), utilizando a técnica de artroscopia "seca". Teremos uma lâmina disponível para lavar e limpar a articulação sempre que necessário.

19.2.2 Exploração do Ligamento e do Osso

Confirmamos o diagnóstico de ruptura e instabilidade do ligamento LT a partir das articulações radiocarpal (RC) bem como da mediocarpal (MC) (▶ Fig. 19.1, ▶ Vídeo 19.1 e ▶ Vídeo 19.2). Também estabelecemos o portal 1-2 para o artroscópio ter uma visão do intervalo SL (igualmente pode ser visto do portal 6R). Tendo confirmado que o osso, a cartilagem e os outros ligamentos estão bem, podemos decidir continuar com o procedimento planejado.

19.2.3 Preparação da Tira de Tendão e dos Ossos

Realizamos uma incisão longitudinal na pele sobre a parte distal do tendão do extensor ulnar do carpo (ECU), identificando o tendão, e evitamos o cruzamento dos nervos. Identificamos o tendão proximal do punho onde fazemos uma ou duas pequenas incisões transversais na pele; procure um comprimento de 14-16 cm para a

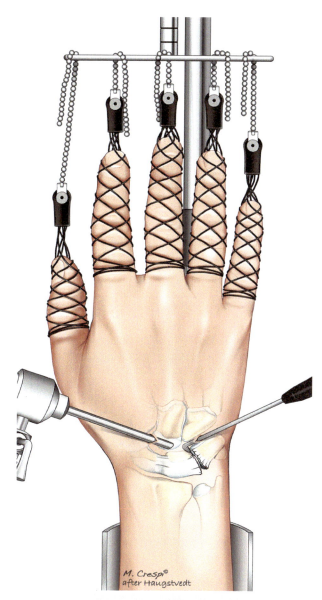

Fig. 19.1 Com o braço na torre de tração, testamos o intervalo LT através dos portais MC.

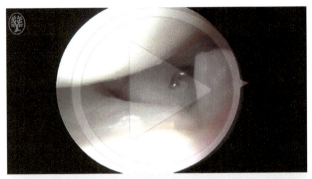

Vídeo 19.1 Ao usar um *probe* no piramidal, um movimento é visto sobre o intervalo LT.

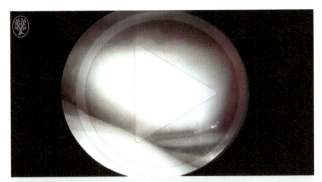

Vídeo 19.2 O *probe* está no intervalo LT, e uma instabilidade nos ligamentos LT é confirmada.

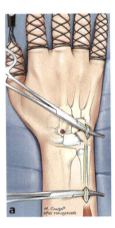
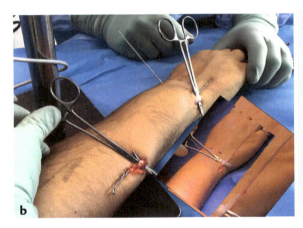

Fig. 19.2 (a, b) Preparação de parte do tendão ECU é realizada através de duas pequenas incisões na pele.

tira de tendão (▶ Fig. 19.2a, b), e, usando um dispositivo caseiro pré-preparado com um fio de cerclagem, nós o inserimos através da bainha do tendão ECU a partir de uma direção distal e em uma direção proximal para remover a tira de tendão. Usamos um tamanho de tendão que corresponde ao orifício de perfuração (geralmente 3 mm), cortamos a parte do tendão que será usada e puxamos a tira de tendão na direção distal para a incisão em torno da inserção do tendão do ECU, onde a tira de tendão é preparada.

Através do portal 3-4, fazemos um furo no semilunar (▶ Fig. 19.3). Vemos o ponto de entrada do fio-K a partir do portal 1-2 (ou a partir do portal 6R), usando um fluoroscópio em uma posição horizontal de modo que possamos identificar a direção correta do fio-K, que deve ser em direção ao pisiforme. Assim, o fio-K deve passar a partir de uma posição dorsal radial em uma direção palmar e ulnar através do semilunar. Depois de perfurar o fio-K através do semilunar, verificamos a posição usando um fluoroscópio (▶ Fig. 19.4), corrigimos a posição inserindo outro fio-K, se necessário, e então usamos uma broca canulada de 2,8 mm (ou uma broca de 3,0 mm, se o paciente for do sexo masculino) para fazer um buraco ósseo através do semilunar (▶ Fig. 19.5, ▶ Vídeo 19.3 e ▶ Vídeo 19.4).

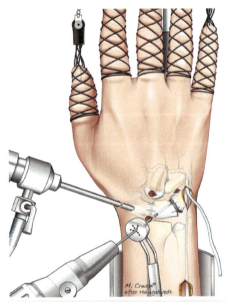

Fig. 19.3 Através do portal 1-2, vemos o ponto de entrada do fio-K no semilunar. Nosso objetivo é o pisiforme, com o fio-K passando em uma direção mais ou menos horizontal.

Reconstrução do Ligamento LT Assistida por Artroscopia

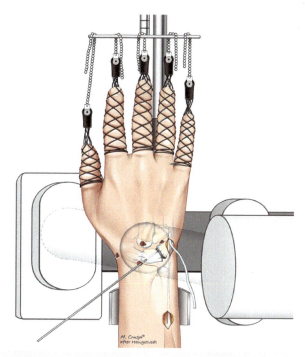

Fig. 19.4 A posição do fio-K é verificada usando um fluoroscópio. Se a posição não estiver correta, podemos inserir outro fio-K através do guia de perfuração (veja Fig. 19.3).

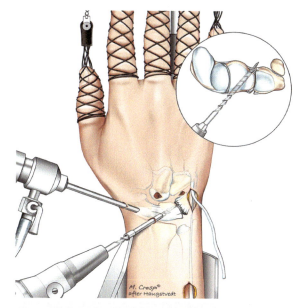

Fig. 19.5 Quando a posição do fio-K é boa, fazemos um buraco através do semilunar usando uma broca canulada.

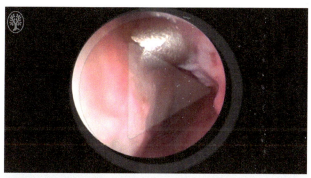

Vídeo 19.3 Visualizamos a posição do guia de perfuração enquanto o furo é feito através do semilunar.

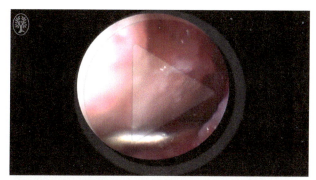

Vídeo 19.4 O buraco no semilunar é visto do portal 1-2.

A próxima etapa será estabelecer o túnel através do piramidal, o túnel passa de uma posição ulnar dorsal no piramidal em uma direção palmar e radial para sair no lado palmar no intervalo LT, onde o buraco sai através do semilunar. Colocamos a ponta do guia de perfuração no orifício já preparado no semilunar, enquanto a manga do guia de perfuração é colocada onde o fio-K deve ser inserido no piramidal (▶ Fig. 19.6a, b). Após confirmar a posição correta usando fluoroscopia, perfuramos o fio-K através do piramidal (▶ Fig. 19.7a, b). Se tudo parece bom, fazemos um orifício de 2,8 (ou 3,0) mm através do piramidal. Para evitar problemas ao passar a tira de tendão pelos ossos, usamos uma pequena cureta em ambos os túneis para suavizar as superfícies; maior atenção é dada ao lado palmar (que não vemos, mas onde o tendão deve passar de um osso para o outro em um ângulo de quase 90°).

19.2.4 Passando a Tira de Tendão e Fixando o Enxerto nos Ossos

Agora, inserimos a tira de tendão ECU em um passador de tendão, enquanto passamos uma alça de fio a partir do portal 3-4 através do semilunar e puxamos através do piramidal para o lado dorsal do osso (▶ Fig. 19.8). Usando a alça do fio, puxamos a ponta do transporte bidirecional do tendão através dos ossos (o piramidal e o semilunar) (▶ Fig. 19.9a, b e ▶ Fig. 19.10a, b). Se uma instabilidade segmentar volar intercalada (VISI) ou um mau posicionamento estiver presente, reduziremos a

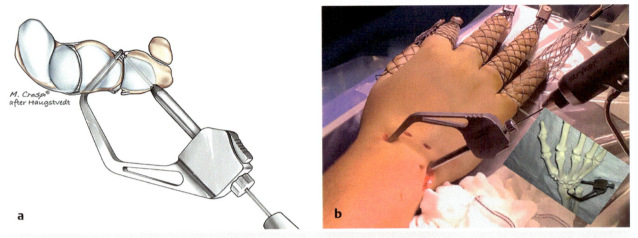

Fig. 19.6 (a,b) Quando o buraco através do piramidal é feito, colocamos um braço do guia de perfuração no semilunar, enquanto o outro é colocado no lado dorsal do piramidal. Usamos um fio-K para passar pelo piramidal.

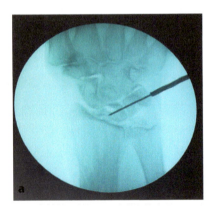 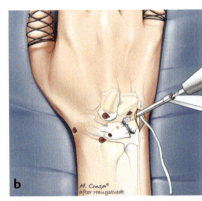

Fig. 19.7 (a,b) Verificamos a posição do fio-K usando um fluoroscópio e, novamente, usamos a broca canulada para o furo final.

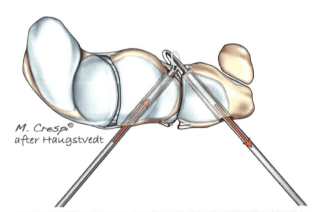

Fig. 19.8 É um desafio passar uma alça de fio através do semilunar e do piramidal. Inserimos a alça de fio no semilunar, enquanto um fixador ou um gancho é usado para puxar a alça do fio através do piramidal. Com a alça do fio no lado dorsal do piramidal, podemos inserir a alça do tendão na alça do arame, antes de puxar o enxerto de tendão através dos ossos.

VISI realizando a manobra de Linscheid e colocando um fio-K fixando a redução. Neste ponto, realizamos artroscopia da articulação MC. Visualizamos o intervalo LT e, puxando o enxerto de tendão, podemos verificar que o intervalo LT se fecha (▶ Fig. 19.11, ▶ Vídeo 19.5). Fixamos o enxerto de tendão inserindo um parafuso PEEK (parafuso Tenodesis, PEEK, Vented, 3X8 mm; Arthrex Co., Nápoles, FL, EUA) no piramidal dorsal, certificando-se de que o tendão esteja fixado no osso (▶ Fig. 19.12a, b). Depois disso, vamos fixar o tendão no semilunar e, visualizando a partir do portal 1-2, podemos verificar a saída do tendão a partir do semilunar, enquanto está no portal 3-4, inserimos outro parafuso de tenodese no semilunar, e, ao mesmo tempo, tencionamos o enxerto de tendão (▶ Fig. 19.13a, b).

Neste ponto, o enxerto de tendão deve ser trazido de volta ao piramidal no lado dorsal do carpo. A partir do ponto de entrada do enxerto de tendão no lado dorsal do piramidal, passamos um mosquito extracapsular, porém palmar, nos tendões extensores, para o portal 3-4 (▶ Fig. 19.14 e ▶ Fig. 19.15). Quando este espaço for

Reconstrução do Ligamento LT Assistida por Artroscopia

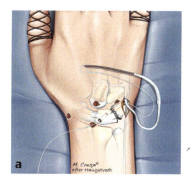
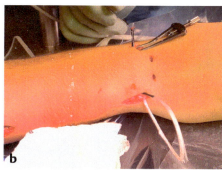

Fig. 19.9 (a, b) Poderia ser mais fácil usar uma sutura através do transporte bidirecional do tendão para puxar a sutura através dos orifícios antes do transporte bidirecional do tendão e o enxerto serem puxados através dos ossos.

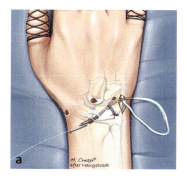
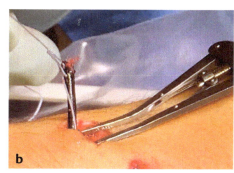

Fig. 19.10 (a, b) O transporte bidirecional do tendão é puxado pelos ossos.

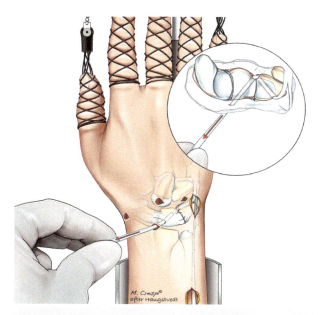

Fig. 19.11 Ao puxar o enxerto através dos ossos, o intervalo do LT vai firmar-se.

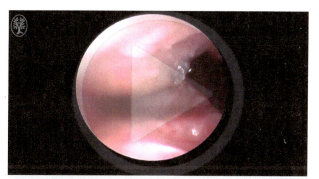

Vídeo 19.5 Enquanto visualizamos a partir do portal 1-2, podemos ver quando a alça com o tendão preso é puxada através dos ossos do carpo para sair pelo semilunar e pelo portal 3-4.

estabelecido, passamos o enxerto de tendão do portal 3-4 para o piramidal e prendemos o enxerto de tendão passando-o ao redor da parte distal da própria tira do ECU e o fixamos com suturas não reabsorvíveis (▶ Fig. 19.16). Agora, o intervalo LT está estável conforme verificado pela artroscopia mediocarpal (▶ Vídeo 19.6).

Neste ponto, a reconstrução está concluída; no entanto, geralmente procedemos com reforço do ligamento radiocarpal dorsal (ligamento DRC). Isso vai da parte dorsal do rádio até o lado dorsal do piramidal. A parte remanescente da tira de tendão, após ter sido fixada a si mesma, é colocada em túnel sob o tendão extensor do dedo mínimo em uma direção proximal-radial para a parte distal do rádio. Verificamos a posição usando um fluoroscópio e usamos uma âncora óssea que inserimos na borda dorsal do rádio. Fixamos o enxerto de tendão a essa âncora óssea, com o punho em posição neutra (▶ Fig. 19.17, ▶ Fig. 19.18, ▶ Fig. 19.19, ▶ Fig. 19.20).

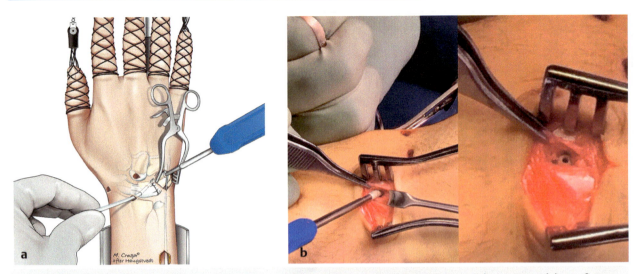

Fig. 19.12 (a, b) Enquanto a tração do enxerto de tendão é mantida, um parafuso PEEK é inserido no piramidal para fixar a posição do enxerto.

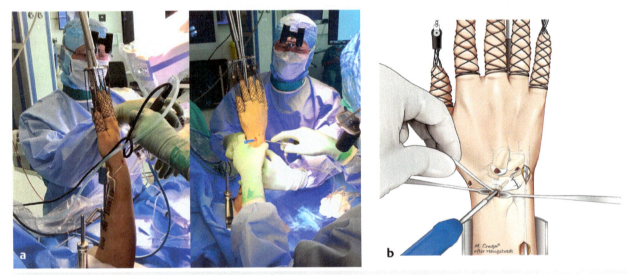

Fig. 19.13 (a, b) Por meio do artroscópio, verificamos a redução do intervalo LT. Então, um segundo parafuso PEEK é inserido no semilunar através do portal 3-4 para garantir a transferência do tendão.

Reconstrução do Ligamento LT Assistida por Artroscopia

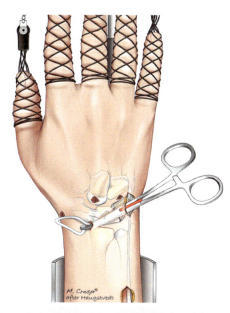

Fig. 19.14 Estabelecemos um espaço para o enxerto de tendão fora da cápsula, porém palmar aos tendões extensores.

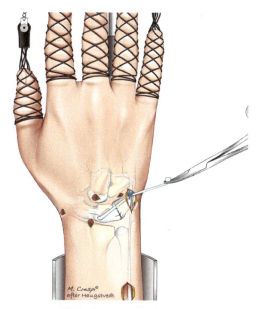

Fig. 19.16 O enxerto de tendão é preso a si mesmo por suturas não reabsorvíveis.

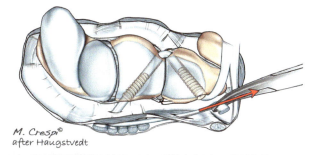

Fig. 19.15 O enxerto de tendão é trazido de volta para o lado dorsal do piramidal.

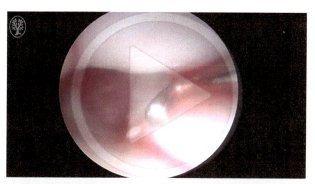

Vídeo 19.6 Ao final do procedimento, o intervalo LT é testado. Não é mais possível inserir o *probe* no intervalo.

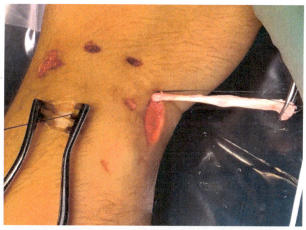

Fig. 19.17 Usamos a parte restante da tira de tendão ECU para reforçar o ligamento DRC, passando a tira de tendão em uma direção proximal, ao lado dorsal e ulnar do rádio.

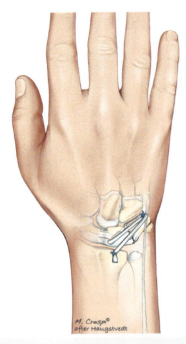

Fig. 19.18 A tira de tendão é fixada ao rádio usando uma âncora óssea.

19.3 Fechamento e Cuidados Pós-Operatórios

Finalizamos a cirurgia fechando todas as incisões e aplicando suturas nas incisões maiores e tiras nas incisões menores. Aplicamos um gesso acima do cotovelo que deixamos durante duas semanas, depois trocamos os curativos e damos ao paciente um gesso abaixo do cotovelo, onde incluímos os epicôndilos para evitar a rotação do antebraço. O punho é imobilizado durante oito semanas antes que o terapeuta de mão estabeleça um programa de reabilitação. Carregamento de peso e atividade normal são permitidos após cinco meses.

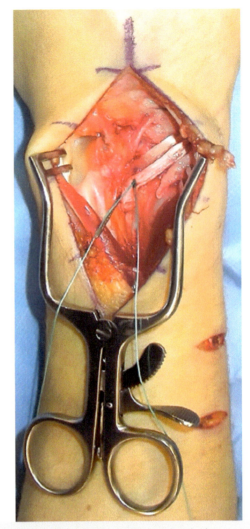

Fig. 19.19 A exposição do punho é utilizada durante a realização de uma reconstrução aberta do ligamento LT.

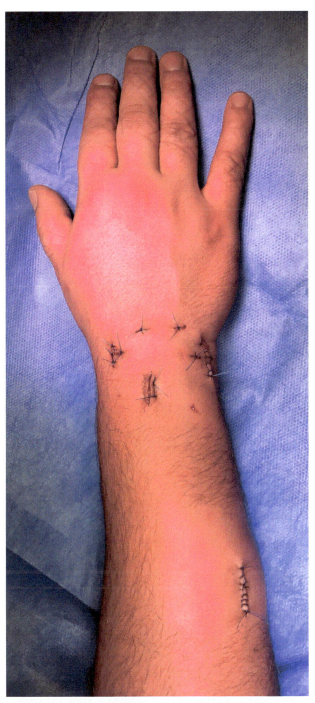

Fig. 19.20 As incisões após uma reconstrução do ligamento LT assistida por artroscopia.

19.4 Conclusão

A reconstrução do ligamento LT com reparo aberto tem sido nosso tratamento de escolha para lesões crônicas do ligamento LT que causam dor e redução das atividades diárias dos pacientes. O procedimento aberto deixa grandes cicatrizes e necessita passar pelos ligamentos com o potencial de lesionar os nervos. Achamos que a técnica assistida por artroscopia pode ser uma maneira melhor de tratar esses pacientes.

Referências

[1] Haugstvedt JR. LT tears and arthroscopic repair. In: Piñal Fd, Mathoulin C, Nakamura T eds. Arthroscopic management of ulnar pain. Berlin; New York: Springer; 2012:213–36
[2] Shin AY, Battaglia MJ, Bishop AT. Lunotriquetral instability: diagnosis and treatment. J Am Acad Orthop Surg. 2000; 8(3):170–179

20 Fixação Assistida por Artroscopia de Deslocamento Perilunar Transescafoide

Wendong Xu

20.1 Introdução

O deslocamento transescafoide do perilunar (TSPD) é um trauma de alta intensidade, que geralmente ocorre em pacientes jovens.[1] Os traços característicos do TSPD são a fratura do escafoide, deslocamento do capitato do semilunar e lesões ligamentares semilunar-piramidal (▶ Fig. 20.1a, b). A fixação percutânea sob orientação fluoroscópica é uma opção popular para o tratamento do TSPD agudo.[2] Na prática clínica, não é incomum que o TSPD não possa ser reduzido com sucesso sem cirurgia aberta. Assim, a redução aberta e a fixação interna são frequentemente recomendadas.[3,4] No entanto, intervenções cirúrgicas agressivas, que envolvem inevitável dissecção de tecidos moles, podem afetar adversamente o carpo. Este capítulo introduz uma técnica menos invasiva de fixação artroscópica assistida do TSPD irredutível.

20.2 Técnica Cirúrgica

20.2.1 Preparo e Posicionamento do Paciente

Anestesia regional do plexo braquial é realizada com o paciente em decúbito dorsal. O braço é abduzido até 90°, com o cotovelo fletido em 90° e apoiado em uma mesa de mão. Um torniquete é usado na parte proximal do braço.

Depois que uma torre de tração é aplicada com tiras de dedo, a redução fechada é tentada, mas, muitas vezes, a fluoroscopia mostra que a redução fechada falhou (▶ Fig. 20.2). A palpação mostra que o semilunar está ausente entre o escafoide, o capitato e o piramidal (▶ Fig. 20.3).

20.2.2 Artroscopia Radiocarpal e Sinovectomia

A artroscopia radiocarpal é iniciada através do portal 3-4, e muitas sinóvias vermelhas são encontradas no espaço escafoide radial. O portal 1-2 é usado para passar os instrumentos. Após o desbridamento da sinóvia, a parte distal do escafoide é encontrada deslocando-se dorsalmente para a parte proximal (▶ Fig. 20.4, ▶ Vídeo 20.1).

20.2.3 Artroscopia e Exploração Mediocarpal

A artroscopia radiocarpal é iniciada pelos portais mediocarpal radial (MCR) e mediocarpal ulnar (MCU). O semilunar não pode ser encontrado entre o escafoide, capitato e piramidal, que poderia estar preenchido com sinóvia (▶ Fig. 20.5). A sinovectomia da articulação mediocarpal é realizada com a lâmina e ponteira de radiofrequência.

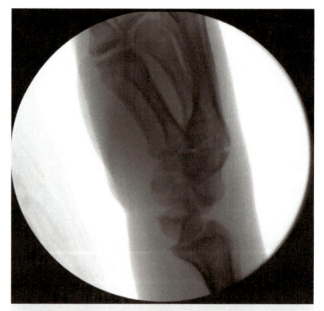

Fig. 20.2 A fluoroscopia mostra que a redução fechada falhou.

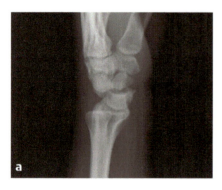
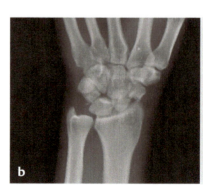

Fig. 20.1 (a) Incidência lateral do deslocamento perilunar transescafoide (TSPD). (b) Incidência frontal do TSPD.

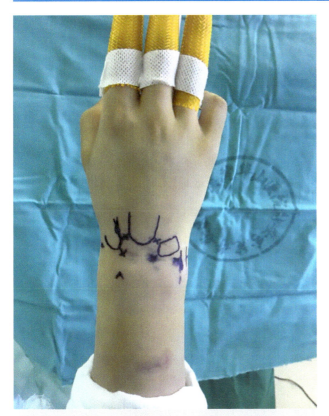

Fig. 20.3 A palpação mostra que o semilunar estava ausente entre o escafoide, o capitato e o piramidal.

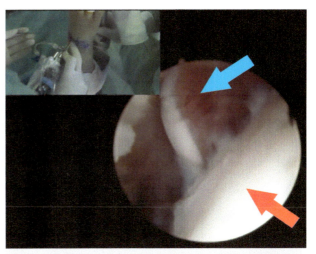

Fig. 20.4 Incidência artroscópica do portal 3/4. A parte distal do escafoide (*seta azul*) foi encontrada deslocada dorsalmente para a parte proximal (*seta vermelha*).

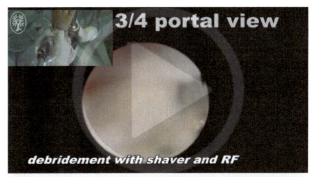

Vídeo 20.1 Vídeo mostrando as diferentes etapas do tratamento da dissociação do perilunar transescafoide.

20.2.4 Dissecação da Cápsula Volar

Após a sinovectomia da articulação mediocarpal, com o artroscópio no portal MCU, um *probe* é inserido no portal MCR para dissecar a cápsula volar de escafoide e semilunar e empurrar o ligamento RSC (▶ Fig. 20.8a, b). Durante a dissecção, os ossos do carpo reduzem gradualmente. Então, o escafoide poderia reduzir sem o bloqueio do ligamento RSC (▶ Fig. 20.9a, b).

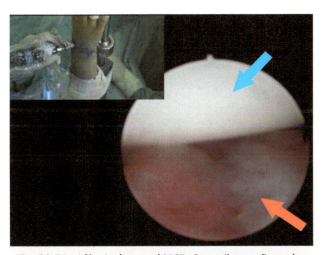

Fig. 20.5 Incidência do portal MCR. O semilunar não pode ser encontrado entre o escafoide, capitato (*seta azul*) e o piramidal, que estava cheio de sinóvia (*seta vermelha*).

20.2.5 Avaliação da Estabilidade dos Ligamentos Intercarpais

Com o artroscópio no portal MCR, um *probe* é inserido no portal MCU para avaliar a estabilidade dos ligamentos escafolunar e semilunar-piramidal. Durante a avaliação, a tração deve ser temporariamente reduzida. Pode-se descobrir que o *probe* pode ser facilmente inserido, o que indica uma ruptura completa dos ligamentos semilunar-piramidais (▶ Fig. 20.10a, b, ▶ Fig. 20.11a, b).

A ruptura da cápsula volar pode ser encontrada após o desbridamento, enquanto o ligamento do arco pode estar ainda intacto (▶ Fig. 20.6a, b). No entanto, o ligamento radioescafocapitato (RSC) pode estar preso no local da fratura do escafoide, o que estaria bloqueando a redução (▶ Fig. 20.7a, b).

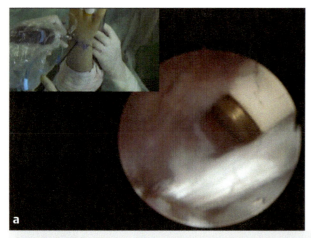
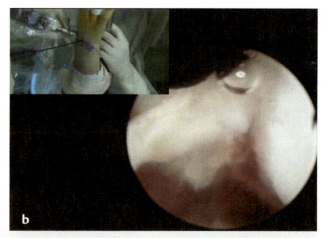

Fig. 20.6 (a) Incidência artroscópica do portal MCR mostrando a inserção do escafoide no ligamento do arco. **(b)** Incidência artroscópica do portal MCR mostrando a inserção piramidal do ligamento do arco.

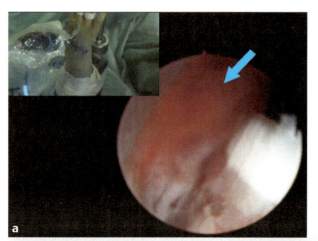
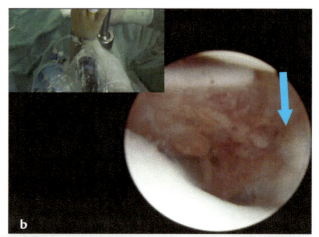

Fig. 20.7 (a) Incidência artroscópica do portal MCR mostrando que o ligamento radioescafocapitato (*seta azul*) poderia estar preso no local da fratura do escafoide. **(b)** Incidência artroscópica do portal mediocarpal ulnar (MCU) mostrando que o ligamento radioescafocapitato (*seta azul*) pode estar preso no local da fratura do escafoide.

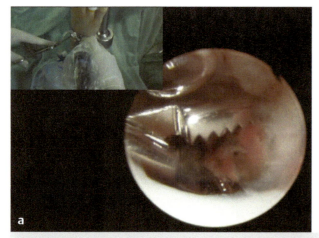
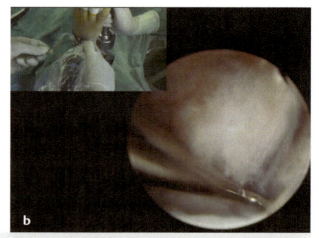

Fig. 20.8 (a) Incidência artroscópica mostrando a dissecção da cápsula volar (incidência do portal MCU) e o desbridamento do local da fratura do escafoide. **(b)** Incidência artroscópica mostrando a dissecção da cápsula volar (incidência do portal MCU) empurrando o ligamento RSC do local da fratura do escafoide.

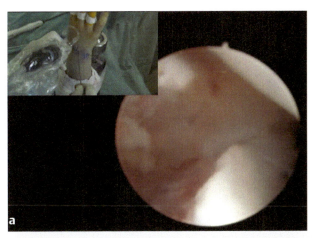 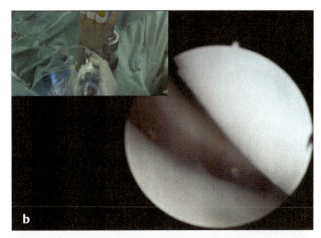

Fig. 20.9 (a) Incidência artroscópica do portal MCR mostrando o deslocamento da fratura do escafoide reduzida após desbridamento. **(b)** Incidência artroscópica do portal MCU mostrando o deslocamento da fratura do escafoide reduzida após o desbridamento.

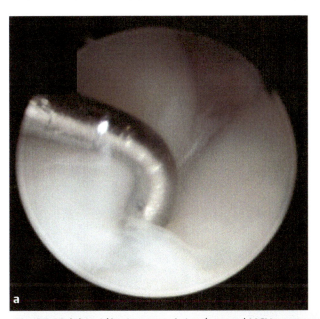 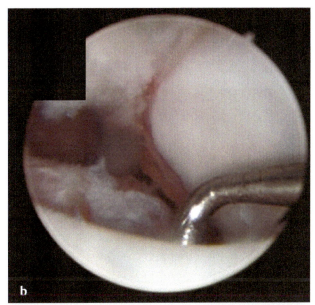

Fig. 20.10 (a) Incidência artroscópica do portal MCU mostrando avaliação da estabilidade dos ligamentos intercarpais, a sonda não pode ser inserida entre o escafoide e o semilunar. **(b)** Incidência artroscópica do portal MCR, mostrando a avaliação da estabilidade semilunar-piramidal, indicando uma ruptura completa.

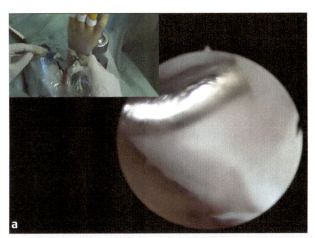 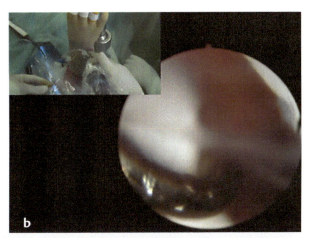

Fig. 20.11 (a) Incidência artroscópica do portal radiocarpal 3-4 mostrando a avaliação da estabilidade escafolunar e do ligamento escafolunar intacto. **(b)** Incidência artroscópica do portal radiocarpal 6R mostrando a avaliação da estabilidade semilunar-piramidal com uma ruptura completa.

20.2.6 Fixação por Parafuso do Escafoide

Um fio-guia é inserido do tubérculo volar distal do escafoide até o polo proximal. A ponta proximal do fio-guia pode ser vista pelo artroscópio via portal radiocarpal 6R. O escafoide é então preparado usando uma broca canulada. Com a orientação do fio, um parafuso canulado é inserido no escafoide. Em seguida, o fio-guia é removido.

20.2.7 Fixação do Fio-K da Articulação Semilunar-Piramidal

Dois fios-K são perfurados a partir do lado ulnar do piramidal para fixar a articulação semilunar-piramidal, após verificação por fluoroscopia (▶ Fig. 20.12a, b).

20.2.8 Avaliação da Estabilidade após a Fixação

Após a redução e fixação dos ossos do carpo, a avaliação da estabilidade foi realizada novamente. O artroscópio foi inserido no portal MCU, e foi inserido um *probe* no portal MCR para verificar o espaço escafoide e semilunar-piramidal. A fratura do escafoide mostrou uma excelente estabilidade (▶ Fig. 20.13), assim como o ligamento semilunar-piramidal (▶ Fig. 20.14).

20.2.9 Fechamento e Cuidados Pós-Operatórios

Os portais utilizados podem ser fechados com faixas estéreis. Uma tala é usada durante quatro semanas e o exercício passivo começa. Os fios-K devem ser removidos após seis semanas.

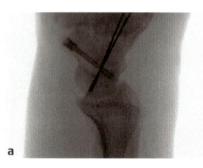
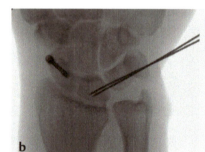

Fig. 20.12 (a) Radiografia mostrando a incidência lateral após a fixação. **(b)** Radiografia mostrando a incidência frontal após a fixação.

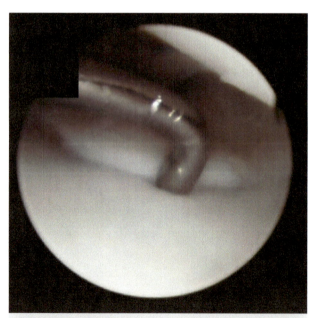

Fig. 20.13 Incidência artroscópica do portal MCU mostrando a estabilidade do escafolunar após redução e fixação do escafoide.

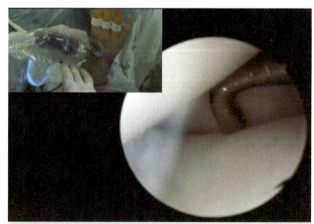

Fig. 20.14 Incidência artroscópica do portal MCR mostrando a estabilidade semilunar-piramidal após redução e fixação do espaço semilunar-piramidal.

20.3 Conclusão

A fixação assistida por artroscopia do TSPD é um procedimento minimamente invasivo para TSPD irredutível. A exploração do bloqueio ligamentar é o segredo para uma redução bem-sucedida. A avaliação das lesões ligamentares também é essencial para determinar as opções de tratamento para as estruturas vizinhas.

Referências

[1] Herzberg G, Comtet JJ, Linscheid RL, Amadio PC, Cooney WP, Stalder J. Perilunate dislocations and fracture-dislocations: a multicenter study. J Hand Surg Am. 1993; 18(5):768–779

[2] Chou YC, Hsu YH, Cheng CY, Wu CC. Percutaneous screw and axial Kirschner wire fixation for acute transscaphoid perilunate fracture dislocation. J Hand Surg Am. 2012; 37(4):715–720

[3] Knoll VD, Allan C, Trumble TE. Trans-scaphoid perilunate fracture dislocations:results of screw fixation of the scaphoid and lunotriquetral repair with a dorsal approach. J Hand Surg Am. 2005; 30(6):1145–1152

[4] Lutz M, Arora R, Kammerlander C, Gabl M, Pechlaner S. [Stabilization of perilunate and transscaphoid perilunate fracture-dislocations via a combined palmar and dorsal approach]. Oper Orthop Traumatol. 2009; 21(4–5):442–458

21 Sutura Capsuloligamentar Volar como Tratamento de Instabilidade Mediocarpal Volar

21.1 Introdução

A instabilidade mediocarpal, descrita por Lichtman em 1981,[1] é afecção rara que ocorre principalmente em pessoas jovens depois de acidente relacionado com a prática esportiva. Testes da articulação mediocarpal provocam clique doloroso significativo por desvio do pivô mediocarpal.[2] Na maioria dos pacientes, a fisiopatologia da instabilidade mediocarpal volar é secundária a lesão capsuloligamentar volar causada por estiramento ou avulsão do ligamento arqueado (ligamentos piramidal-hamato-capitato [PHC] e radioescafocapitato [RSC]) e o ligamento radioulnar longo (LRL) (▶ Fig. 21.1a, b e ▶ Fig. 21.2a, b, ▶ Vídeo 21.1). As imagens revelam inclinação por instabilidade do segmento intercalado dorsal (ISID) da segunda fileira de ossos do carpo juntamente com inclinação por instabilidade segmentar intercalada volar (ISIV) da primeira fileira.[2]

O tratamento da instabilidade mediocarpal volar continua a ser um desafio, já que nenhum método tem mostrado ser efetivo. Procedimentos conservadores, como a reconstrução aberta dos ligamentos ou capsulodese, não apenas estabilizam a articulação, mas também causam rigidez significativa.[3,4] Procedimentos paliativos têm consequências funcionais graves, embora sejam tipicamente usados como último recurso para tais lesões. A capsulorrafia volar térmica artroscópica tem sido descrita, mas seu uso se limita a lacerações parciais.[5]

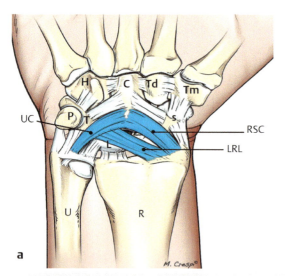
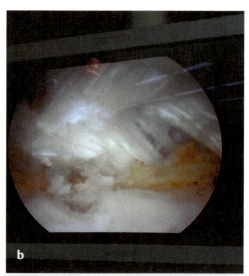

Fig. 21.1 (a) Desenho do complexo ligamentar volar extrínseco no punho direito. As lacerações resultam em instabilidade mediocarpal volar. UC, ligamento ulnocapitato ou ulnopiramidalcapitato; LRL, ligamento radiossemilunar longo; RSC, ligamento radioescafocapitato. **(b)** Visualização artroscópica da área mediocarpal de um punho esquerdo mostrando complexo ligamentar extrínseco intacto depois de sinovectomia; o ligamento UC está à esquerda, o RSC, à direita, e a extremidade distal do LRL, na parte média inferior.

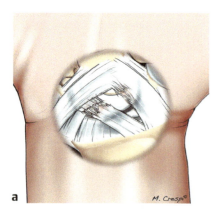
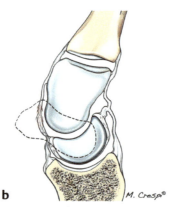

Fig. 21.2 Desenhos das projeções, frontal **(a)** e lateral **(b)**, de ligamentos extrínsecos volares com laceração e estiramento na articulação mediocarpal volar levando à instabilidade mediocarpal volar.

Sutura Capsuloligamentar Volar como Tratamento de Instabilidade Mediocarpal Volar

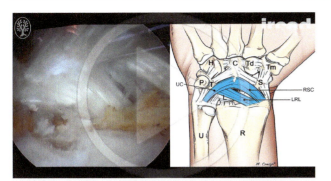

Vídeo 21.1 Vídeo mostrando os ligamentos extrínsecos volares com laceração e estiramento na articulação mediocarpal volar, levando à instabilidade mediocarpal volar.

21.2 Técnica Cirúrgica

21.2.1 Preparo e Posicionamento do Paciente

A cirurgia, em geral, é realizada ambulatorialmente com anestesia regional. O paciente é colocado em decúbito dorsal com o braço descansando em um apoio para o membro superior com um torniquete colocado. Usa-se torre de tração padrão (5-7 kg ou 11-15,5 lb) durante os procedimentos artroscópicos.

21.2.2 Primeira Fase: Exploração Artroscópica

Usando uma abordagem dorsal com o artroscópio no portal 6R e *probe* no portal 3-4, a exploração artroscópica da articulação radiocarpal revela afrouxamento do complexo ligamentar volar extrínseco, especialmente dos ligamentos RSC e radioulnar longo (LRL). A palpação dessas estruturas revela significativa perda de tensão.

A seguir, usam-se os portais mediocarpal radial (MCR) e mediocarpal ulnar (MCU). A face volar costuma estar oculta em espessa membrana sinovial que precisa ser removida para a inspeção dos ligamentos volares. O complexo ligamentar arqueado volar, que consiste no PHC (alça ulnar do ligamento arqueado) e RSC (alça radial), muitas vezes terá sofrido avulsão ou estiramento (▶ Fig. 21.3, ▶ Vídeo 21.2). Todos os ligamentos são identificados e suas inserções sofrem fricção com um *shaver*.

21.2.3 Segunda Fase: Acesso Volar Ulnar

O acesso volar ulnar (VU) é realizado por meio de uma incisão longitudinal de 2 cm ao longo do lado ulnar dos tendões flexores dos dedos ao longo da prega proximal do punho (▶ Fig. 21.4, ▶ Vídeo 21.3).[6] Os tendões flexores são rebatidos para o lado radial. Uma agulha é inserida na articulação mediocarpal no nível do ligamento arqueado em orientação visual com o artroscópio

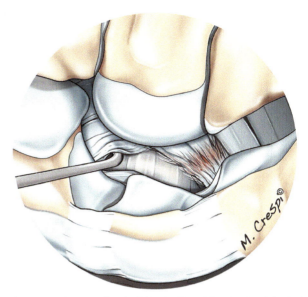

Fig. 21.3 Desenho de um complexo ligamentar volar com estiramento (UC, RSC e LRL) quando testado com um *probe*.

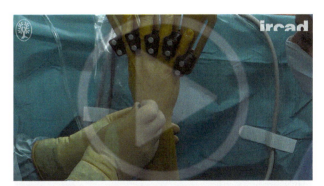

Vídeo 21.2 Vídeo mostrando um complexo ligamentar volar com estiramento (UC, RSC e LRL) quando testado com um *probe*.

colocado no portal MCR. Essa etapa pode ser facilitada usando um acesso VU de dentro para fora (▶ Fig. 21.5a, b, Capítulo 2).

21.2.4 Terceira Fase: Sutura Capsuloligamentar Volar

O artroscópio é colocado no portal MCR. Usando a incisão VU, faz-se uma sutura em PDS 3-0 (polidioxanona) por meio de uma agulha na alça ulnar do ligamento arqueado (ligamento PHC) (▶ Fig. 21.6). Um segundo fio 3-0 em PDS e uma agulha são então introduzidos na alça distal do ligamento arqueado (ligamento RSC) através da mesma incisão. Uma terceira sutura em PDS é então feita na parte proximal da articulação mediocarpal onde o LRL se insere. As três suturas são então recuperadas com a pinça através do portal MCU (▶ Fig. 21.7, ▶ Vídeo 21.4).

O primeiro nó é feito amarando-se as três extremidades da sutura dorsal. A tensão é feita nas três extremidades da sutura volar para dispor o primeiro nó contra a cápsula mediocarpal volar de dorsal a volar (▶ Fig. 21.8a, b, ▶ Vídeo 21.5). A tensão é liberada, e a mão é colocada na mesa. O segundo nó é então amarrado através da incisão VU, que reaperta a camada capsuloligamentar mediocarpal volar (▶ Fig. 21.9 e ▶ Fig. 21.10a, b, ▶ Vídeo 21.6, ▶ Vídeo 21.7).

21.2.5 Cuidados Pós-Operatórios

O punho é imobilizado em posição neutra depois da cirurgia com uma tala volar removível, usada por 6 semanas. As atividades intensivas da mão podem ser reiniciadas a partir de 2 meses depois da cirurgia.

21.3 Conclusão

O tratamento da instabilidade mediocarpal é um desafio; o cirurgião, algumas vezes, precisa recorrer a métodos paliativos extensos. Com a artroscopia do punho, a extensão da lesão pode ser precisamente avaliada e realizada a sutura da cápsula e ligamentos volares da mesma maneira que com a dissociação escafossemilunar (Capítulo 15). Os resultados iniciais são animadores, mas é necessário um seguimento mais longo e com um número maior de pacientes para validar essa técnica cirúrgica promissora.

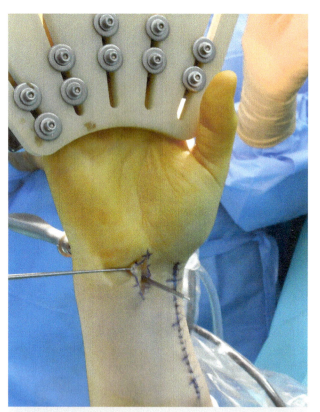

Fig. 21.4 Visualização intraoperatória da incisão na linha média volar usada para rebater os tendões flexores e o nervo mediano e acesso ao lado volar da cápsula articular; neste paciente, em particular, também se realizou um acesso anterior de Henry para remover uma placa do rádio.

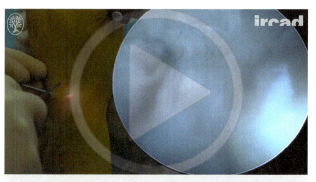

Vídeo 21.3 Vídeo mostrando a incisão na linha média volar usada para rebater os tendões flexores e o nervo mediano, e acesso ao lado volar da cápsula articular.

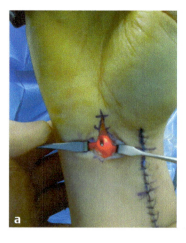
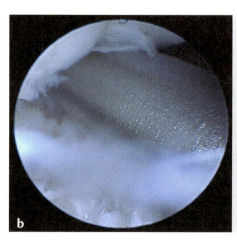

Fig. 21.5 (a) Visualização intraoperatória de um trocarte, sem ponta, introduzido pelo portal MCR e empurrado à frente no local da lesão capsuloligamentar volar para ajudar a localizar a incisão na linha média volar. **(b)** Visualização artroscópica de um guia de trocarte sem ponta atravessando a articulação mediocarpal.

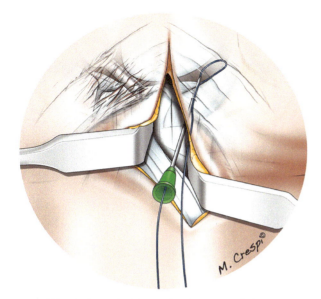

Fig. 21.6 Desenho da primeira sutura de fora para dentro atravessando um dos componentes ligamentares lacerados.

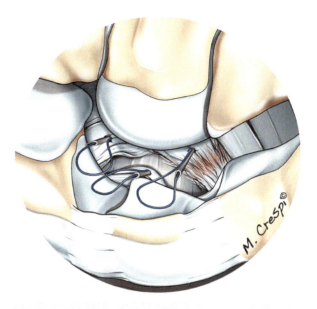

Fig. 21.7 Desenho de três suturas de fora para dentro atravessando a face volar e capturando os três ligamentos (UC, RSC e LRL).

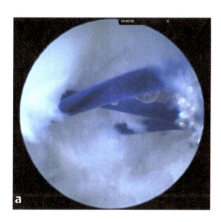
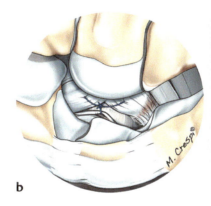

Fig. 21.8 (a) Visualização artroscópica das três suturas amarradas juntas fora da articulação antes de se aplicar tração volar. **(b)** Desenho do nó volar achatado contra a superfície intra-articular dos três ligamentos.

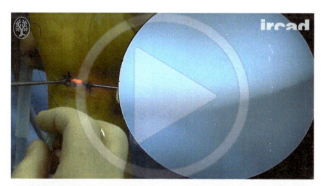

Vídeo 21.4 Vídeo mostrando as três suturas na articulação mediocarpal.

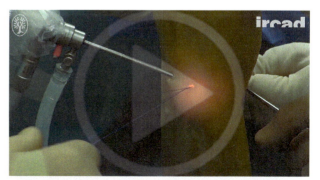

Vídeo 21.5 Vídeo mostrando as três suturas amarradas juntas do lado de fora e o nó volar achatado contra a superfície intra-articular dos três ligamentos.

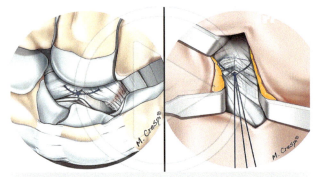

Vídeo 21.6 Vídeo mostrando o último nó volar sendo amarrado.

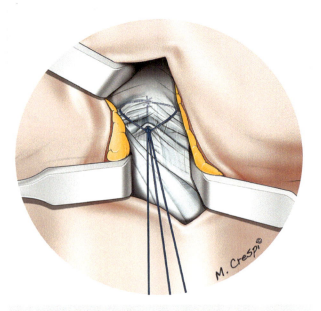

Fig. 21.9 Desenho do último nó volar sendo amarrado; esse nó fechará o espaço entre os três ligamentos lacerados.

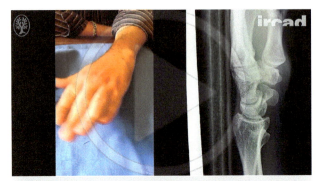

Vídeo 21.7 Vídeo mostrando o final do procedimento cirúrgico.

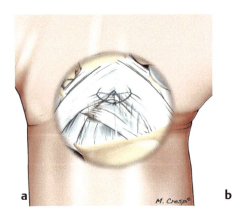
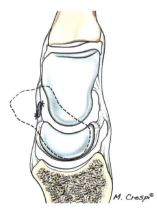

Fig. 21.10 (a, b) Desenhos da realização da sutura final entre os três ligamentos nas projeções frontal e lateral com redução da deformidade de ISIV.

Referências

[1] Lichtman DM, Schneider JR, Swafford AR, Mack GR. Ulnar midcarpal instability-clinical and laboratory analysis. J Hand Surg Am. 1981; 6(5):515–523– eng
[2] Lichtman DM, Wroten ES. Understanding midcarpal instability. J Hand Surg Am. 2006; 31(3):491–498– eng
[3] Lichtman DM, Bruckner JD, Culp RW, Alexander CE. Palmar midcarpal instability: results of surgical reconstruction. J Hand Surg Am. 1993; 18(2):307–315– eng
[4] Hwang MD, Klinefelter R. Palmar midcarpal instability. J Hand Surg Am. 2013; 38(3):565–568– eng
[5] Mason WT, Hargreaves DG. Arthroscopic thermal capsulorrhaphy for palmar midcarpal instability. J Hand Surg Eur Vol. 2007; 32(4):411– 416– eng
[6] Slutsky DJ. The use of a volar ulnar portal in wrist arthroscopy. Arthroscopy. 2004; 20(2):158–163– eng

22 Fixação de Fraturas Intra-Articulares Distais do Rádio Assistida por Artroscopia

22.1 Introdução

Fraturas intra-articulares do rádio distal precisam ser anatomicamente reduzidas, mas isso, frequentemente, é muito difícil de conseguir usando técnicas cirúrgicas abertas tradicionais. Knirck e Jupiter[1] mostraram a importância da redução completa; qualquer abertura persistente de 2 mm ou mais provavelmente levará ao desenvolvimento de osteoartrite. A artroscopia do punho tem mudado o modo como essas fraturas são tratadas. Pode ser usada para garantir que a fratura seja completamente reduzida e dá ao cirurgião a capacidade visualizar e tratar qualquer lesão associada. Além disso, novas placas com parafusos bloqueados distalmente tem racionalizado o processo de fixação.

22.2 Técnica Cirúrgica (J. M. Cogent)

22.2.1 Preparo e Posicionamento do Paciente

O paciente assume o decúbito dorsal com o membro superior abduzido 90° e colocado sobre uma mesa de mão. O procedimento é tipicamente realizado com anestesia regional. O cirurgião fica em pé à cabeceira do paciente, e o assistente fica em pé no lado oposto do cirurgião; a unidade de fluoroscopia é colocada nos pés do paciente, e a torre de artroscopia localiza-se no lado do membro superior não operado (▶ Fig. 22.1). É preciso ser capaz de aplicar tração e de removê-la quantas vezes for necessário durante o procedimento; desse modo, recomenda-se o uso de uma torre de tração estéril para o punho ou correias estéreis para os dedos.

Todos os portais tradicionais para artroscopia podem ser usados durante a fixação de fratura do rádio distal assistida por artroscopia. Os portais anteriores podem ser úteis para algumas fraturas localizadas em margens posteriores.

22.2.2 Primeira Fase Cirúrgica: Fixação Provisória

Não há instrumentação específica para a fixação de fraturas intra-articulares distais do rádio assistidas por artroscopia. Os cirurgiões ficam livres para usar sua instrumentação preferida. A fixação provisória tem por objetivo conseguir uma redução-estabilização aceitável com base em controles de fluoroscopia intraoperatórios, ao mesmo tempo permitindo que a fixação seja alterada subsequentemente com base nos achados artroscópicos. O uso de placas de retenção simplifica a fixação da fratura e assegura boa estabilidade distal. A fixação com parafusos é usada somente em casos de fraturas isoladas laterais radiais do estiloide (▶ Fig. 22.2). Usam-se fios-K de tempo em tempo para segurar os fragmentos articulares ou apoiar a superfície articular.

O acesso anterior de Henry passa entre o feixe neurovascular radial lateralmente e o flexor radial do carpo medialmente. Depois da identificação do flexor longo do polegar (FLP), coloca-se um afastador de Beckmann entre o feixe neurovascular radial e os tendões do flexor superficial dos dedos, do flexor profundo dos dedos e do flexor longo do polegar. O pronador quadrado é destacado de sua inserção radial e friccionado com lima. A parte extra-articular da fratura é exposta. A fratura pode ser inicialmente reduzida puxando-se o rádio distal juntamente com seu eixo principal e, se necessário, usando-se uma lima para ossos fina (3 mm) para consolidar os

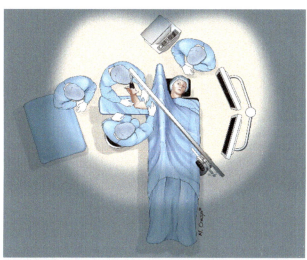

Fig. 22.1 Desenho da posição relativa da equipe cirúrgica: o cirurgião fica à cabeceira do paciente, e o assistente, do lado oposto.

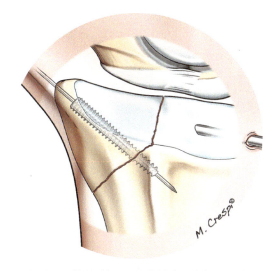

Fig. 22.2 Desenho da fixação de uma fratura do estiloide radial isolada usando um parafuso canulado depois de realizada a redução sob controle artroscópico.

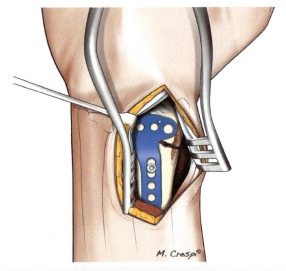

Fig. 22.3 Desenho da colocação de uma placa de reforço volar presa com parafuso único na fenda oval; isso permite que a posição da placa seja ajustada, conforme a necessidade, mais tarde no procedimento.

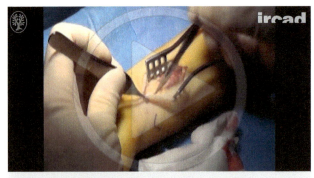

Vídeo 22.1 Vídeo mostrando a primeira etapa do procedimento cirúrgico com a colocação da placa volar.

fragmentos ósseos. Uma placa de retenção volar é presa através de sua fenda oval ao lado volar do rádio com um parafuso sem bloqueio (▶ Fig. 22.3, ▶ Vídeo 22.1). Se os fragmentos estiverem deslocados posteriormente, inserem-se manualmente um ou dois fios-K no lado dorsal do rádio distal, atravessando a linha de fratura, os quais são empurrados para a diáfise radial. A qualidade da redução é verificada por fluoroscopia. Um ou dois parafusos bloqueados são inseridos na parte epifisária da placa sobre as áreas que mostram a melhor redução em imagens de fluoroscopia. Os fios-K posteriores (se forem usados durante a redução) são então removidos de modo a não interferirem com a fase de artroscopia.

Se estiver sendo usada fixação com placa volar, nem todos os parafusos de epífise devem ser inseridos de imediato. Se algum desses parafusos tiver de ser trocado depois da inspeção artroscópica, a grande quantidade de túneis ósseos afetará negativamente a estabilidade da construção.

22.2.3 Segunda Fase Cirúrgica: Avaliação Artroscópica

Coloca-se tração no punho com o antebraço voltado para cima. O cotovelo é flexionado 90° e aplicam-se 5 a 7 kg (11-15,5 lbs) de tração. Os portais de artroscopia podem ser difíceis de identificar em razão do edema relacionada com a fratura. O artroscópio é introduzido no portal 3-4, e o *shaver*, no portal 4-5 ou 6R. A hemartrose associada a uma fratura intra-articular do rádio distal interferirá com a visualização da articulação, realiza-se, então, uma etapa de lavagem antes do início da exploração para remover o hematoma acumulado. O objetivo da exploração artroscópica é avaliar a qualidade da redução, o dano da cartilagem e o envolvimento dos ligamentos intrínsecos e extrínsecos.

Redução e Fixação da Fratura

Podem existir vários cenários:

- A fratura é completamente reduzida, e os ligamentos não estão lesados; a fixação da fratura precisa ser finalizada. A recuperação pós-operatória será semelhante à da fratura extra-articular do rádio distal.
- A fratura não está anatomicamente reduzida e há um desnível ou subsidência da articulação: é preciso realizar manobras de redução com controle artroscópico. Quaisquer fragmentos podem ser reduzidos usando uma espátula ou *probe* (▶ Fig. 22.4 e ▶ Fig. 22.5, ▶ Vídeo 22.2 e ▶ Vídeo 22.3). Em casos de impacção central (fratura do tipo *die-punch*), o fragmento geralmente pode ser elevado com um probe. Então se pode conseguir estabilização com fios-K pequenos ou parafusos bloqueados que escoram os fragmentos articulares. Se a fratura for cominutiva, pode-se usar o método do *joystick* para mover os vários fragmentos e reduzi-los. Um fio-K passa por perfuração em um dos fragmentos que precisa ser reduzido. O cirurgião pode usar a extremidade proximal do fio-K para manipular esse fragmento, reduzi-lo e então estabilizá-lo, aprofundando mais o fio-K. Se necessário, um fio-K ou pequena lima de tendão também pode ser inserida na metáfise através de pequena incisão sobre o fragmento que precisa ser reduzido. O artroscópio pode precisar ser movido, dependendo de qual área tenha sido impactada. Se a impacção afetar a parte dorsal da fossa escafóidea, será impossível a redução com o artroscópio no portal 3-4 – precisará ser movido para um portal volar ou o portal 6R. Se a impacção afetar a fossa semilunar, o artroscópio pode ser colocado em 1-2 ou 6R.
- A fratura não pode ser reduzida porque o fragmento articular central está excessivamente afetado; pode-se tentar a redução indireta. Faz-se uma incisão dorsal proximal ao tubérculo de Lister para executar uma corticotomia encurtada. Insere-se um osteótomo de pequeno diâmetro (5 mm) através da corticotomia, e

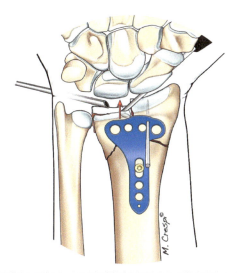

Fig. 22.4 Desenho de fragmentos intra-articulares sendo reduzidos com um *probe*. O fragmento lateral foi temporariamente fixado com um fio-K dorsal.

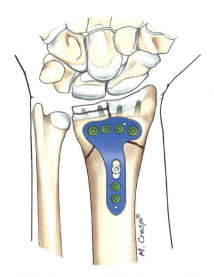

Fig. 22.5 Desenho da fixação da placa de retenção dos fragmentos reduzidos depois da remoção do fio-K temporário.

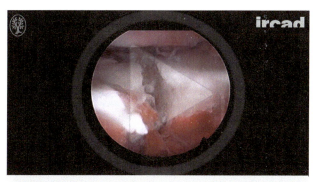

Vídeo 22.2 Vídeo mostrando a primeira etapa da redução intra-articular de três fragmentos da fratura do rádio distal.

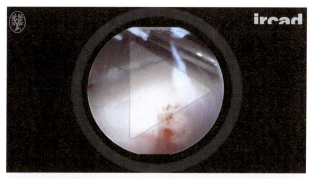

Vídeo 22.3 Vídeo mostrando a redução final intra-articular dos três fragmentos da fratura do rádio distal.

ele é batido com um martelo para elevar o fragmento central. O tendão do extensor longo do polegar exige especial atenção, pois muitas vezes está rompido nesse tipo de fratura. Se for conseguida a redução completa com esse método, o substituto do osso é arrumado no trato deixado pelo osso para estabilizar o fragmento articular reduzido (▶ Fig. 22.6 e ▶ Fig. 22.7, ▶ Vídeo 22.4 e ▶ Vídeo 22.5).

- A fratura é cominutiva, não havendo possibilidade de redução intra-articular assistida por artroscopia. Há duas opções nesse caso: acrescentar uma incisão no lado dorsal para tentar melhorar a redução ou deixá-la como está.

Detecção de Lesões Associadas

As lesões associadas costumam determinar o prognóstico. A primeira prioridade é avaliar o ligamento escafossemilunar, já que ele tem laceração em 30% dos casos, e uma laceração pode levar à osteoartrite secundária. O objetivo é induzir cicatrização da ferida periférica, friccionando a cápsula posterior e depois realizando reparo com sutura capsuloligamentar dorsal ou colocando pino escafossemilunar ou escafocapitato, sendo deixados os fios-K no local por 6 a 8 semanas.

O ligamento lunopiramidal e o complexo de fibrocartilagem triangular (CFCT) também precisam ser avaliados. Se o ligamento lunopiramidal tiver laceração, realiza-se colocação de pino lunopiramidal, que é deixado no local por 6 a 8 semanas. Se houver lesão do CFCT, será preciso determinar a natureza exata da lesão:

- Perfuração central: muitas vezes de natureza degenerativa e não relacionada com o trauma, não exigindo, portanto, tratamento.
- Destacamento periférico: reparado com base nas preferências do cirurgião, mas exige 6 semanas de imobilização para se conseguir uma boa cicatrização.

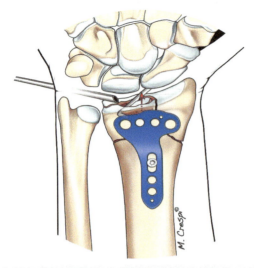

Fig. 22.6 Desenho de um grande fragmento central impactado (fratura do tipo *die-punch*) sendo reduzido com um *probe*. Esse tipo de fragmento é mais fácil de reduzir com assistência artroscópica.

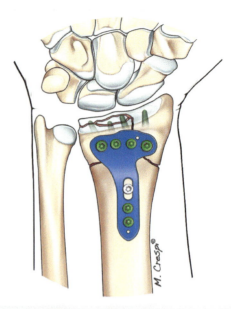

Fig. 22.7 Desenho da fixação da placa de retenção depois de reduzido o fragmento central.

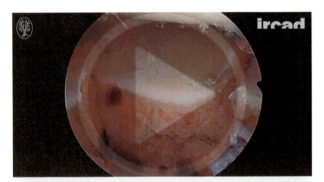

Vídeo 22.4 Vídeo mostrando a primeira etapa da redução intra-articular de múltiplos fragmentos de fratura do rádio distal.

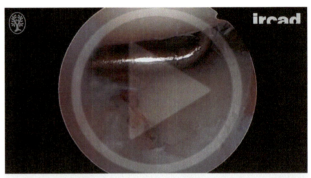

Vídeo 22.5 Vídeo mostrando a redução final intra-articular de múltiplos fragmentos de fratura do rádio distal.

- Destacamento foveal: leva à instabilidade da articulação radioulnar distal (ARUD); se a instabilidade da ARUD for encontrada depois de fixação de fratura, a parte foveal do CFCT precisará ser fixada novamente durante o mesmo procedimento.

As articulações radiocarpal e mediocarpal também são examinadas para se verificar a integridade das superfícies articulares dos ossos do punho. Também é importante ter certeza de que nenhum dos ossos do carpo esteja lesado, especialmente o escafoide.

22.2.4 Terceira Fase Cirúrgica: Fixação Final

A fixação da fratura é finalizada. Se o cirurgião tiver decidido usar uma placa de retenção, todos os parafusos epifisários serão colocados o mais próximo possível da superfície articular. Se possível, esses parafusos devem ser inseridos com orientação artroscópica para evitar que se perca a redução quando a tração do membro superior for liberada e para que se tenha certeza de que as pontas dos parafusos não façam protrusão na articulação.

O procedimento cirúrgico inteiro (fixação provisória, avaliação artroscópica e fixação final) não pode exceder 90 minutos; de outro modo, haverá um risco de edema pós-operatório.

22.2.5 Cuidados Pós-Operatórios

Os cuidados pós-operatórios variam, dependendo dos achados artroscópicos:

- Se a fratura estiver anatomicamente reduzida e nenhum dos ligamentos tiver laceração, a recuperação é semelhante à das fraturas extra-articulares do rádio distal. Se tiver sido usada uma placa de retenção, a reabilitação pode ser iniciada imediatamente depois da cirurgia e pode ser usada uma tala por 15 dias para proporcionar alívio da dor. Se a fratura tiver recebido pinos, será necessário usar uma tala por 6 semanas, e a reabilitação iniciada depois desse período.

- Se a redução tiver sido incompleta, se a superfície articular radial estiver cominuída, se a redução da superfície articular tiver exigido vários fios-K com pequeno diâmetro ou se uma laceração escafossemilunar tiver exigido colocação de pinos escafossemilunar e escafocapitato, usa-se uma órtese removível por 6 semanas. A reabilitação é iniciada uma vez que tenham sido removidos os fios-K.

A recuperação pós-operatória depende do método de fixação selecionado e da presença de lesões adicionais detectadas durante o exame artroscópico.

22.3 Conclusão

A artroscopia é ferramenta muito útil para o diagnóstico e o tratamento de fraturas intra-articulares do rádio distal. Permite ao cirurgião verificar a redução e depois ajustá-la conforme a necessidade. Também permite que lesões associadas sejam diagnosticadas e tratadas; estas tipicamente passam despercebidas e podem causar o desenvolvimento de osteoartrite do punho. É uma técnica difícil que pode tomar um tempo considerável.

Referência

[1] Knirk JL, Jupiter JB. Intra-articular fractures of the distal end of the radius in young adults. J Bone Joint Surg Am. 1986; 68(5):647–659

23 Osteotomia Guiada por Artroscopia para Fraturas Viciosamente Consolidadas no Rádio Distal

Francisco del Piñal

23.1 Introdução

"A artroscopia é o 'elo perdido' para se conseguir um resultado perfeito nas fraturas do rádio distal (FRD)." (Piñal in Green 2018)

A consolidação intra-articular viciosa do rádio causa considerável interferência na vida do paciente: amplitude de movimento limitada e dolorosa é a regra (▶ Fig. 23.1). A maioria dos casos de consolidação viciosa ocorre em razão de conduta inadequada para a fratura original e, mais raramente, por impacção secundária. A primeira geralmente se dá pelo uso do fluoroscópio como ferramenta de verificação na ocasião do tratamento para a fratura em vez do artroscópio. Na verdade, a restauração da anatomia articular é o objetivo principal ao se lidar com uma FRD. As imagens com minifluoroscopia são a técnica mais comum para avaliar a redução da fratura na sala de cirurgia (SC). Vários trabalhos, contudo, têm demonstrado limitações e baixa confiabilidade dessa modalidade de imagem para essas aplicações particulares e semelhantes em nosso campo.[1-3]

Relatam-se resultados excelentes com a técnica "de fora para dentro" no tratamento da consolidação viciosa intra-articular.[4,5] No entanto, notaram-se dificuldades na visualização, uma vez obtida a redução, e o procedimento passa a depender intensamente da fluoroscopia, e não da visualização direta, sendo a primeira, como já afirmado, instrumento não muito confiável. Desenvolvemos uma técnica com a artroscopia que, com boa iluminação e ampliação, permitiu-nos acompanhar precisamente a linha de cartilagem da fratura antiga com o osteótomo. Desse modo, não existe a possibilidade de erro de local da fratura durante a osteotomia, assim convertendo uma consolidação viciosa em fratura aguda.[6,7]

23.2 Indicações e Contraindicações

O diagnóstico de uma consolidação viciosa costuma ser evidente em radiografias simples (▶ Fig. 23.2). Todavia, uma TC com cortes em planos ortogonais puros é inestimável no processo de tomada de decisão e para orientação do cirurgião na ocasião da artroscopia (▶ Fig. 23.3).

Tradicionalmente, um desnível de 2 mm ou mais na superfície articular do rádio distal foi considerado indicação para osteotomia. Cada paciente deve ser considerado individualmente. Em um paciente ativo jovem, deve-se pensar em reparo até em um desnível de 1 mm na faceta do semilunar ou do escafoide. Alternativamente, um paciente com baixa demanda e um desnível semelhante pode-se beneficiar de uma artroplastia de ressecção, isto é, do nivelamento da articulação – tendo este último um curso pós-operatório muito mais benigno.

Uma consideração adicional é o estado da cartilagem, o que novamente exige experiência para se tomar a decisão apropriada. Em geral, quanto mais tempo entre a fratura e a consulta, mais tempo o paciente tem para movimentar a articulação e menos cartilagem restará. Em regra, não se pode encontrar nenhuma contraindicação absoluta ao procedimento. Fatores como mais de 6 meses depois da fratura; pacientes muito comprometidos com a reabilitação; e presença de corpo livre na articulação lançam uma sombra sobre a possibilidade de restauração da articulação. Seguindo a mesmo

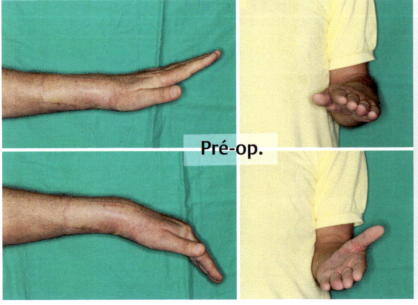

Fig. 23.1 Este paciente de 59 anos apresentava fraturas do rádio distal bilateralmente, as quais tinham sido tratadas cirurgicamente em outro local. Dada a dor contínua e a perda de amplitude de movimento no punho esquerdo, o paciente procurou uma segunda opinião 8 semanas após a cirurgia. (Copyright © Dr. Piñal, 2018)

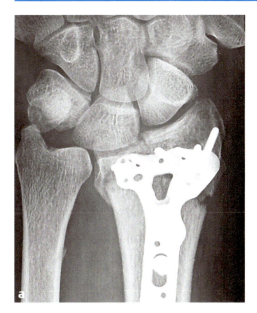
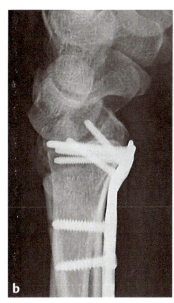

Fig. 23.2 (a, b) Radiografias em PA e perfil demonstraram consolidação viciosa no rádio distal com incongruência articular, aparente perda de altura radial e persistente angulação dorsal com adaptações carpais secundárias. Foi pedida uma CT para delinear melhor a consolidação viciosa. (Copyright © Dr. Piñal, 2018)

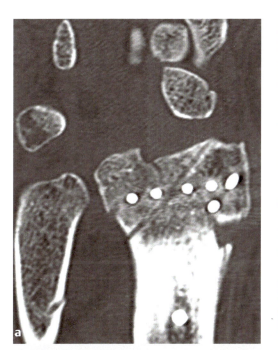
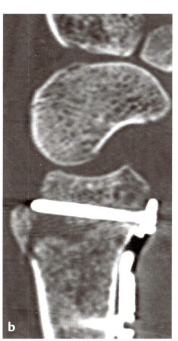
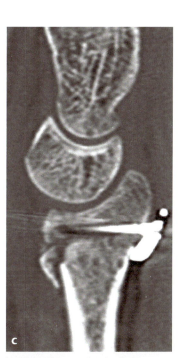

Fig. 23.3 (a-c) A CT confirmou o grau de ruptura articular e a consolidação viciosa do rádio distal. Dados estes achados, recomendaram-se osteotomias corretivas extra e intra-articulares. (Copyright © Dr. Piñal, 2018)

pensamento, a fim de prevenir piora do dano, quando um paciente é atendido no consultório com um desnível, a fisioterapia deve ser cancelada imediatamente. Além disso, deve-se aplicar uma tala enquanto são feitos estudos por CT, e a cirurgia deve ser marcada para minimizar o movimento.

23.3 Técnica Cirúrgica

Todos os pacientes com uma consolidação viciosa intra-articular, na clínica do autor, são tratados de maneira semelhante. Em primeiro lugar, realiza-se uma exploração artroscópica. Em decorrência dos grandes portais necessários para introduzir os osteótomos, é essencial que o cirurgião siga a técnica seca,[8,9] caso contrário ocorrerá uma perda constante da visualização por falta de impermeabilidade. Os únicos instrumentos especiais que usamos são os osteótomos e os elevadores periosteais emprestados de bandejas para ombro e joelho. Eles têm 4 mm de largura e diferentes angulações para acesso ao punho sempre retesado (▶ Fig. 23.4).

Com torniquete, a mão é colocada em tração a partir de um arco acima da cabeça. Tração de 12 a 15 kg é aplicada igualmente a todos os dedos. É mais difícil estabelecer os portais do que em uma artroscopia convencional, pois o espaço está colapsado por tecido cicatricial. Uma vez removido o tecido cicatricial, a cartilagem é cuidadosamente avaliada e toma-se uma decisão quanto à osteotomia ser viável ou não. Basicamente, se a cartilagem estiver bem preservada, sigo em frente com a osteotomia. Ao contrário, se a cartilagem estiver desgastada, prefiro realizar algum tipo de operação de salvamento: de maneira ideal, uma artroplastia artroscópica ou um transplante de cartilagem vascularizada.[10-12] Se o dano for difuso, a opção seria pensar em uma fusão radioescafossemilunar artroscópica.[13,14]

Tipicamente, uma vez que o cirurgião tenha optado por uma osteotomia guiada por artroscopia, a mão é colocada na mesa e realiza-se um acesso volar-radial convencional, expondo o rádio. Isso é necessário, acima de tudo, não apenas para remover o calo volar, mas também porque frequentemente é necessário remover corpos livres. Além disso, será usada uma placa volar para fixação que tem de estar pré-ajustada nesse ponto. Remover o calo extra-articular enfraquecerá a conexão do fragmento. No entanto, não se faz tentativa de liberar os fragmentos nesse estágio, pois eles podem-se quebrar em posição intra-articular. A mão agora é colocada em tração e, dependendo do tipo de consolidação viciosa e da localização do desnível, realizam-se as chamadas osteotomias retas ou na linha de laceração. De um ponto de vista técnico, cortes retos com o osteótomo reto são mais fáceis, porém possíveis apenas quando a linha de fratura é reta e alinhada com um dos portais (▶ Fig. 23.5). Para as consolidações viciosas não passíveis de osteotomia simples (como qualquer linha de fratura coronal), fazem-se múltiplas perfurações com o osteótomo, criando uma espécie de "linha de laceração" na cartilagem e no osso subcondral para a quebra fácil ao se forçar com o osteótomo (▶ Fig. 23.6). Dadas as limitações de espaço e o fato de que muito comumente as consolidações viciosas são irregulares, é preciso estar preparado para usar qualquer portal, qualquer osteótomo e combinações de osteotomias lineares e de linha de laceração a fim de tratar uma da consolidação viciosa.

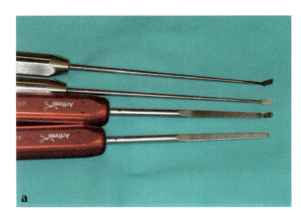
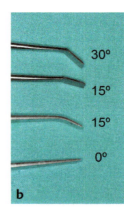

Fig. 23.4 (a, b) Instrumentos usados durante o procedimento. De cima para baixo: elevador periosteal de ombro (com ângulo de 15 a 30 graus) (Arthrex® AR-1342-30° e AR-1342-15°, Arthrex, Naples, FL) e osteótomos reto e curvo (Arthrex® AR-1770 e AR-1771). (Em Ref. 15. Copyright © Dr. Piñal, 2018.)

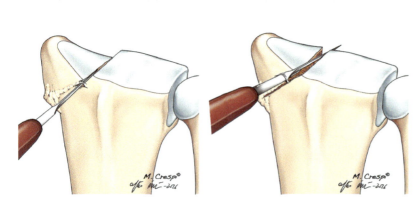
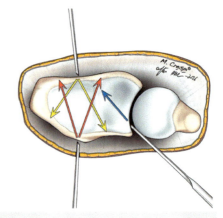

Fig. 23.5 Osteotomia de linha reta. (Em Ref. 15. Copyright © Dr. Piñal, 2018.)

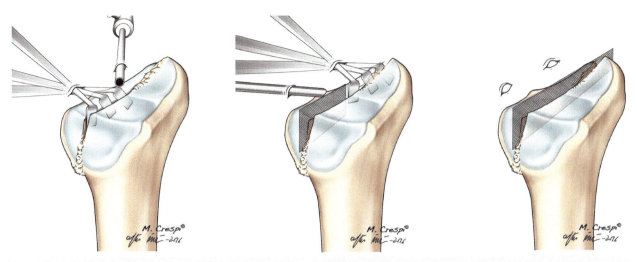

Fig. 23.6 Osteotomia de linha de laceração. (Em Ref. 15. Copyright © Dr. Piñal, 2018.)

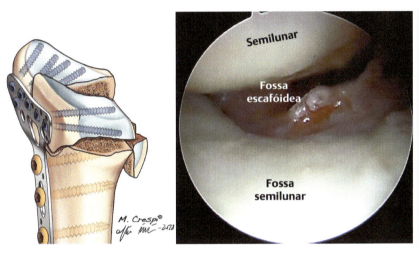

Fig. 23.7 Considerando as imagens pré-operatórias, o autor planejou o esboço. Durante a artroscopia, o tecido cicatricial na articulação radiocarpal é desbridado, revelando a magnitude de a incongruência articular. (Copyright Dr. Piñal, 2018.)

Uma vez mobilizado o fragmento, o calo e o tecido fibroso redundante são removidos de dentro e de fora da articulação até que facilmente reduzíveis. Até esse ponto, o caso é abordado como para uma fratura aguda.[15] Os destaques da conduta cirúrgica do caso introduzidos em ▶ Fig. 23.1, ▶ Fig. 23.2, ▶ Fig. 23.3 são apresentados em ▶ Fig. 23.7, ▶ Fig. 23.8, ▶ Fig. 23.9, ▶ Fig. 23.10, ▶ Fig. 23.11, ▶ Fig. 23.12, ▶ Fig. 23.13, ▶ Fig. 23.14 e a artroscopia no ▶ Vídeo 23.1.

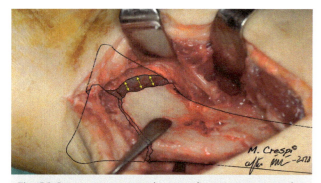

Fig. 23.8 A etapa seguinte do procedimento compreendeu a remoção da placa volar e do calo volar da diáfise radial. Observe que o fragmento do estiloide radial estava relativamente bem alinhado com a diáfise do rádio, enquanto que o fragmento ulnar volar estava mal reduzido. Qualquer tentativa de mobilizar os fragmentos é adiada até que as osteotomias intra-articulares sejam realizadas, já que, não sendo isso feito, é possível causar maior fragmentação. (Copyright © Dr. Piñal, 2018.)

23.4 Conclusão

A osteotomia guiada por artroscopia permite seguir o contorno da linha de fratura original com mínima lesão adicional da cartilagem. A operação possibilita ao cirurgião obter uma redução anatômica, ao mesmo tempo minimizando a possibilidade de localizar erroneamente a fratura. Na experiência do autor com osteotomias intra-articulares, resultados excelentes podem ser obtidos consistentemente se houver adesão às etapas cirúrgicas descritas. Fique o leitor informado de que a cirurgia está posicionada entre os procedimentos artroscópicos mais difíceis que um cirurgião pode enfrentar no punho. Além disso, é necessária instrução substancial sobre o tratamento clássico de fraturas do rádio distal. Não sendo assim, corremos o risco de lançar o paciente em uma situação catastrófica (▶ Fig. 23.15, ▶ Fig. 23.16). A cirurgia com a técnica artroscópica clássica (artroscopia úmida) é impraticável; portanto, é essencial a familiaridade com a técnica artroscópica seca.

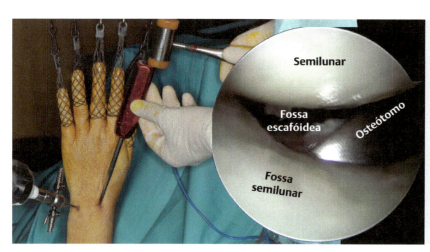

Fig. 23.9 Com o artroscópio colocado no portal 6R, foi introduzido um osteótomo curvo através do portal 3-4 para realizar as osteotomias intra-articulares. Finalmente, o osteótomo foi "balançado" até que o fragmento radial fosse finalmente liberado. (Copyright © Dr. Piñal, 2018.)

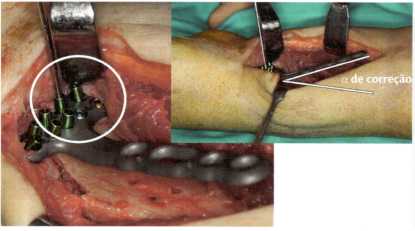

Fig. 23.10 A placa do rádio distal volar foi aplicada e fixada ao fragmento ulnar distal (*círculo*) apenas. (Copyright © Dr. Piñal, 2018.)

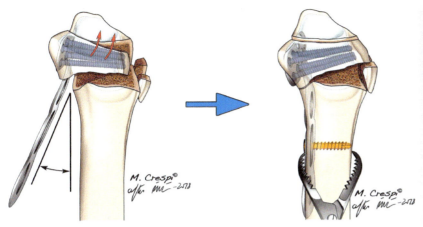

Fig. 23.11 Usando a placa como instrumento de redução, o fragmento da faceta do semilunar mal posicionado é reduzido anatomicamente conforme descrito pela técnica de Lanz para consolidações viciosas extra-articulares puras. (Copyright © Dr. Piñal, 2018.)

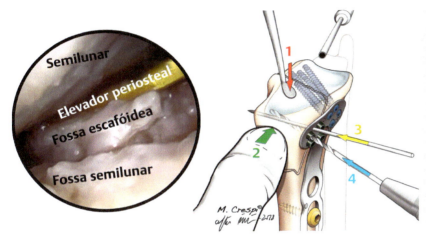

Fig. 23.12 Depois de prender a faceta semilunar, dirige-se a atenção a reduzir o fragmento da fossa escafóidea. Observe que está reduzida um pouco a mais; usando a face semilunar anatômica como guia, o fragmento é abaixado com um elevador periosteal (1) e o fragmento radial é comprimido com o polegar (2). O assistente prende a faceta do escafoide com um fio-K (3), o que é seguido por fixação na placa com um parafuso (4). (Copyright © Dr. Piñal, 2018.)

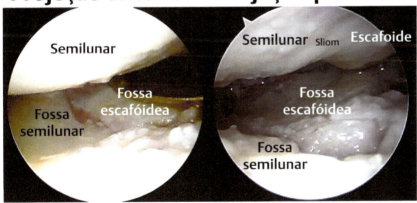

Fig. 23.13 Visualização artroscópica final da consolidação viciosa intra-articular corrigida. (Copyright © Dr. Piñal, 2018.)

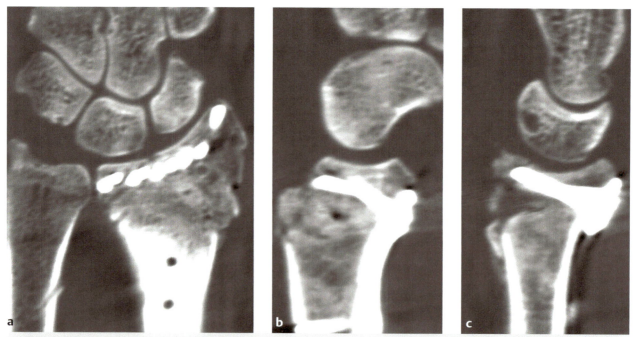

Fig. 23.14 (a-c) CT pós-operatória confirmando a correção de a superfície articular do rádio distal com alinhamento do carpo. (Copyright © Dr. Piñal, 2018.)

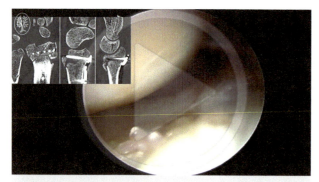

Vídeo 23.1 Vídeo mostrando um caso clínico de osteotomia intra-articular artroscópica para consolidação viciosa de fratura do rádio distal.

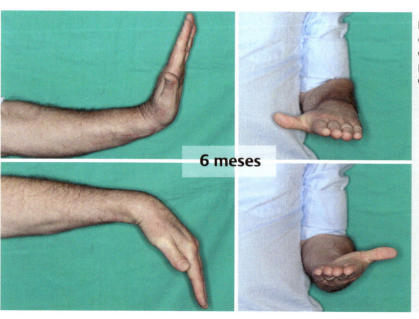

Fig. 23.15 Observe a melhora de amplitude de movimento em comparação com o exame pré-operatório seis meses após a cirurgia. (Copyright © Dr. Piñal, 2018.)

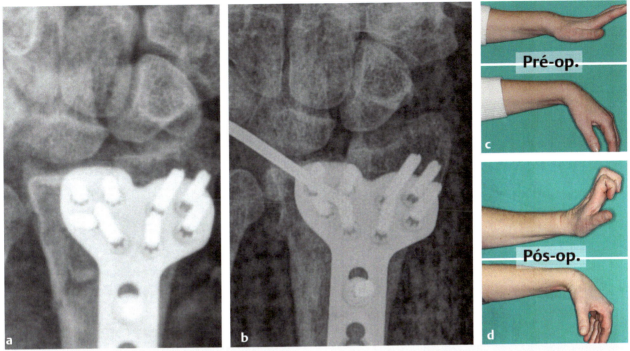

Fig. 23.16 (a) Este paciente foi operado por artroscopia para correção de uma consolidação viciosa articular pelo mesmo cirurgião que tinha tratado a fratura original 2 anos antes. O resultado desta primeira correção da consolidação viciosa **(b)** foi um desnível maior do que antes e um resultado funcional desastroso **(c)**. O caso foi retomado pelo autor, e, depois de uma segunda osteotomia intra-articular, foi obtido um bom resultado funcional **(d)**. (Copyright © Dr. Piñal, 2018.)

Referências

[1] Edwards CC, II, Haraszti CJ, McGillivary GR, Gutow AP. Intra-articular distal radius fractures: arthroscopic assessment of radiographically assisted reduction. J Hand Surg Am. 2001; 26(6):1036–1041

[2] Lutsky K, Boyer MI, Steffen JA, Goldfarb CA. Arthroscopic assessment of intra-articular distal radius fractures after open reduction and internal fixation from a volar approach. J Hand Surg Am. 2008; 33(4): 476–484

[3] Capo JT, Kinchelow T, Orillaza NS, Rossy W. Accuracy of fluoroscopy in closed reduction and percutaneous fixation of simulated Bennett's fracture. J Hand Surg Am. 2009; 34(4):637–641

[4] Ring D, Prommersberger KJ, González del Pino J, Capomassi M, Slullitel M, Jupiter JB. Corrective osteotomy for intra-articular malunion of the distal part of the radius. J Bone Joint Surg Am. 2005; 87(7):1503–1509

[5] Prommersberger KJ, Ring D, González del Pino J, Capomassi M, Slullitel M, Jupiter JB. Corrective osteotomy for intra-articular malunion of the distal part of the radius. Surgical technique. J Bone Joint Surg Am. 2006; 88 Suppl 1 Pt 2:202–211

[6] del Piñal F, García-Bernal FJ, Delgado J, Sanmartín M, Regalado J, Cerezal L. Correction of malunited intra-articular distal radius fractures with an inside-out osteotomy technique. J Hand Surg Am. 2006; 31 (6):1029–1034

[7] del Piñal F, Cagigal L, García-Bernal FJ, Studer A, Regalado J, Thams C. Arthroscopically guided osteotomy for management of intra-articular distal radius malunions. J Hand Surg Am. 2010; 35(3):392–397

[8] del Piñal F, García-Bernal FJ, Pisani D, Regalado J, Ayala H, Studer A. Dry arthroscopy of the wrist: surgical technique. J Hand Surg Am. 2007; 32(1):119–123

[9] del Piñal F. Dry arthroscopy and its applications. Hand Clin. 2011; 27 (3):335–345

[10] del Piñal F, Klausmeyer M, Thams C, Moraleda E, Galindo C. Arthroscopic resection arthroplasty for malunited intra-articular distal radius fractures. J Hand Surg Am. 2012; 37(12):2447–2455

[11] del Piñal F, Garcia-Bernal JF, Delgado J, et al. Reconstruction of the distal radius facet by a free vascularized osteochondral autograft: anatomic study and report of a case. J Hand Surg Am. 2005; 30A: 1200–1210

[12] del Piñal F, Klausmeyer M, Moraleda E, et al. Vascularized graft from the metatarsal base for reconstructing major osteochondral distal radius defects. J Hand Surg Am. 2013; 38(10):1883–1895

[13] Ho PC. Arthroscopic partial wrist fusion. Tech Hand Up Extrem Surg. 2008; 12(4):242–265

[14] del Piñal F, Tandioy-Delgado F. (Dry) arthroscopic partial wrist arthrodesis: tips and tricks. Handchir Mikrochir Plast Chir. 2014; 46(5): 300–306

[15] del Piñal F. Atlas of distal radius fractures. Thieme, New York. 2018

24 Fixação de Fratura do Escafoide Assistida por Artroscopia

24.1 Introdução

As fraturas do escafoide representam 2% de todas as fraturas, 11% das fraturas da mão e 60% das fraturas do punho. Felizmente, elas estão ficando mais fáceis de diagnosticar em decorrência de um conhecimento melhor dos sinais clínicos, melhor treinamento dos médicos e métodos modernos de imagens, como radiografias, mas especialmente RM e TC.

Essas fraturas têm sido tipicamente tratadas por imobilização em gesso, mas a fixação interna é cada vez mais usada. Em meados da década de 1980, Herbert e Fischer[1] transformaram as indicações para fixação de fraturas, desenvolvendo um parafuso específico para o escafoide. Mais recentemente, o uso de parafusos canulados levou ao desenvolvimento de técnicas percutâneas, que simplificam a recuperação pós-operatória e, mais importante, preservam a vascularização. Todavia, é possível ficar sabendo de pequenos problemas rotacionais que podem levar a um retardo da consolidação ou a não consolidação. A artroscopia do punho permite a avaliação e redução de fraturas do escafoide, ao mesmo tempo limitando as incisões e, portanto, preservando a vascularização do escafoide.

24.2 Técnica Cirúrgica

24.2.1 Preparo e Posicionamento do Paciente

A cirurgia, em geral, é realizada ambulatorialmente com anestesia regional. O paciente é colocado em decúbito dorsal com o membro superior descansando em um apoio e um torniquete anexado. Usa-se uma torre de tração convencional durante os procedimentos artroscópicos.

24.2.2 Primeira Fase: Inserção de Fio-K no Escafoide

Faz-se pequena incisão volar anterior de 2 mm, através da qual se insere um fio-K de 1 mm no escafoide sob controle por fluoroscopia (▶ Fig. 24.1a-c). Essa etapa pode ser a mais difícil do procedimento inteiro. É importante saber como são a forma e a orientação do escafoide. Se um campo enrolado for colocado sob o punho para uma extensão de 60°, o fio-K ficará aproximadamente a 45° com a horizontal. O fio-K é angulado do tubérculo distal em direção à parte média do carpo.

Um exercício útil consiste em determinar a posição do escafoide, colocando-se um polegar no tubérculo distal e o indicador no polo proximal do escafoide no lado dorsal do punho (▶ Fig. 24.2). Torna-se então óbvio que o tubérculo distal está alinhado com o flexor radial do carpo, mais próximo da linha média do que a parte lateral do punho, e que o polo proximal está localizado na parte média do punho. Se o punho for estendido sem retirar o polegar e o indicador de suas posições, vai ser possível sentir o escafoide quase horizontal. Essas manobras podem oferecer ao cirurgião uma referência espacial ao se inserir o fio-K.

24.2.3 Segunda Fase: Verificação Artroscópica

Aplica-se tração ao longo do eixo principal do punho e verifica-se a posição do fio-K nas articulações radiocarpal e mediocarpal. A inspeção radiocarpal é realizada através dos portais 6R e/ou 3-4. Quando posicionada adequadamente, a ponta do fio-K ficará visível ao emergir do escafoide. O fio-K estará localizado acima da margem posterior do rádio quando o punho é puxado ao longo de seu eixo.

A qualidade da redução é avaliada através da articulação mediocarpal, tipicamente usando o portal MCU. É possível ser surpreendido ao verificar que, embora a redução pareça completa nas radiografias, haja um mau alinhamento rotacional com pequeno desnível na área da fratura (▶ Fig. 24.3, ▶ Vídeo 24.1).

Se a redução não for satisfatória, o fio-K é removido do polo proximal, mas nivelado com a parte distal do escafoide (▶ Fig. 24.4). O assistente estica o polegar ao longo de seu eixo principal (▶ Fig. 24.5, ▶ Vídeo 24.2).

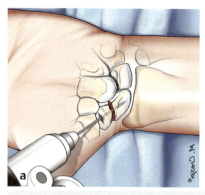 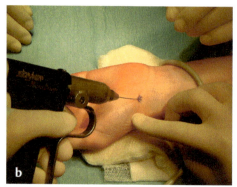 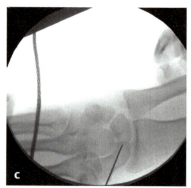

Fig. 24.1 Desenho **(a)**, visualização intraoperatória **(b)** e radiografia **(c)** da inserção percutânea retrógrada de um fio-K no osso escafoide.

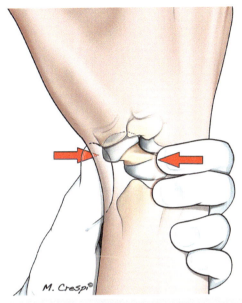

Fig. 24.2 Desenho dos pontos de referência ósseos no escafoide sendo palpados para determinar a posição do escafoide. Depois de realizar pequenos movimentos de flexão do punho, o polegar é colocado no tubérculo distal, e o índice, no polo proximal (*setas vermelhas*).

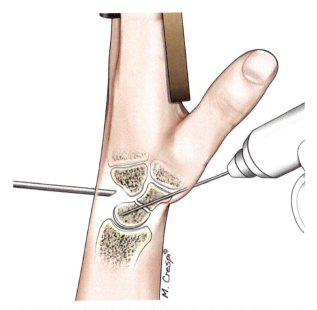

Fig. 24.3 Desenho da avaliação mediocarpal de uma fratura de escafoide não reduzida.

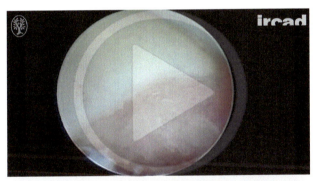

Vídeo 24.1 Vídeo mostrando a visualização artroscópica da avaliação mediocarpal de uma fratura de escafoide não reduzida.

Usam-se manobras externas e um *probe* para reduzir o polo proximal de volta à posição correta. O fio-K é reintroduzido até o polo proximal, e a redução é verificada novamente (▶ Fig. 24.6, ▶ Vídeo 24.3).

24.2.4 Terceira Fase: Inserção do Parafuso

A mão é liberada da torre de tração e colocada horizontalmente na mesa (▶ Fig. 24.7a, b). Em razão de seu desenho autoperfurante, os parafusos canulados modernos tornam a fixação do escafoide mais fácil. Obviamente, o comprimento do parafuso deve ser medido precisamente.

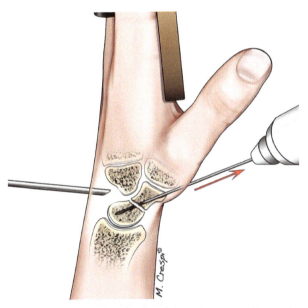

Fig. 24.4 Desenho do fio-K sendo removido do polo proximal com o punho ainda em tração.

Usa-se fluoroscopia continuamente durante toda essa fase cirúrgica.

24.2.5 Verificação Artroscópica Final

Aplica-se tração à mão novamente para as etapas finais de verificação artroscópica. Em primeiro lugar,

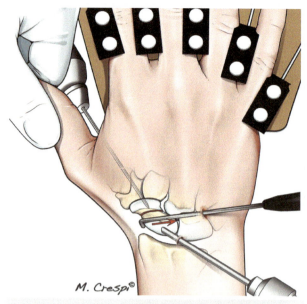

Fig. 24.5 Desenho do método de redução artroscópica usado com uma fratura de escafoide deslocada: o assistente estende o polegar e então se usa um *probe* para reduzir o polo proximal sobre o tubérculo distal com controle artroscópico mediocarpal e radiocarpal.

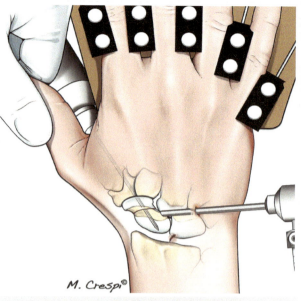

Fig. 24.6 Desenho do escafoide depois de ter sido reduzido e temporariamente preso com fio-K reintroduzido no polo proximal.

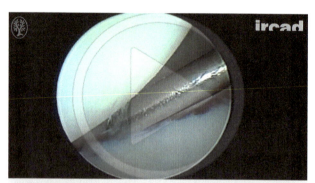

Vídeo 24.2 Vídeo mostrando o método de redução usado com uma fratura de escafoide deslocada: o assistente estende o polegar e então se usa um *probe* para reduzir o polo proximal sobre o tubérculo distal sob controle artroscópico mediocarpal e radiocarpal.

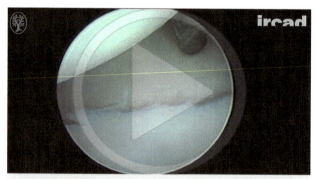

Vídeo 24.3 Vídeo mostrando o escafoide depois de ter sido reduzido e temporariamente preso com fio-K reintroduzido no polo proximal.

verifica-se a qualidade da redução através do portal mediocarpal. Podem-se acrescentar algumas voltas ao parafuso se necessário para se obter a compressão desejada (▶ Fig. 24.8 e ▶ 24.9, ▶ Vídeo 24.4).

O posicionamento intraósseo do parafuso é verificado através do portal. Será mais fácil fazê-lo se o fio-K for deixado no local para servir de referência. Em alguns casos, apesar de as radiografias não revelarem problemas, algumas das roscas do parafuso saem através da cartilagem. O parafuso precisa ser removido e outra checagem mediocarpal realizada para dar certeza de que a compressão ainda está correta. Se for encontrado um problema, deve ser inserido um parafuso menor (▶ Fig. 24.10, ▶ Vídeo 24.5).

As pequenas incisões são deixadas abertas para fechamento por segunda intenção. Não há sequelas de cicatrização da ferida.

24.2.6 Cuidados Pós-Operatórios

Se a construção ficar estável e não houver lesões associadas, os exercícios de amplitude de movimento poderão ser iniciados imediatamente. Pode-se usar pequena tala anterior removível para reduzir a dor, especialmente durante os primeiros dias de pós-operatório. Fazem-se radiografias regularmente até que a consolidação esteja completa.

Fixação de Fratura do Escafoide Assistida por Artroscopia

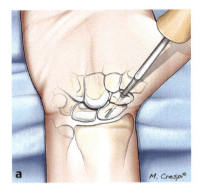
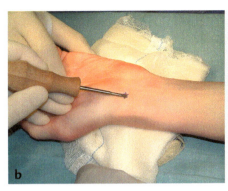

Fig. 24.7 Desenho **(a)** e visualização intraoperatória **(b)** de um parafuso canulado sendo inserido no escafoide reduzido, o qual está sendo mantido pelo fio-K.

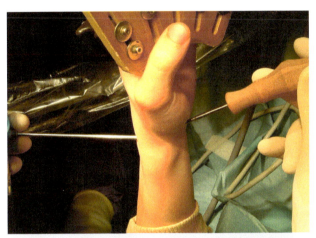

Fig. 24.8 Visualização intraoperatória da fixação final do parafuso com controle artroscópico.

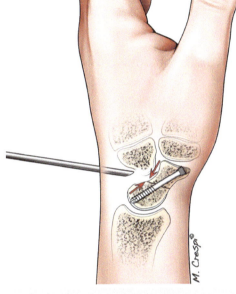

Fig. 24.9 Desenho mostrando a avaliação mediocarpal de uma fratura de escafoide completamente reduzida. As *setas vermelhas* mostram o efeito da compressão.

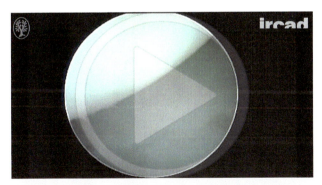

Vídeo 24.4 Vídeo mostrando a avaliação mediocarpal de uma fratura de escafoide completamente reduzida.

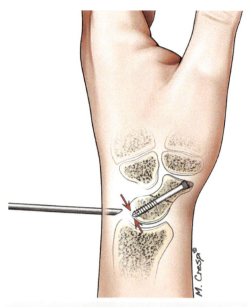

Fig. 24.10 Desenho da inspeção radiocarpal realizada para garantia de que a extremidade distal do parafuso não saia para o espaço articular. As *setas vermelhas* apontam a área onde parte do parafuso poderia sair do escafoide.

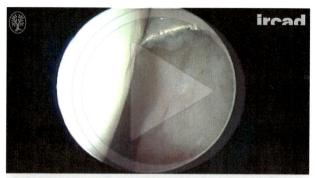

Vídeo 24.5 Vídeo mostrando a inspeção radiocarpal realizada para garantia de que a extremidade distal do parafuso não saia para o espaço articular.

24.3 Conclusão

Mesmo para fraturas que não estejam deslocadas, a fixação interna de fraturas do escafoide é técnica comumente usada em pacientes com alta demanda que compreendam as vantagens e desvantagens do método. Usando artroscopia, o cirurgião pode evitar algumas das armadilhas habituais da fixação interna, certificando-se de que o parafuso esteja perfeitamente posicionado e a fratura, completamente reduzida.

Referência

[1] Herbert TJ, Fischer WE. Management of the fractured scaphoid using a new bone screw. J Bone Joint Surg Br. 1984; 66(1):114–123

25 Enxerto Ósseo Artroscópico para Pseudoartrose do Escafoide

25.1 Introdução

As fraturas do escafoide muitas vezes não são percebidas inicialmente, sendo diagnosticadas somente quando a não consolidação se manifesta. Como a história natural dessas fraturas resulta em osteoartrite radiocarpal e, finalmente, em oasteoartrite mediocarpal, precisam ser tratadas cirurgicamente. No entanto, ainda há controvérsia sobre qual a melhor estratégia de tratamento. As várias técnicas vão das menos invasivas, como a fixação percutânea, às mais invasivas, como o enxerto ósseo autólogo da crista ilíaca ou os enxertos ósseos vascularizados.

O tratamento cirúrgico das pseudoartroses pode ser realizado de maneira minimamente invasiva com artroscopia. Isso simplifica a recuperação pós-operatória, reduz as complicações e preserva o complexo capsuloligamentar do punho – e, desse modo, a vascularização precária do escafoide.

25.2 Técnica Cirúrgica

25.2.1 Preparo e Posicionamento do Paciente

O procedimento é realizado com anestesia regional usando um torniquete. O membro superior do paciente é preso a um apoio. Tracionadores dos dedos são usados para aplicar 5 a 7 kg (11-15,5 lbs.) de tração ao longo do eixo do membro superior.

25.2.2 Exploração Radiocarpal e Mediocarpal

O artroscópio é introduzido no portal 6R, e o *shaver*, no portal 3-4. A integridade do ligamento escafossemilunar pode ser verificada usando esse acesso. Também se verifica a qualidade da cartilagem no polo proximal do escafoide e no processo estiloide do rádio. Se necessário, pode ser realizada a estiloidectomia radial por artroscopia nesse ponto do procedimento (Capítulo 7).

O tratamento artroscópico da não consolidação é realizado por meio da articulação mediocarpal. O artroscópio é introduzido no portal mediocarpal ulnar (MCU), e os instrumentos, no portal mediocarpal radial (MCR). A primeira fase do procedimento artroscópico consiste em sinovectomia completa com um *shaver*.

25.2.3 Preparação do Local da Não Consolidação

O local da não consolidação ficará visível ou aparecerá como fissura óssea cheia de tecido fibroso (▶ Fig. 25.1, ▶ Vídeo 25.1). Essa fissura pode ser localizada com um probe. O local da pseudoartrose é friccionado com uma cureta curva, *shaver* e/ou broca em sucessão (▶ Fig. 25.2, ▶ Vídeo 25.2). O objetivo é expor osso esponjoso com sangramento em ambos os lados, o que é visível por artroscopia (▶ Fig. 25.3).

25.2.4 Colheita de Enxerto Ósseo

O enxerto ósseo é colhido do punho ipsolateral (▶ Vídeo 25.3). Faz-se uma incisão na parte lateral do punho entre o primeiro e o segundo compartimentos dos extensores. Os ramos sensoriais do nervo radial são identificados e protegidos.

O periósteo sob os tendões dos extensores no primeiro e segundo compartimentos é tornado áspero com lima de osso para liberar a área de coleta do enxerto. Realiza-se uma osteotomia com três lados, ao mesmo tempo deixando uma "tampa óssea" presa ao rádio (▶ Fig. 25.4). O enxerto ósseo é colhido com uma cureta; o volume do enxerto precisa ser maior do que o defeito que está sendo preenchido (▶ Fig. 25.5). Depois de o enxerto ser coletado, a tampa é colocada de volta no local da colheita. O periósteo voltará espontaneamente para o lugar (▶ Fig. 25.6). A pele é fechada com pontos interrompidos.

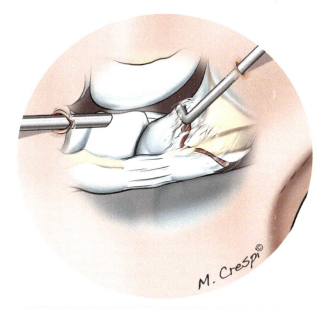

Fig. 25.1 Desenho do local da não consolidação sendo palpado com um *probe*.

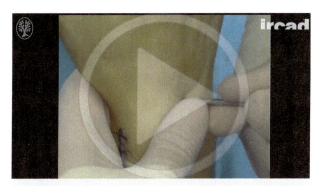

Vídeo 25.1 Vídeo mostrando uma visualização artroscópica da pseudoartrose a partir da articulação mediocarpal.

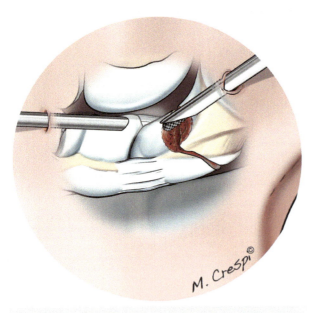

Fig. 25.2 Desenho da pseudoartrose sendo desbridada com uma broca inserida através do portal mediocarpal radial (MCR) com o artroscópio no portal mediocarpal ulnar (MCU).

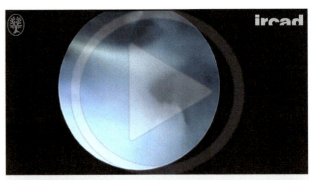

Vídeo 25.2 Vídeo mostrando visualização artroscópica de curetagem do ponto de não consolidação, com a cureta no portal mediocarpal radial (MCR) e o artroscópio no portal mediocarpal ulnar (MCU).

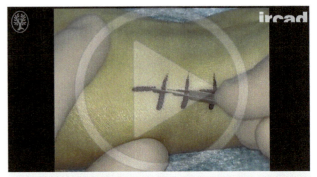

Vídeo 25.3 Vídeo mostrando a técnica para colheita de enxerto de osso esponjoso da face lateral distal do rádio.

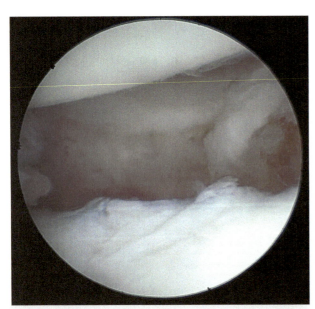

Fig. 25.3 Visualização artroscópica do local de não consolidação friccionado depois de desbridamento.

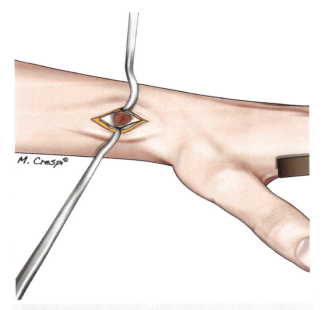

Fig. 25.4 Desenho do local de colheita de enxerto ósseo. Uma vez rebatidos os tendões extensores no primeiro e segundo compartimentos abaixo do periósteo, uma tampa de osso cortical, ainda presa em seu lado proximal, é levantada, permitindo acesso ao osso esponjoso no rádio distal.

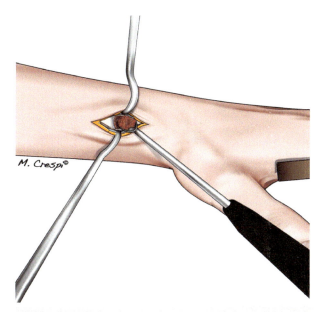

Fig. 25.5 Desenho do enxerto sendo coletado com uma cureta.

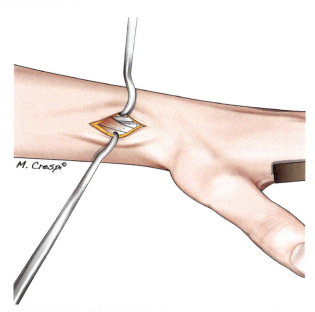

Fig. 25.6 Desenho dos dois compartimentos extensores sendo reposicionados uma vez que a tampa de osso cortical é recolocada depois da coleta do enxerto.

25.2.6 Implantação e Fixação do Enxerto

A etapa seguinte é realizada em ambiente seco. Se a parte inicial do procedimento tiver sido realizada em ambiente úmido, todo o líquido precisa ser aspirado. O enxerto ósseo é inserido em um trocarte e depois a extremidade do trocarte é colocada no ponto da não consolidação. O enxerto é empurrado para o interior do trocarte com um fio-guia sem ponta (▶ Fig. 25.8a, b, ▶ Vídeo 25.4) até que o local de não consolidação seja preenchido. O enxerto ósseo é tapado com uma espátula (▶ Fig. 25.9, ▶ Vídeo 25.5). Nesse ponto do procedimento, pode-se usar cola biológica para estabilizar os enxertos. Todavia, uma vez fixado o escafoide e liberada a tração, a posição anatômica nativa do capitato proporcionará estabilização suficiente do enxerto.

Uma vez que o enxerto ósseo esteja no lugar, pode-se realizar a fixação do escafoide. Se a pseudoartrose estiver localizada no corpo do escafoide, os fragmentos serão presos com um parafuso de compressão, preferencialmente um canulado autoperfurante, que é inserido através de pequena incisão percutânea distal. Se a não consolidação estiver no polo proximal, a estabilização poderá ser melhorada por colocação de pinos escafossemilunares transcutâneos através de uma incisão lateral. Dois ou três fios-K (1,0 ou 1,2 mm) são inseridos para que suas trajetórias fixem o local da falta de consolidação e o espaço escafossemilunar. Os fios-K são enterrados sob a pele (▶ Fig. 25.10a-c, ▶ Vídeo 25.6).

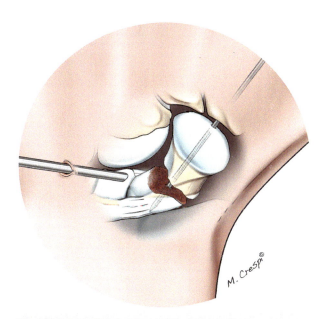

Fig. 25.7 Desenho do artroscópio na articulação mediocarpal sendo usado para verificar a redução depois da colocação de pino.

25.2.5 Fixação Temporária da Pseudoartrose

O local de não consolidação friccionado é reduzido e temporariamente mantido no lugar com um ou mais fios-K (1,0 mm). Essa etapa pode ser realizada com tração sobre a mão ou colocando-se a mão horizontalmente sobre um apoio de braço, se necessário. A redução e o posicionamento do fio-K são verificados por artroscopia e fluoroscopia (▶ Fig. 25.7).

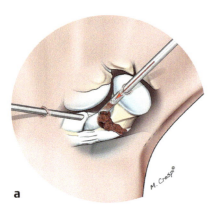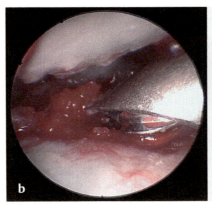

Fig. 25.8 (a) Desenho do enxerto sendo colocado através de um trocarte no portal MCR, com a ponta distal colocada no local da não consolidação. **(b)** Visualização artroscópica do enxerto assentada no local da não consolidação, estando o trocarte no portal MCR e o artroscópio no portal MCU.

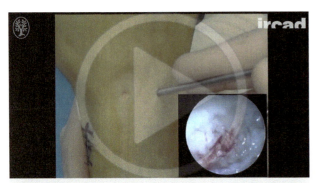

Vídeo 25.4 Vídeo mostrando visualização intraoperatória da colocação do trocarte e do enxerto sendo empurrado com um fio-guia sem ponta.

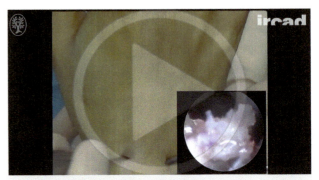

Vídeo 25.5 Vídeo mostrando o enxerto sendo empurrado para baixo com uma espátula introduzida através do portal mediocarpal radial (MCR).

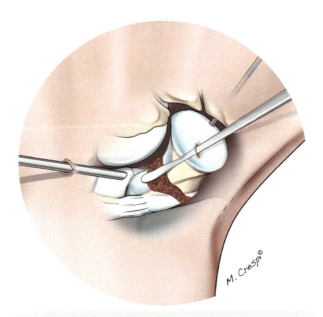

Fig. 25.9 Desenho mostrando o enxerto sendo empurrado para baixo com uma espátula introduzida através do portal mediocarpal radial (MCR).

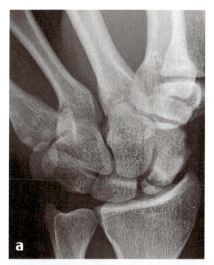 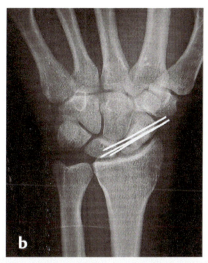 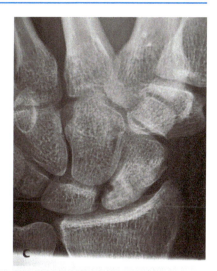

Fig. 25.10 (a) Radiografia de pseudoartrose no polo proximal do escafoide. **(b)** Radiografia pós-operatória da construção da fixação consistindo em colocação tripla de pinos escafossemilunares que alcancem o corpo do escafoide, o local de não consolidação enxertado, o polo proximal e o semilunar. **(c)** Radiografia mostrando consolidação óssea 60 dias depois de removidos os fios-K.

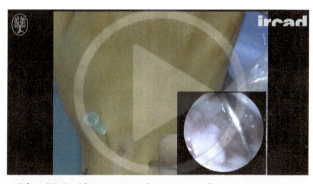

Vídeo 25.6 Vídeo mostrando um caso clínico.

25.2.7 Fechamento e Cuidados Pós-Operatórios

O punho é imobilizado até se conseguir a consolidação. A reabilitação é iniciada uma vez que a tala e/ou fios-K tenham sido removidos.

25.3 Conclusão

A não consolidação do escafoide é problema comum porque a fratura inicial pode não ser detectada, e o osso é pouco vascularizado. Pode finalmente evoluir para colapso avançado por pseudoartrose do escafoide e precisa ser tratada cirurgicamente antes que se estabeleça uma osteoartrite. O enxerto ósseo artroscópico é técnica simples e confiável que preserva a vascularização, especialmente em casos de pseudoartrose do polo proximal.

26 Substituição Artroscópica do Polo Proximal do Escafoide com Implante de Pirocarbono

26.1 Introdução

A necrose avascular do polo proximal do escafoide representa um desafio ao tratamento. Enxertos ósseos vascularizados nem sempre fornecem os resultados esperados. Em alguns casos, o polo proximal necrótico está fragmentado e as tentativas de reparo são irrealistas. Um implante móvel de pirocarbono foi inserido pela primeira vez em 2000 por meio de uma abordagem aberta padrão.[1] A inserção desse implante por meio da artroscopia é um próximo passo lógico, porque todos os ligamentos extrínsecos permanecem intactos, preservando, assim, a estabilidade do osso carpal. Entretanto, essa técnica é reservada para casos nos quais a reconstrução é impossível.

26.2 Técnica Cirúrgica

26.2.1 Preparo e Posicionamento do Paciente

O procedimento é conduzido mediante anestesia regional com o braço fixo em uma placa de braço e tração ascendente de 5 a 7 kg (11-15,5 lbs.) que é aplicada a mão, punho e antebraço.

26.2.2 Portais Artroscópicos e Exploração

Três portais são geralmente usados durante este procedimento (▶ Fig. 26.1):

- Portal padrão 3-4 estendido até cerca de 1 cm para permitir que o implante passe por ele.
- Portais 6R ou 4-5 para o artroscópio.
- Portal ulnar mediocarpal (MCU) para verificação mediocarpal.
- Às vezes, pode-se usar o portal radiocarpal 1-2 para realizar uma estiloidectomia (▶ Vídeo 26.1).

    O procedimento começa com os portais 3-4 e 6R ou 4-5.
    O escópio é inserido no portal medial. Usa-se um *shaver* para desbridar a articulação (resíduos de sinovite, osso e/ou cartilagem). O polo proximal é localizado e medido o grau de necrose (um ou múltiplos fragmentos etc.). O artroscópio e a bainha são então introduzidos pelo portal MCU para avaliar a posição do polo proximal em relação ao restante do escafoide e do semilunar (▶ Fig. 26.2a, b).

26.2.3 Excisão de Polo Proximal

Todos os fragmentos do polo proximal serão retirados por meio do portal 3-4 com o escópio no portal ulnar radiocarpal. Mas primeiro, o ligamento interósseo escafolunar deverá ser cortado, se ainda estiver intacto, usando-se um bisturi pequeno n° 11 ▶ Fig. 26.3a, b). Tesouras de tenotomia de Stevens são então usadas para cortar todo o ligamento escafolunar (▶ Fig. 26.4, ▶ Vídeo 26.2). O polo proximal ou seus vários fragmentos são então removidos por meio de hemostatos (▶ Fig. 26.5a-c, ▶ Vídeo 26.3).

    Se o corte das porções dorsal e volar do ligamento escafolunar for difícil, isso poderá ser feito com um *shaver* inserido no portal 3-4; o escópio é inserido no portal ulnar radiocarpal para a porção dorsal e o portal MCU para a porção volar.

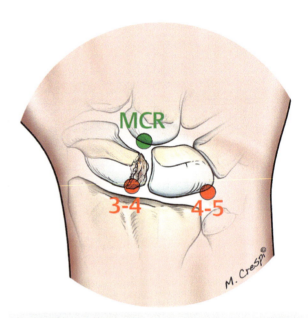

Fig. 26.1 Desenho dos três portais tipicamente usados durante reposição artroscópica do polo proximal do escafoide com implante de pirocarbono.

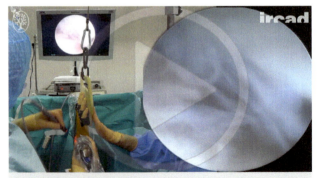

Vídeo 26.1 Vídeo mostrando a estiloidectomia artroscópica como primeiro passo do procedimento.

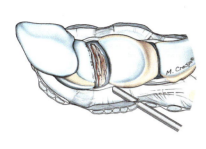 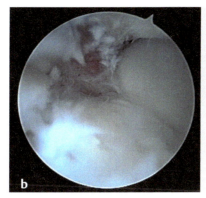

Fig. 26.2 Desenho **(a)** e visualização artroscópica mediocarpal **(b)** do escafoide à esquerda, semilunar à direita e polo proximal necrótico do escafoide no meio.

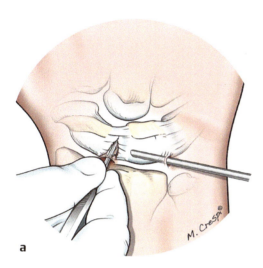 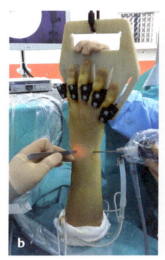

Fig. 26.3 Desenho **(a)** e projeção intraoperatória **(b)** de uma lâmina de bisturi sendo usada para começar a cortar o ligamento interósseo escafolunar.

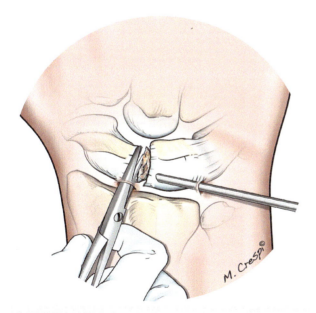

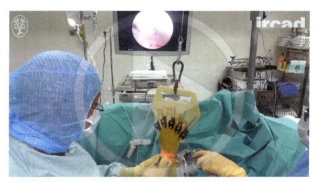

Vídeo 26.2 - Vídeo mostrando lâmina de bisturi e tesouras de ponta fina sendo usadas para efetuar a secção final no ligamento interósseo escafolunar.

Fig. 26.4 Desenho de tesouras de ponta fina sendo usadas para efetuar a secção final no ligamento interósseo escafolunar.

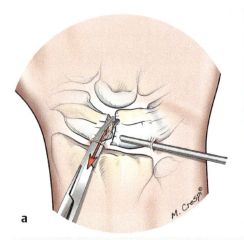 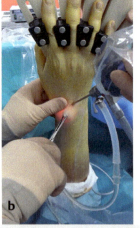 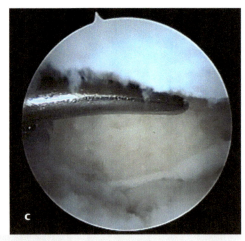

Fig. 26.5 Desenho **(a)**, intraoperatório **(b)** e visualização artroscópica **(c)** da excisão de fragmentos necróticos do polo proximal do escafoide.

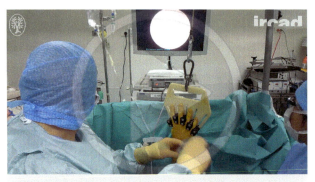

Vídeo 26.3 Vídeo mostrando a excisão de fragmentos necróticos do polo proximal do escafoide.

Se a extremidade proximal do escafoide apresentar formato convexo, um esmeril será inserido pelo portal 3-4 e usado para remodelar essa extremidade até que ela se torne côncava e possa combinar com o formato do implante (▶ Fig. 26.6, ▶ Vídeo 26.4).

26.2.4 Seleção de Tamanho de Implante

A primeira opção para selecionar o tamanho apropriado do implante é reconstruir o polo proximal na mesa de preparo (*back table*) e a seguir comparar com os implantes da experiência (▶ Fig. 26.7). O implante selecionado é então empurrado para o interior do portal 3-4 com os dedos mediante controle artroscópico radiocarpal e mediocarpal (▶ Fig. 26.8). Se o implante estiver no tamanho correto, a visualização mediocarpal mostrará que o espaço entre o escafoide e o semilunar estará completamente preenchido. Uma pinça hemostática é usada para se remover o implante experimental mediante controle artroscópico radiocarpal e/ou mediocarpal. O formato ovoide do implante pode tornar difícil agarrá-lo. Uma dica é colocar um pequeno tubo plástico (tal como um tubo de drenagem cirúrgica) nas pontas da pinça.

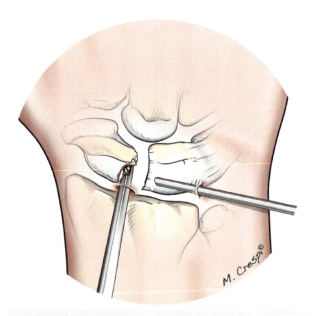

Fig. 26.6 Desenho e visualização intraoperatória durante rebarba da extremidade proximal remanescente do escafoide.

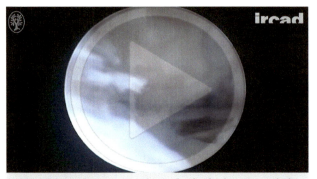

Vídeo 26.4 Vídeo mostrando a rebarbada de extremidade proximal remanescente do escafoide.

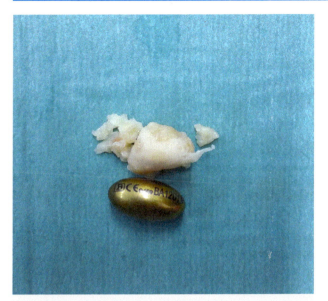

Fig. 26.7 Visualização intraoperatória dos vários fragmentos do polo proximal necrótico sendo reconstruído na mesa de preparação para comparar os fragmentos ao tamanho dos implantes experimentais.

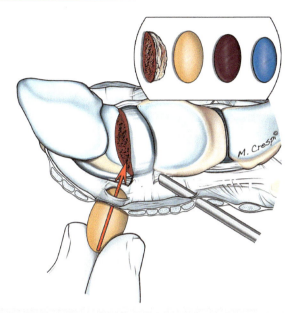

Fig. 26.8 Desenho do implante experimental sendo inserido.

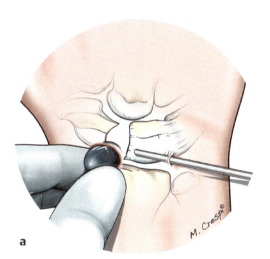
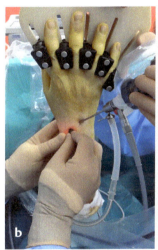

Fig. 26.9 Desenho **(a)** e projeção intraoperatória **(b)** do implante final sendo inserido através de uma incisão 3-4 radiocarpal estendida.

26.2.5 Colocação do Implante Final

O implante final é inserido da mesma maneira ▶ Fig. 26.9a, b, ▶ Vídeo 26.5) com controle radiocarpal e mediocarpal duplo (▶ Fig. 26.10). Na incisão 3-4 portal estendida, a pele é fechada com sutura interrompida simples que poderá ser removida quando o primeiro curativo for trocado, uma semana mais tarde.

26.2.6 Cuidados Pós-Operatórios

O implante móvel permite a recuperação imediata da amplitude de movimento da articulação. Apesar disso,

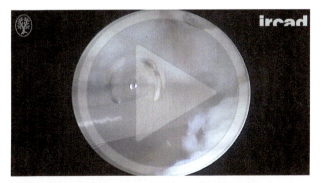

Vídeo 26.5 Vídeo mostrando a inserção do implante.

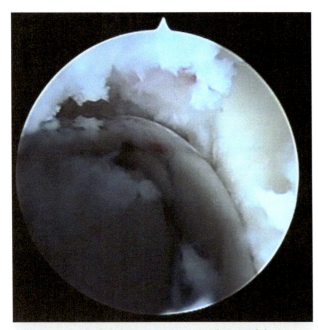

Fig. 26.10 Visualização artroscópica mediocarpal do implante assentado que está perfeitamente posicionado entre o escafoide e o semilunar.

um molde anterior removível é usado para reduzir a dor e permitir que os pacientes recuperem a amplitude de movimento. Se necessário, a reabilitação pode ser iniciada após a terceira semana.

26.3 Conclusão

A substituição artroscópica de um polo proximal necrótico é uma técnica simples e confiável que não queima nenhuma conexão. Resultados no longo prazo com esse implante são promissores.[2] Esse método evita o uso de técnicas paliativas mais extensas. Entretanto, ele só deverá ser aplicado em casos nos quais a reconstrução seja impossível.

Referências

[1] Pequignot JP, Lussiez B, Allieu Y. [A adaptive proximal scaphoid implant]. [in French]. Chir Main. 2000; 19(5):276–285

[2] Gras M, Wahegaonkar AL, Mathoulin C. Treatment of avascular necrosis of the proximal pole of the scaphoid by arthroscopic resection and prosthetic semireplacement arthroplasty using the pyrocarbon adaptive proximal scaphoid implant (APSI): long-term functional outcomes. JWrist Surg. 2012; 1(2):159–164

27 Artrólise Artroscópica do Punho

27.1 Introdução

As fraturas intra-articulares do punho (rádio e escafoide) e, às vezes, o reparo de ligamentos intrínsecos (mesmo os artroscópicos) podem levar à rigidez do punho em decorrência da fibrose intra-articular, que é mais intensa na articulação radiocarpal que na mediocarpal. A artrólise cirúrgica aberta por si só produz fibrose pós-operatória, que limita sua eficácia. A artroscopia evita essa armadilha ao limpar a articulação sem afetar a cápsula articular e permitir a recuperação imediata da amplitude de movimento do paciente.

27.2 Técnica Cirúrgica

27.2.1 Preparo e Posicionamento do Paciente

O procedimento é conduzido mediante anestesia regional. A amplitude de flexão e de extensão é medida mediante anestesia regional para verificar a verdadeira natureza da rigidez. O braço é então posicionado em uma placa de braço aplicando-se tração ascendente de 5 a 7 kg (11-15,5 lbs.) à mão e ao antebraço.

27.2.2 Desbridamento da Articulação Radiocarpal Medial

O portal radiocarpal 3-4 é usado em primeiro lugar. A bainha e o escópio são colocados em ângulo levemente medial em direção ao complexo triangular de fibrocartilagem (TFCC). Na maioria dos casos, a visualização da articulação é impedida por fibrose significativa. Uma agulha é introduzida através do portal 4-5 em uma tentativa de encontrar a ponta distal na extremidade do escópio (▶ Fig. 27.1). Um *shaver* é inserido pelo portal 4-5 e a posição da extremidade distal é localizada sem movimentar o escópio. A projeção melhora gradualmente à medida que a fibrose intra-articular é removida (▶ Fig. 27.2, ▶ Vídeo 27.1). Toda essa área medial é desbridada para liberar totalmente o TFCC. Em alguns casos, poderá ser necessário um segundo portal 6R.

27.2.3 Ressecção de Parede Fibrosa Radiocarpal

Uma vez completamente limpa a parte medial da articulação, o escópio é inserido no portal 6R. Em muitos casos, haverá uma parede fibrosa entre o ligamento escafolunar e a ponte que separa as facetas escafoi-

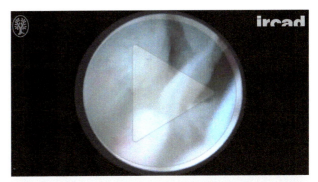

Vídeo 27.1 Vídeo mostrando a projeção artroscópica de fibrose quando o escópio penetra no punho.

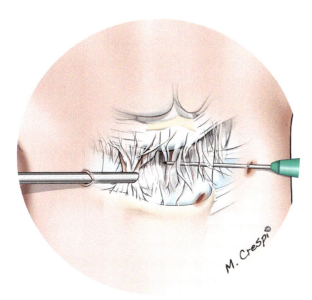

Fig. 27.1 Desenho das dificuldades encontradas na tentativa de localizar a agulha na articulação radiocarpal, por causa de fibrose extensa.

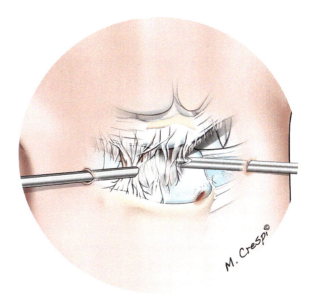

Fig. 27.2 Desenho de ressecção gradativa de fibrose com um *shaver*.

de e semilunar do rádio, que pode ser bem espessa (▶ Fig. 27.3a, b ▶ Vídeo 27.2). Essa parede é cortada completamente com tesouras de tenotomia de Stevens, desde dorsal a volar (▶ Fig. 27.4a, b, ▶ Vídeo 27.3, ▶ Vídeo 27.4).

27.2.4 Desbridamento do Recesso Dorsal Radiocarpal

Após limpeza do restante da articulação, o passo final de desbridamento radiocarpal consiste em separar as aderências entre a cápsula dorsal e a primeira fila de ossos carpais (▶ Fig. 27.5, ▶ Vídeo 27.5). O escópio permanece no portal 6R. A parte dorsal da cápsula articular pode ser inspecionada por triangulação e angulação do escópio. O *shaver* é introduzido no portal 3-4 para liberar todas as aderências entre a fila proximal e a cápsula, iniciando no semilunar e movendo-se em direção ao escafoide, e certificando-se de que todo o recesso dorsal da articulação esteja liberado. É importante não cortar o septo capsuloescafolunar dorsal (DCSS) que está localizado entre a cápsula e a porção dorsal do ligamento escafolunar. Esse septo é muito importante para a estabilização da articulação escafolunar.

27.2.5 Inspeção de Articulação Radiocarpal

O escópio é colocado no portal 6R e, então, no 3-4. A articulação é inspecionada desde o recesso estiloide do TFCC até o processo estiloide radial, para certificar-se da não permanência de aderências. Se o procedimento de artrólise for hemorrágico, uma ponteira de radiofrequência será usada para obter a hemostasia em quaisquer áreas da cápsula que apresentem sangramento.

27.2.6 Desbridamento da Articulação Mediocarpal

A rigidez do punho é muito mais raramente atribuível à articulação mediocarpal e qualquer fibrose nessa articulação raramente é significativa. O escópio é introduzido através do portal ulnar mediocarpal. O *shaver* é inserido através do portal mediocarpal do rádio (MCR) e a articulação é completamente limpa. As posições do escópio e do *shaver* são então revertidas para terminar o desbridamento. A parte dorsal da cápsula articular é completamente liberada na articulação carpometacarpal. Se necessário, os instrumentos poderão permanecer em os mesmos portais, mas desviados para a articulação escafotrapeziotrapezoidal (STT) para remover quaisquer

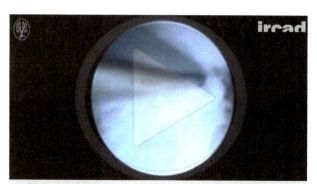

Vídeo 27.2 Vídeo mostrando a parede fibrosa entre o ligamento interósseo escafolunar e a ponte entre as facetas do semilunar e do escafoide no rádio.

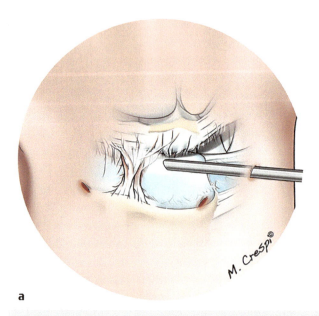
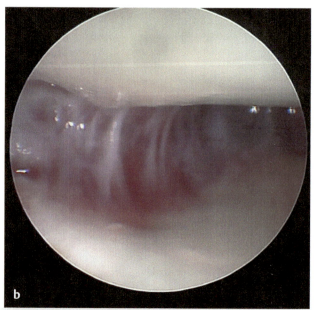

Fig. 27.3 Desenho **(a)** e visualização artroscópica **(b)** da parede fibrosa entre o ligamento interósseo escafolunar e a ponte entre as facetas do semilunar e do escafoide no rádio.

Artrólise Artroscópica do Punho

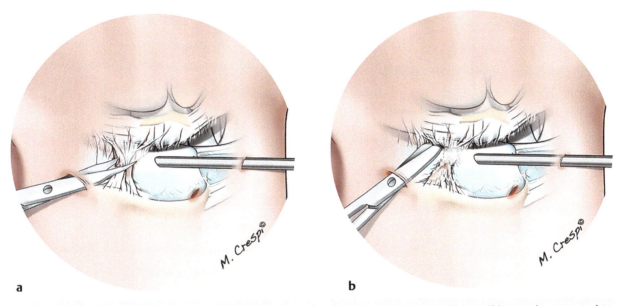

Fig. 27.4 (a) Desenho de tesouras de ponta fina sendo usadas para corte inicial na parede fibrosa. **(b)** Desenho mostrando a última parte da parede fibrosa sendo cortada com tesouras.

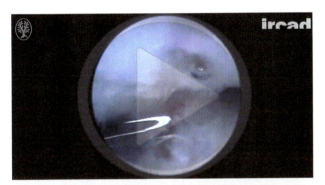

Vídeo 27.3 Vídeo mostrando tesouras de ponta fina sendo usadas para corte inicial em parede fibrosa.

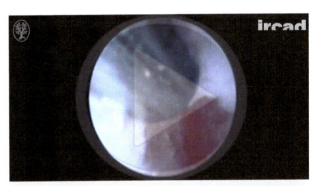

Vídeo 27.4 Vídeo mostrando a última parte da parede fibrosa sendo cortada com tesouras.

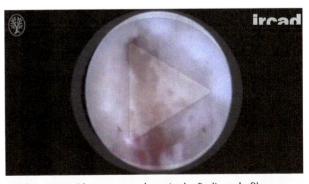

Vídeo 27.5 Vídeo mostrando articulação livre de fibrose.

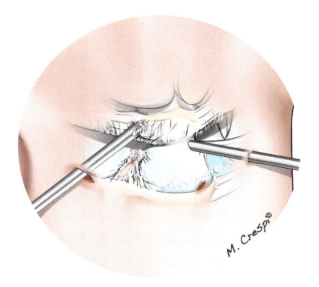

Fig. 27.5 Desenho de um *shaver* sendo usado para ressecar a fibrose localizada no recesso dorsal da cápsula articular.

aderências entre o escafoide e o capitato. Neste caso em particular, o portal STT 1-2 poderá ser usado para concluir a artrólise.

27.2.7 Cuidados Pós-Operatórios

A tração da mão é liberada e, então, a amplitude de movimento em flexão e extensão é medida para determinar a melhora. Um curativo simples é colocado no punho e a reabilitação começa imediatamente.

27.3 Conclusão

A presença de fibrose intra-articular, especialmente na articulação radiocarpal não é esperada durante a recuperação de trauma intracarpal envolvendo ossos e ligamentos. A artrólise artroscópica é um procedimento desafiador do ponto de vista técnico, mas os pacientes se mostram extremamente satisfeitos com ele, pois, geralmente, trata-se de um procedimento completamente indolor.

28 Artroplastia de Interposição Escafotrapeziotrapezoidal Artroscópica

28.1 Introdução

A osteoartrite isolada da articulação escafotrapeziotrapezoidal (STT) é rara, mas muito dolorosa. Como regra geral, aplica-se o tratamento conservador. Em caso de falha, a fusão da STT é, tradicionalmente, a opção a seguir, mas as repercussões na mobilidade articular são problemáticas. A ressecção isolada do tubérculo distal do escafoide é outra opção[1]; entretanto, um segundo colapso pode levar à recorrência da dor. A artroplastia de interposição evita essa armadilha. A cirurgia artroscópica dá ao cirurgião uma visualização melhor da articulação STT, o que facilita a ressecação do tubérculo distal e apressa a recuperação pós-operatória.

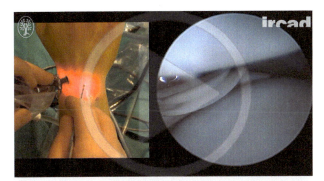

Vídeo 28.1 Vídeo mostrando o escópio movimentando-se do portal MCR para a articulação STT enquanto passa entre o escafoide e a lateral do capitato.

28.2 Técnica Cirúrgica

28.2.1 Preparo e Posicionamento do Paciente

O procedimento é realizado mediante anestesia regional. O braço do paciente é fixado à mesa, aplicando-se tração ascendente ou nos dedos longos ou só no polegar. Se a tração for aplicada ao polegar, serão necessários somente 2-3 kg (4,5-6,5 lbs.) de contrapeso.

28.2.2 Desbridamento de Articulação Mediocarpal

Esse procedimento exige somente uma abordagem à articulação mediocarpal. O portal ulnar mediocarpal (MCU) é a via mais direta de penetração na articulação. Um *shaver* é introduzido através do portal radial mediocarpal (MCR) para desbridar a articulação. As posições do escópio e do *shaver* são então revertidas para concluir o desbridamento da articulação mediocarpal.

28.2.3 Exploração da Articulação Escafotrapeziotrapezoidal

A articulação STT pode ser facilmente examinada com o escópio no portal MCR. A partir da articulação mediocarpal, as faces medial e distal do escafoide são acompanhadas enquanto passam entre o escafoide e o capitato (▶ Vídeo 28.1). Quando o escopio atingir a articulação STT, a projeção poderá ser prejudicada pela sinovite disseminada. Primeiro a articulação precisa ser limpa através do portal 1-2 ou STT. Uma agulha é inserida entre o primeiro e segundo compartimentos, aproximadamente 1,5 cm inferiores à articulação trapeziometacarpal. Uma vez que essa articulação é reta, a angulação natural dos ossos carpais não precisa ser considerada, pois isso é feito quando se determinar a posição dos outros portais. O escópio é mantido estacionário e usado para encontrar a ponta da agulha dentro da articulação (▶ Fig. 28.1).

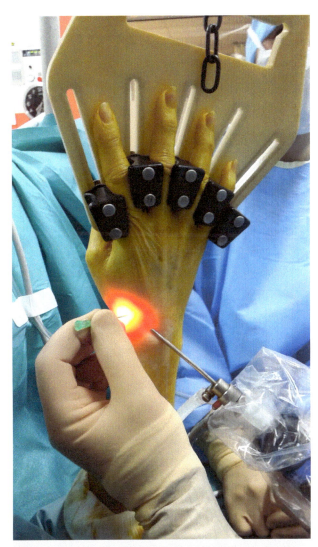

Fig. 28.1 Visualização intraoperatória da agulha no portal 1-2 sendo localizada com a característica de transiluminação do escópio.

Uma pequena incisão horizontal é feita e uma pinça Mosquito é usada para passar através da cápsula, inserindo-se o *shaver* na articulação. A sinovectomia é executada até que toda a articulação esteja completamente desbridada; quaisquer fragmentos pequenos de cartilagem também são removidos (▶ Vídeo 28.2).

28.2.4 Ressecação Distal do Escafoide

Uma lâmina óssea é introduzida no portal 1-2. O tubérculo no polo distal é ressecado mediante controle visual, iniciando em seu corte dorsal e caminhando gradualmente em direção ao corte volar (▶ Fig. 28.2, ▶ Vídeo 28.3). A ressecção deve ser uniforme. É importante também assegurar que nenhuma proeminência óssea permaneça, especialmente, na porção medial contra o capitato (▶ Fig. 28.3). Quando a ressecção é conduzida apropriadamente, o escópio 2-3 mm, que ainda está no portal MCR, pode ser facilmente removido para a articulação STT. Apesar disso, é mais fácil inspecionar diretamente a qualidade da ressecação através do portal 1-2 (▶ Vídeo 28.4).

28.2.5 Seleção de Implante

Há vários tipos diferentes de implante. Preferimos usar um implante fino de pirocarbono com formato côncavo duplo. Vários métodos podem ser usados para selecionar o tamanho apropriado. Embora implantes experimentais possam ser usados, a estabilidade primária excelente do implante dificulta sua remoção artroscópica subsequente. Um método mais simples consiste em usar um probe graduado, inserido na articulação STT através do portal 1-2. A ponta do probe engancha na parte anterior do escafoide. O escópio é então usado para contar o número de marcações e determinar o tamanho do implante (▶ Fig. 28.4).

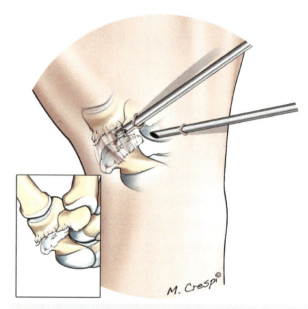

Fig. 28.2 Desenho da formação inicial de osteófitos da faceta distal do escafoide.

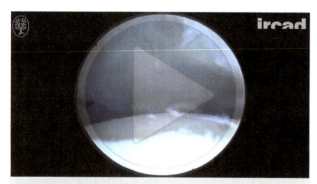

Vídeo 28.2 Vídeo mostrando a articulação escafotrapeziotrapezoidal (STT).

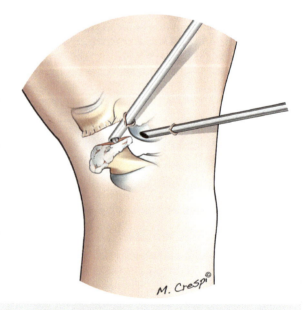

Fig. 28.3 Desenho da faceta distal do escafoide sendo ressecada com um *shaver*.

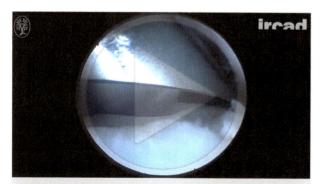

Vídeo 28.3 Vídeo mostrando o desbridamento inicial da faceta distal do escafoide.

28.2.6 Colocação de Implante

Primeiro, a incisão do portal 1-2 deve ser estendida por aproximadamente 1 cm para inserir o implante. A cápsula também precisa ser mais aberta enquanto se assegura a não danificação do ramo superficial do nervo radial. A cápsula pode ser aberta com segurança introduzindo-se uma pinça Mosquito na articulação e alargando-a.

O implante pode ser inserido diretamente com os dedos (▶ Fig. 28.5) ou com a pinça onde as pontas foram "vestidas" de modo a não danificar o pirocarbono. Uma peça de tubulação de drenagem cirúrgica pode ser colocada nas pontas da pinça para essa finalidade. O implante deve ser posicionado de modo que um dos lados côncavos dele se encaixe na concavidade natural do trapézio e do trapezoide. O implante se encaixará espontaneamente na posição correta e sua estabilidade primária é excelente (▶ Fig. 28.6, ▶ Vídeo 28.5).

28.2.7 Fechamento e Cuidados Pós-Operatórios

Após liberar a tração da mão, a cápsula é fechada com um ponto cruzado de sutura reabsorvível. A incisão do portal 1-2 poderá ser fechada com suturas de pele 1 ou 2, que são removidas na primeira troca de curativo (▶ Fig. 28.7). A articulação é então mobilizada com um molde de abdução de polegar durante um mês (▶ Fig. 28.8a, b).

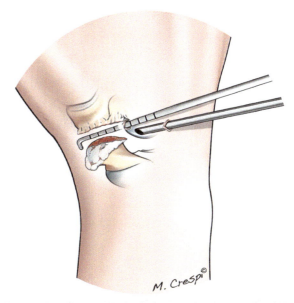

Fig. 28.4 Desenho do tamanho do implante sendo medido com o *probe* graduado.

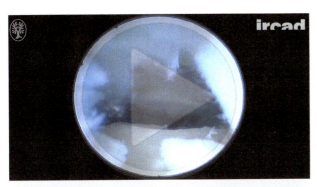

Vídeo 28.4 Vídeo mostrando o espaço aberto na articulação STT após ressecação da faceta distal do escafoide.

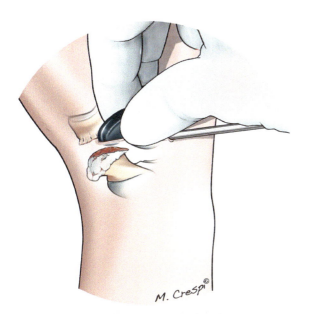

Fig. 28.5 Desenho de implante sendo inserido diretamente na articulação escafotrapeziotrapezoidal (STT) através de incisão levemente mais ampla do portal 1-2.

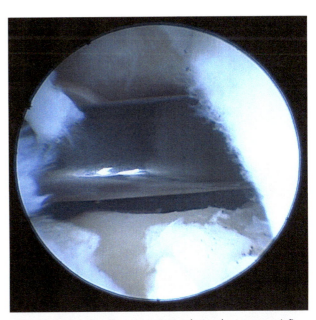

Fig. 28.6 Visualização artroscópica do implante na posição apropriada, com o escafoide inferiormente, trapezoide no topo e capitato à direita.

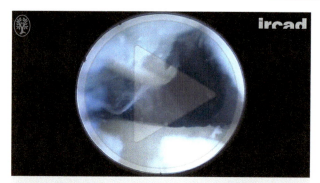

Vídeo 28.5 Vídeo mostrando a colocação final do implante.

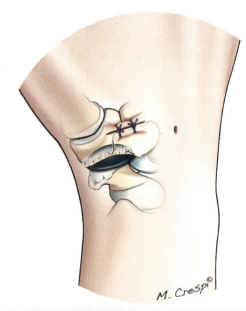

Fig. 28.7 Desenho do implante em posição e a incisão de pele mais ampla do portal devidamente fechada.

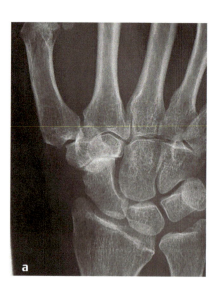
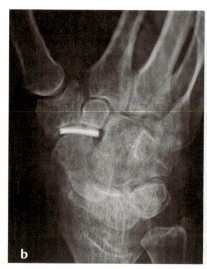

Fig. 28.8 Radiografias de um caso clínico de osteoartrite isolada de STT, antes (a) e depois (b) da artroplastia de interposição com implante de pirocarbono.

A reabilitação é tipicamente realizada pelo paciente. Ele deve ser informado de que um punho totalmente funcional e livre de dor exige três meses de tempo para recuperação.

28.3 Conclusão

O tratamento da osteoartrite isolada de STT por artroscopia é direto para pacientes e fornece resultados estáveis no longo prazo. A artroplastia de interposição preserva a altura do carpo. Ela não faz rebarba em nenhuma ponte de conexão; um procedimento secundário ainda poderá ser executado mais tarde se a artrite progredir para a articulação trapeziometacarpal.

Referência

[1] Normand J, Desmoineaux P, Boisrenoult P, Beaufils P. [The arthroscopic distal pole resection of the scaphoid: clinical results in STT osteoarthritis]. Chir Main. 2012; 31(1):13–17

29 Artroplastia Artroscópica de Ressecação de Articulação Carpometacarpal do Polegar

Tyson Cobb ▪ *Jessica Cobb*

29.1 Introdução

A artroplastia artroscópica de ressecção (ARA) da articulação CMC do polegar é um procedimento simples para pacientes que pode ser conquistada por meio de dois ou três portais, permitindo dissecação mínima de partes moles e, portanto, recuperação precoce e menos cicatrização, dor e rigidez pós-operatórias. Nossa pesquisa mostrou que o retorno médio pós-operatório para tempo total de atividade é cerca da metade daquele de procedimentos de interposição de tendão para reconstrução de ligamento. Cultura de tendão, ressecação do trapézio, interposição, pinos e sutura não são tipicamente necessários.[1,2] Os estágios III (artrite de CMC isolada) e IV (artrite pantrapezial) podem ser tratados com ARA. Quando as articulações CMC e escafotrapezoide (STT) se mostram artríticas e sintomáticas, ambas são ressecadas por meio de portais separados.

29.2 Técnica Cirúrgica

29.2.1 Preparo e Posicionamento do Paciente

O paciente é colocado em supino na mesa de operações com o ombro abduzido, e o braço é colocado firmemente com fita em uma placa de braço. A fita deverá ficar o mais próximo possível da crista do flexor do cotovelo (▶ Fig. 29.1a). Aplica-se tração ao polegar (3-6 kg) com torre de tração e malha chinesa de dedo após preparação e campo cirúrgico padrão (▶ Fig. 29.1b).

O procedimento poderá ser aplicado usando anestesia geral, regional ou local com paciente totalmente acordado (WALANT), com ou sem torniquete.[3] Se essa anestesia WALANT for usada, a injeção é administrada 30 minutos antes do início da cirurgia, para permitir tempo suficiente para a vasoconstrição. Se for usada a anestesia geral, o anestésico local é injetado após indução do paciente para fornecer hemostasia e alívio da dor após a operação. Cerca de 8 a 10 mL de bupivacaina a 0,25% (ou lidocaína a 1%) com epinefrina são infiltrados sob a pele e no tecido subcutâneo em cada sítio de portal. A agulha passa então através da articulação e fora do lado posterior da articulação, onde uma dose adicional de 8-10 mL é injetada (▶ Fig. 29.2).

29.2.2 Colocação de Portal e Exploração da Articulação CMC do Polegar

O portal dorsal e o volar são localizados nos dois lados do primeiro compartimento dorsal com agulhas hipodérmicas de calibre 18 mediante fluoroscopia. As agulhas são colocadas centrais e paralelas à articulação (▶ Fig. 29.3a, b). Esses dois portais deverão ficar pelo menos 2 cm distantes um do outro para permitir melhor visualização do lado radial da articulação. Uma incisão é feita através da pele com lâmina n° 15. Todo cuidado deverá ser tomado para não lesionar os nervos superficiais. A artéria radial, os ramos superficiais do nervo radial e os tendões extensores são todos próximos. Essas estruturas são protegidas por meio de dissecação cega apropriada. A dissecação cega com pinça hemostática permite a entrada na articulação (▶ Fig. 29.4). Uma pinça romba é usada para dissecar para baixo e pela cápsula. Evitar dissecção agressiva no tecido subcutâneo, onde os nervos subcutâneos podem ser irritados. Um segundo portal dorsal (o portal ulnar dorsal) pode ser usado conforme necessário para melhor visualização do lado radial da articulação, colocando se um trocartc no portal volar, através da articulação CMC ou STT e para fora do dorso da mão. A cânula é retrocedida sobre o trocarte e para dentro da articulação (▶ Fig. 29.5a, b). O portal ulnar dorsal melhora a visualização do lado radial da articulação.

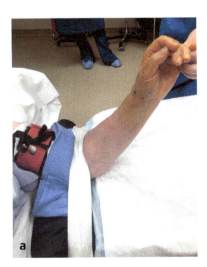

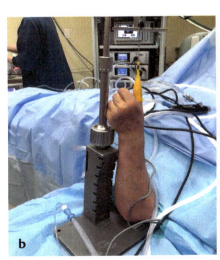

Fig. 29.1 (a) O braço é fixo à placa de braço. **(b)** O polegar é suspenso em tração de dedo.

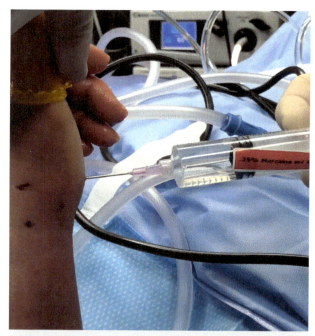

Fig. 29.2 Cerca de 40 cc de Marcaína a 0,25% com epinefrina são injetados antes do início do caso.

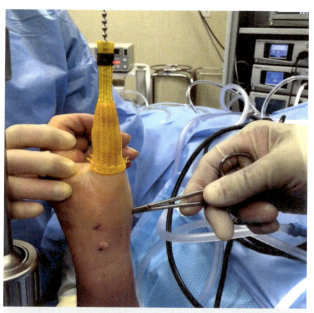

Fig. 29.4 Incisão é feita com lâmina nº 15, exatamente através da pele, e uma pinça é usada para dissecar para baixo e puncionar a cápsula, entrando, assim, na articulação.

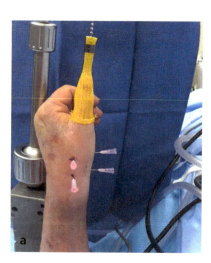
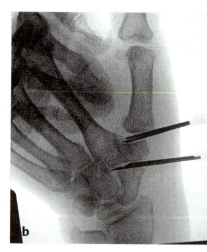

Fig. 29.3 (a) Os sítios do portal são localizados com agulhas hipodérmicas de calibre 18, e todo cuidado é tomado para certificar que os portais foram colocados suficientemente afastados para permitir visualização do lado radial da articulação. A figura mostra um paciente sendo submetido à ARA da CMC e STT (estágio IV). **(b)** Orientação fluoroscópica é usada para confirmar que agulhas hipodérmicas estejam centralmente localizadas e paralelas na articulação.

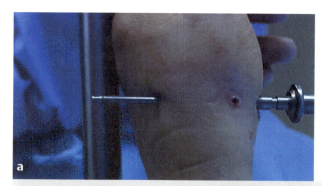
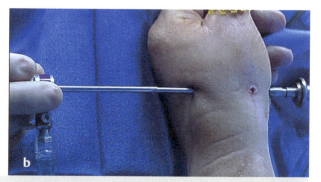

Fig. 29.5 Técnica "*inside out*" para estabelecer o portal dorsal ulnar para CMS e/ou STT. **(a)** O segundo portal dorsal (que é usado com frequência para visualizar melhor o lado radial da articulação) é estabelecido colocando-se um trocarte rombo através do portal volar e pela CMC ou STT, saindo pelo dorso da mão. **(b)** A cânula é colocada retrógrada sobre o trocarte e inserida na articulação. Remove-se o trocarte, e o artroscópio é colocado no portal dorsal ulnar recentemente estabelecido.

29.2.3 Desbridamento e Denervação da Articulação CMC do Polegar

Um artroscópio de 30° de 2,7 mm é colocado no portal dorsal e um *shaver* de 3,5 de raio total com sucção, no portal volar. O *shaver* é usado para realizar a sinovectomia e limpar a articulação de quaisquer resíduos para melhor visualização (▶ Fig. 29.6). Uma pinça hemostática ou pinça *grasper* é usada para remover corpos livres conforme o necessário (▶ Fig. 29.7). Um escópio de 1,9 mm ou 2,3 mm é usado para casos em estágio I ou II, nos quais são planejados procedimentos de salvamento da articulação, ou para articulações menores mais apertadas. A artroscopia da articulação STT é realizada quando sintomática, usando-se portais volares e dorsais centrados sobre a articulação STT (cerca de 1 cm proximal aos portais volar e dorsal, como descrito para ARA de CMC). Como os instrumentos são tomados dentro e fora da articulação, os portais parecerão ocasionalmente obstruídos e não permitirão acesso. Nesse caso, deve-se simplesmente reverter os passos de colocação do portal. Se o instrumento não penetrar na articulação, tentar a pinça. Se esta também não entrar, tentar a agulha. Se a agulha não entrar, o cirurgião estará no plano incorreto e poderá precisar de fluoroscopia. A ablação por radiofrequência com ablator Serfas de 3,5 mm (Stryker Santa Clara, CA, USA) será usada para realizar a denervação intra-articular da articulação. Em configuração alta, o dispositivo de ablação é usado para cortar na transversal os ramos sensoriais articulares do ramo sensorial radial superficial, ramo motor mediano, ramo motor ulnar, ramo cutâneo palmar e nervos cutâneos antebraquiais laterais.[2,3] Esses nervos são ressecados removendo-se a cápsula em sentido proximal e distal com o sistema de ablação Serfas (Stryker Santa Clara, CA, USA). O alto fluxo de soro fisiológico para dentro e para fora previne o superaquecimento (▶ Vídeo 29.1).

29.2.4 Artroplastia de Ressecação Artroscópica: Articulação CMC

Uma broca de barril de 4,0 mm (Stryker, Santa Clara, CA, USA) é colocada no portal volar e usada para ressecar 2 a 3 mm de osso do aspecto distal do trapézio e aspecto proximal do primeiro metacarpo. A broca é empoleirada no lado do trapézio quando a ressecação é iniciada, de modo a não deixar para trás uma crista de osso. A seguir, a broca avança pela articulação em um cocho de osso ressecado usando um movimento dorsal-volar de limpador de para-brisa. Uma vez o osso ressecado até o escópio, os portais são trocados e o segmento de osso próximo ao portal dorsal é ressecado. A fluoroscopia é usada para avaliar o volume de ressecação (▶ Fig. 29.8). Todo cuidado é tomado para ressecar a articulação oposta (▶ Vídeo 29.2).

29.2.5 Artroplastia de Ressecação Artroscópica: Articulação STT

Para pacientes com articulações STT sintomáticas, repetir os passos já mencionados para a ressecação da STT. A artroplastia de ressecação de STT também é realizada com a broca de barril de 4,0 mm. Cerca de 2 a 3 mm de osso são ressecados do aspecto distal do escafoide e do aspecto proximal do trapézio e do trapezoide (▶ Fig. 29.9).

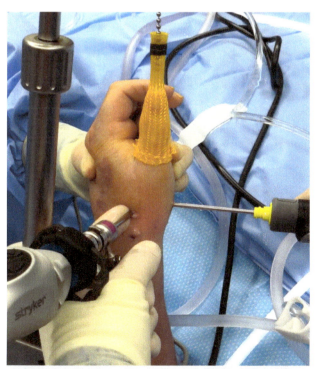

Fig. 29.6 O escópio é estabilizado com o dedo indicador para evitar a entrada e saída da articulação. Um *shaver* 3.5 é usado para realizar a sinovectomia e o desbridamento para permitir visualização clara da articulação.

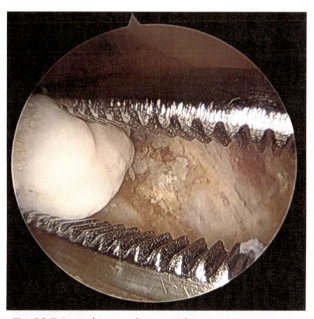

Fig. 29.7 Corpo livre sendo removido com pinça hemostática.

29.2.6 Remoção de Torniquete, Hemostasia e Controle da Dor

Em caso de uso de torniquete, ele é desinflado para confirmar a hemostasia. Uma dose adicional de 20-30 mL de bupivacaína a 0,25% com epinefrina (se não contraindicada) é injetada diretamente na articulação ressecada para fornecer hemostasia adicional e ajudar no controle da dor pós-operatória. O assistente mantém as pontas de seus dedos firmemente sobre os portais para evitar vazamento de fluido para fora enquanto o cirurgião está injetando a bupivacaína remanescente no espaço articular ressecado. O volume total de bipivacaína a 0,25% usado durante todo o processo é, tipicamente, de cerca de 40-60 mL. Não se usam interposição, pinos nem suturas. No caso raro de instabilidade pós-ressecação, pode-se aplicar a técnica de estabilização com corda solta ou tendão palmar para estabilizar a articulação.

29.2.7 Fechamento e Cuidados Pós-Operatórios

Os portais são fechados com tiras esterilizadas e um molde em espiga bem acolchoado para polegar com bandagem elástica (ACE) é aplicado. Quando necessário, aplica-se uma segunda ACE de compressão por pouco tempo durante o período imediato de recuperação pós-operatória para a hemostasia. Os pacientes são instruídos para manter suas extremidades elevadas e aplicar gelo. Eles começam com amplitude de movimento suave dos dedos no dia seguinte ao da cirurgia e devem ser alertados de que seus dedos poderão permanecer entorpecidos por 18-36 horas após a cirurgia em decorrência dos efeitos de longa duração da bupivacaina com epinefrina. Os pacientes são programados para visitar um terapeuta de mão em 5-7 dias após a cirurgia para a fabricação de uma órtese de artroplastia manual e instrução para um programa doméstico de terapia a ser iniciado antes de seu primeiro seguimento pós-operatório com o cirurgião. O programa de terapia doméstica deverá enfatizar a amplitude de movimento suave do polegar e da articulação CMC em três planos: 1) Extensão: manter a mão nivelada sobre uma mesa, palma para cima e empurrar o polegar contra a mesa; 2) Abdução palmar: mão nivelada sobre a mesa, palma para cima, com o metacarpo do polegar apontado para o teto; 3) Oposição: ponta do polegar empurrada para a base do dedo mínimo. Inicialmente, os pacientes poderão precisar iniciar com oposição para a ponta do dedo indicador e progredir para as pontas dos dedos médio, anelar e mínimo, antes de conseguirem atingir a oposição contra a base do dedo mínimo. Os pacientes deverão tentar executar esses exercícios ativamente. Entretanto, eles deverão ser instruídos a usar ajuda da mão contralateral até que possam atingir esses movimentos de modo ativo. Essa consulta pré-operatória com terapia permite ao paciente superar a ansiedade inicial que geralmente ocorre com a remoção do curativo pós-operatório e permite ao cirurgião executar uma avaliação mais completa aos 7-10 dias após a operação, depois que o paciente tenha iniciado o trabalho em sua amplitude de movimento. Bloqueios pós-operatórios e consultas continuadas com a terapia podem ser úteis para facilitar a amplitude de movimento precoce em pacientes que estejam apresentando dificuldades. É importante comunicar ao terapeuta que inchaço

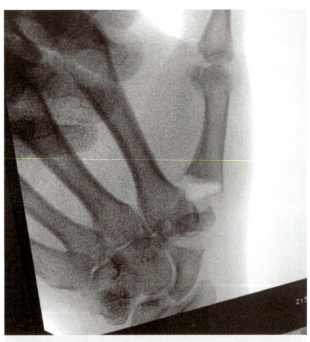

Fig. 29.8 Radiografia pós-operatória mostrando articulações CMC e STT ressecadas.

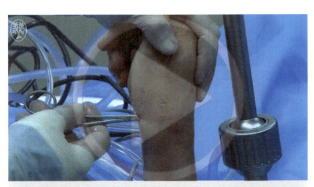

Vídeo 29.1 Vídeo mostrando a visualização intraoperatória do procedimento ARA para artrite da articulação CMC do polegar.

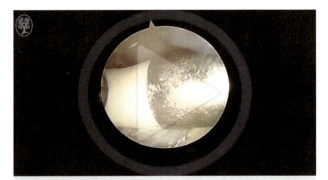

Vídeo 29.2 Vídeo mostrando a visualização interna do procedimento ARA para artrite da articulação CMC do polegar.

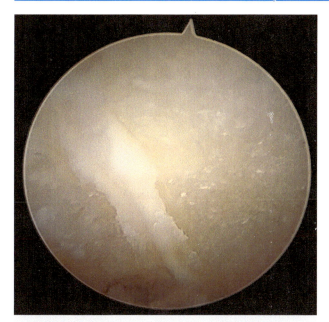

Fig. 29.9 Visualização artroscópica de articulação STT ressecada mostrando ressecação de superfície proximal do trapézio (direita) e do trapezoide (esquerda). A cartilagem remanescente da articulação trapeziotrapezoide é mostrada separando o trapézio do trapezoide.

moderado e hematomas são normais, especialmente em pacientes com níveis variáveis de comprometimento com gelo e elevação. Além disso, muitos terapeutas podem estar mais familiarizados com a terapia mais restrita e os protocolos de reabilitação tipicamente usados para procedimentos abertos com CMC; por isso, é essencial reforçar a importância do movimento precoce, pois o autor acredita que a amplitude de movimento precoce fornece melhor resultado geral. Há uma ampla faixa de tempo necessária para a resolução da dor após esse procedimento. Alguns pacientes estarão em boas condições dentro de algumas semanas após a cirurgia, enquanto outros poderão precisar de muitos meses. O cirurgião deverá resistir à urgência para a cirurgia precoce de revisão naqueles que se mostram lentos em responder; em vez disso, ele deverá reconfortar o paciente de que a dor se resolverá com o tempo.

29.3 Conclusão

A ARA, como tratamento para a primeira artrite de CMC, é um procedimento confiável, efetivo e seguro para os pacientes. O índice de falha com esse procedimento é inferior a 5% se as articulações forem completamente ressecadas. Os autores têm 14 anos de seguimento em seus pacientes mais antigos e não houve casos de recorrência.

Referências

[1] Cobb T, Sterbank P, Lemke J. Arthroscopic resection arthroplasty for treatment of combined carpometacarpal and scaphotrapeziotrapezoid (pantrapezial) arthritis. J Hand Surg Am. 2011; 36(3):413–419

[2] Cobb TK, Walden AL, Cao Y. Long-term outcome of arthroscopic resection arthroplasty with or without interposition for thumb basal joint arthritis. J Hand Surg Am. 2015; 40(9):1844–1851

[3] Wilhelm A. Denervation of the wrist. Tech Hand Up Extrem Surg. 2001; 5(1):14–30

30 Artroplastia Artroscópica de Interposição Carpometacarpal do Polegar

30.1 Introdução

Na articulação carpometacarpal (CMC) do polegar a osteoartrite é uma condição comum, especialmente em mulheres com mais de 60 anos de idade. Várias abordagens de tratamento estão sendo usadas atualmente, incluindo fusão, prótese e trapeziectomia, com ou sem reconstrução de ligamento. Os resultados são geralmente bons com esses métodos, mas o problema persiste. Nos estágios iniciais da osteoartrite moderada e de alinhamento normal, a artroplastia artroscópica de interposição faz sentido. Ela é direta para o paciente e não queima quaisquer pontes se outro procedimento for necessário mais tarde.

30.2 Técnica Cirúrgica

30.2.1 Preparo e Posicionamento do Paciente

O procedimento é realizado mediante anestesia regional e o braço é acomodado na placa de braço. Aplica-se tração sobre o polegar por meio de uma armadilha de dedo, sendo necessários somente 2 a 3 kg (4,5-6,5 lbs.) de contrapeso.

30.2.2 Exploração da Articulação Carpometacarpal do Polegar

Uma agulha é usada para localizar o portal palmar 1 (1P) que fica em frente ao primeiro compartimento (abdutor longo do polegar e extensor curto do polegar). Esse portal está localizado na junção de pele palmar-dorsal da mão, ou mesmo levemente em frente ao lado volar (▶ Fig. 30.1). Os ramos terminais do nervo radial não representam preocupação neste nível. Esse portal pode ser alargado conforme o necessário para acomodar o implante. A articulação é identificada com pinça hemostática e então a bainha e o artroscópio são inseridos. A entrada direta é possível porque essa articulação não é côncava como a do punho. Um escópio padrão de 2,4 mm é usado, embora alguns prefiram usar um escópio menor, de 1,9 mm. Com base em nossa experiência, esse artroscópio menor e mais frágil não é necessário. O segundo portal (dorsal 1, 1D) é localizado usando-se uma agulha e a característica de transiluminação do escópio; esse portal é posicionado atrás do primeiro compartimento (▶ Fig. 30.2a, b) e o *shaver* é inserido através desse portal.

30.2.3 Desbridamento da Articulação Carpometacarpal do Polegar

A articulação CMC do polegar geralmente está preenchida com tecido sinovial inflamado. Como consequência, o primeiro passo consiste na execução de uma sinovectomia com o *shaver* (▶ Vídeo 30.1). As posições do *shaver* e do escópio podem ser revertidas para completar a sinovectomia. Em alguns casos, a articulação conterá corpos estranhos de flutuação livre ou parcialmente anexos à cápsula. Estes deverão ser completamente removidos (▶ Vídeo 30.2).

30.2.4 Ressecação de Osteófitos

Seja qual for o tipo de implante usado, todo e qualquer osteófito de trapézio deverá ser ressecado. O osteófito medial é removido primeiro com o escópio em 1D e a broca em 1P (▶ Fig. 30.3a-c, ▶ Fig. 30.4, ▶ Vídeo 30.3). As posições da broca e do escópio são revertidas se for necessária a ressecação de osteófito lateral (▶ Fig. 30.5, ▶ Vídeo 30.4) Um implante de pirocarbono pode exigir a ressecação também dos osteófitos volar e dorsal na base do primeiro metacarpo.

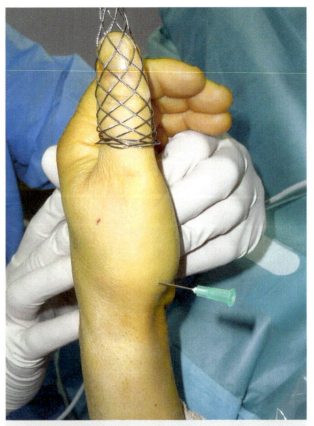

Fig. 30.1 Visualização intraoperatória de uma agulha sendo usada para localizar o portal palmar 1 (1P) na frente do primeiro compartimento.

Artroplastia Artroscópica de Interposição Carpometacarpal do Polegar

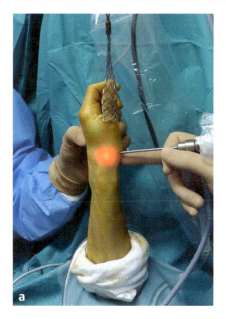
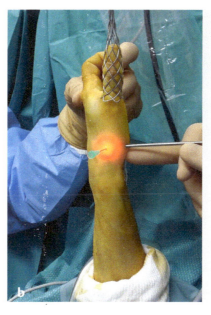

Fig. 30.2 (a, b) Visualizações intraoperatórias do portal dorsal 1 (1D) sendo localizado com a característica de transiluminação do escópio.

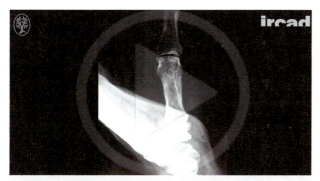

Vídeo 30.1 Vídeo mostrando a limpeza da articulação para melhorar a visibilidade.

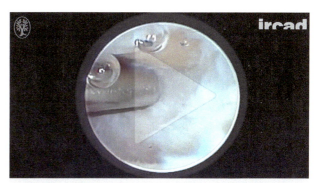

Vídeo 30.2 Vídeo mostrando a remoção de corpo estranho.

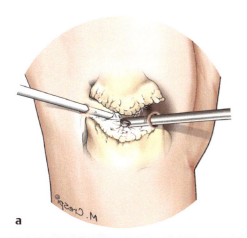
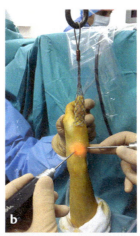
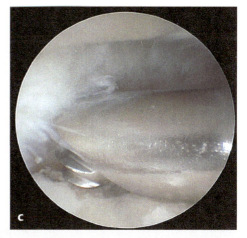

Fig. 30.3 Desenho **(a)**, visualização intraoperatória **(b)** e visão artroscópica **(c)** dos estágios iniciais do osteófito medial sendo ressecado com uma lâmina óssea.

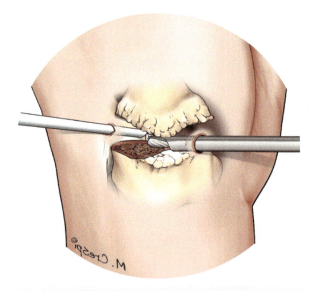

Fig. 30.4 Desenho de uma ressecção progressiva do osteófito medial com uma lâmina óssea.

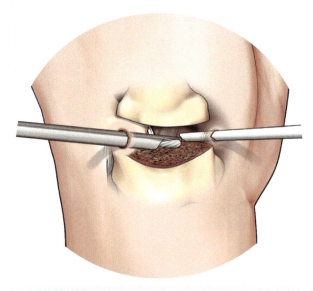

Fig. 30.5 Desenho da extremidade distal do trapézio sendo completamente ressecado após reversão das posições do artroscópio e da lâmina óssea.

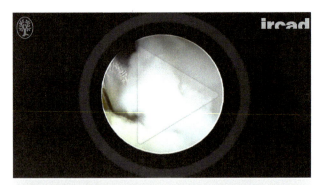

Vídeo 30.3 Vídeo mostrando a ressecação progressiva distal do trapézio com lâmina óssea.

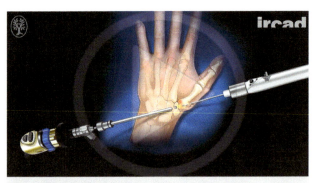

Vídeo 30.4 Vídeo mostrando a ressecação final do trapézio.

30.2.5 Colocação de Implante

Tanto para a cirurgia artroscópica quanto para a aberta, espaço suficiente deve ser criado na articulação para acomodar o implante. Os quatro osteófitos são ressecados primeiro, como descrito no passo anterior. Um probe graduado é usado para determinar o tamanho do implante necessário. O portal 1P precisará ser alargado para 1 cm. A cápsula da articulação é aberta com pinças hemostáticas usando a mesma técnica. O implante escolhido é então ou empurrado ou puxado para dentro da articulação e o escópio é usado para verificar seu posicionamento (▶ Fig. 30.6, ▶ Fig. 30.7, ▶ Fig. 30.8a-f, ▶ Vídeo 30.5).

30.2.6 Fechamento e Cuidados Pós-Operatórios

A cápsula é fechada com um ponto cruzado de sutura reabsorvível e também é suturada a incisão de pele em 1P. Um molde de abdução de polegar é usado por cerca de 1 mês antes de se iniciar a reabilitação.

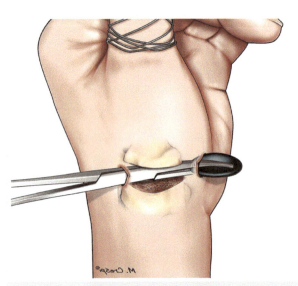

Fig. 30.6 Desenho de um dos métodos usados para inserir o implante através de uma incisão levemente dilatada do portal 1P.

Artroplastia Artroscópica de Interposição Carpometacarpal do Polegar

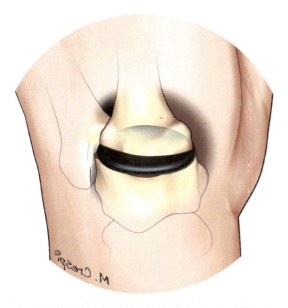

Vídeo 30.5 Vídeo mostrando a colocação final do implante.

Fig. 30.7 Desenho de implante assentado.

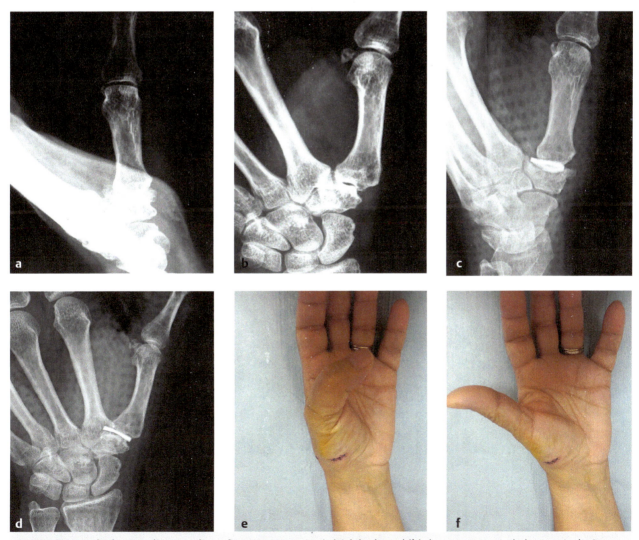

Fig. 30.8 Exemplo de caso clínico: radiografia anteroposterior (A/P) **(a)** e lateral **(b)** de osteoartrite isolada na articulação CMC do polegar com alinhamento mantido; radiografia A/P **(c)** e lateral **(d)** após interposição de espaçador de pirocarbono; fotos do polegar sete dias após a cirurgia **(e, f)**; a incisão alargada em 1P foi fechada com poucas suturas.

30.3 Conclusão

Uma vez seguidas as indicações, a artroplastia de interposição para artrite CMC do polegar é uma técnica direta para pacientes; ela fornece resultados satisfatórios sem queimar quaisquer pontes em caso de necessidade de outro tipo de cirurgia mais tarde.

31 Artroplastia de Interposição Artroscópica em Punhos com Colapso Avançado Escafolunar em Estágio II

31.1 Introdução

A artrite secundária à ruptura do ligamento escafolunar (SL) foi dividida em quatro estágios. No colapso avançado escafolunar (SLAC) em estágio II do punho, apenas a fossa escafoide do rádio é artrítica (▶ Fig. 31.1). O tratamento padrão-ouro consiste em carpectomia em fileira proximal; no entanto, este é um tratamento definitivo e bastante agressivo. Para evitar ou retardar essa inevitabilidade, uma técnica artroscópica que combina estiloidectomia, estabilização do espaço SL e artroplastia de interposição entre a primeira e a segunda fila de ossos do carpo pode ser usada.

31.2 Técnica Cirúrgica

31.2.1 Preparo e Posicionamento do Paciente

O procedimento é realizado com anestesia regional. O braço do paciente é preso à mesa auxiliar. Um suporte manual atraumático é usado para aplicar tração de 5 a 7 kg (11-15,5 lbs.) ao longo do eixo do braço.

31.2.2 Obtenção do Enxerto Tendíneo

O enxerto tendíneo deve ser forte e longo o suficiente para estabilizar a articulação radioulnar distal (DRUJ) e fina o suficiente para passar pelos túneis ósseos. De modo geral, um enxerto de tendão palmar longo (PL) é suficiente. No entanto, em caso de ausência de PL, o enxerto pode ser confeccionado com o tendão hemiflexor do carpo radial ou o tendão plantar. O enxerto de tendão PL é coletado através de uma pequena incisão na prega de flexão distal da articulação do punho, na base do túnel do carpo. Um *stripper* de tendões é utilizado na coleta do enxerto (▶ Vídeo 31.1). Uma sutura de apreensão é aplicada às duas extremidades do enxerto tendíneo com fio Ethilon 4.0 4'0 ou fio não trançado semelhante. A sutura é feita várias vezes (sutura de Krackow), a aproximadamente 1,5 cm em ambas as extremidades do enxerto tendíneo, para que a apreensão seja resistente, e as extremidades do fio devem ser longas para manipulação durante a passagem do enxerto tendíneo pelos túneis transósseos (▶ Vídeo 31.1).

31.2.3 Desbridamento e Exploração da Articulação Radiocarpal

De modo geral, a articulação radiocarpal apresenta sinovite significativa acompanhada por fragmentos ósseos e cartilaginosos. A bainha e o artroscópio são inseridos pelo portal 3-4. O *shaver* é inserido no portal 6R para começar o desbridamento do aspecto medial da articulação radiocarpal. A sinovectomia é concluída após a inversão das posições do artroscópio e do *shaver*. Todos os fragmentos de cartilagem devem ser removidos (▶ Vídeo 31.2).

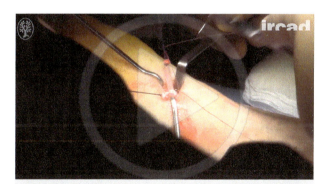

Vídeo 31.1 O vídeo mostra a técnica de coleta de PL.

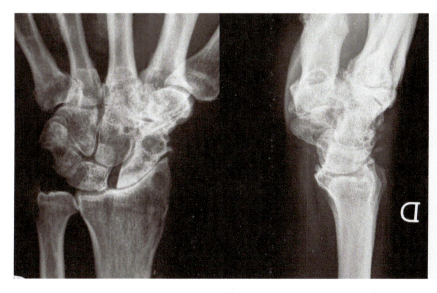

Fig. 31.1 Radiografia de um paciente com SLAC em estágio II do punho secundário à dissociação do SL; existe uma lacuna visível entre o escafoide e o semilunar, além de osteoartrite entre o escafoide e a fossa escafoide do rádio; no entanto, a articulação mediocarpal está intacta.

31.2.4 Estiloidectomia

O artroscópio pode ser colocado no portal 3-4 ou 6R; os dois portais podem ser usados, se necessário. A avaliação articular geralmente revela o desaparecimento completo da cartilagem na fossa escafoide do rádio e no polo proximal do escafoide (▶ Fig. 31.2). Todas as outras superfícies cartilaginosas estão preservadas.

Após a localização do portal 1-2 com uma agulha, o *shaver* é inserido para terminar a sinovectomia ao redor do processo estiloide radial (▶ Vídeo 31.3) Uma broca é usada para realizar a estiloidectomia como em um procedimento artroscópico comum (▶ Fig. 31.3, ▶ Vídeo 31.4) (consulte o Capítulo 7). O estiloide é removido em ângulo, com preservação das ligações volares e dorsais dos ligamentos extrínsecos (radiocarpal dorsal e radioescafocapitato).

Após a estiloidectomia, uma âncora de sutura é introduzida pelo portal 1-2 e inserida na ponta do processo estiloide com controle artroscópico (▶ Fig. 31.4, ▶ Vídeo 31.5). As suturas da âncora são externalizadas pelo portal 1-2 e usadas para fixação da ponta do implante de interposição em forma de V.

31.2.5 Estabilização de o Espaço Articular SL

Neste momento, o reparo do ligamento SL não é realista; no entanto, o reparo com sutura entre a cápsula dorsal e o ligamento (consulte o Capítulo 17) pode ser realizado para estabilização da articulação SL e evitar a maior degradação. Esse procedimento é feito com a

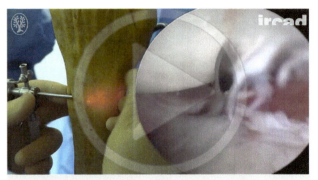

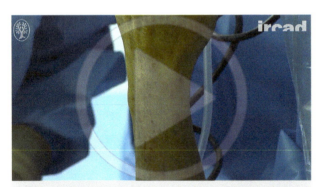

Vídeo 31.2 O vídeo mostra a exploração e a limpeza da articulação radiocarpal.

Vídeo 31.3 O vídeo mostra o portal 1-2.

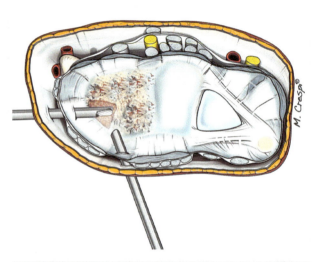

Fig. 31.3 Desenho do enxerto PL fixo às suturas de âncora.

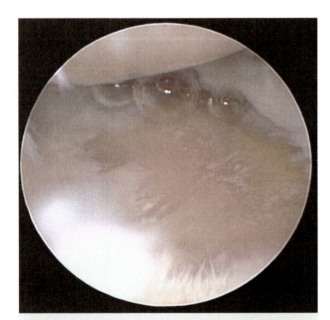

Fig. 31.2 Vista artroscópica da articulação radiocarpal mostrando a ausência de cartilagem no aspecto proximal do polo proximal do escafoide e na fossa escafoide do rádio.

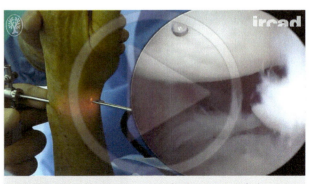

Vídeo 31.4 O vídeo mostra a estiloidectomia radial.

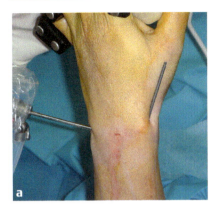 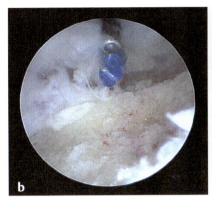

Fig. 31.4 (a) Vista intraoperatória e **(b)** vista artroscópica da âncora de sutura inserida na ponta do processo estiloide radial pelo portal 1-2.

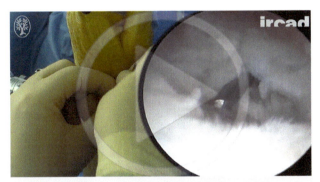 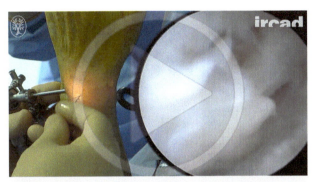

Vídeo 31.5 O vídeo mostra a inserção da âncora no estiloide radial.

Vídeo 31.6 O vídeo mostra o reparo capsuloligamentar dorsal por meio de constrição da cápsula dorsal.

mesma técnica de reparo do ligamento SL em casos menos avançados de SLAC. É raro encontrar o coto do ligamento SL dorsal ainda ligado ao escafoide. Em vez disso, os seguintes truques técnicos podem ser utilizados: (1) Pegamos uma grande parte da cápsula dorsal, proximal e dorsalmente, para contrair a cápsula e reduzir o espaço SL. Proximamente, as duas agulhas passam por dois pontos diferentes da cápsula, separados por cerca de 1 cm de distância. Às vezes, é necessário estender o portal radiocarpal 3-4 para proteger os tendões extensores. Distalmente, o portal radiocarpal medial também é ampliado. Duas aberturas diferentes, a 1 cm de distância, são necessárias para passagem da pinça hemostática (Capítulo 17). O nó distal fica fora da cápsula dorsal (▶ Vídeo 31.6). Com o último nó, a constrição da cápsula dorsal evita a necessidade de fios-K. (2) Uma âncora é inserida na parte distal dorsal do polo proximal (Capítulo 17). A sutura na âncora é utilizada como o primeiro ponto do reparo capsuloligamentar dorsal. Outra sutura é adicionada, como na técnica clássica, e usada para capturar grande parte da cápsula dorsal para obtenção da redução, como descrito no Capítulo 17. A fase final do reparo entre a cápsula dorsal e o ligamento é feita durante a conclusão do procedimento.

31.2.6 Preparo para a Artroplastia de Interposição

Um enxerto PL é normalmente usado nesta etapa, mas outros enxertos tendíneos também podem ser empregados. Uma sutura absorvível, normalmente Vicryl® 3/0, é colocada nas duas extremidades do enxerto. As suturas associadas à âncora no processo estiloide radial são fixadas na ponta do V (▶ Fig. 31.5).

31.2.7 Passagem da Porção Dorsal do Implante

A primeira sutura na extremidade dorsal do enxerto é feita no interior da articulação com pinças hemostáticas do portal 1-2 para o portal 3-4 (▶ Fig. 31.6). A sutura de marcação do enxerto é feita fora da articulação, do portal 3-4 para o portal 6R, volar aos tendões extensores (▶ Fig. 31.7). Por fim, a sutura é colocada na pinça hemostática, que é introduzida no interior da articulação através do portal 6R e, depois, externalizada pelo portal 1-2 (▶ Fig. 31.8, ▶ Vídeo 31.7). A segunda extremidade do enxerto segue esse mesmo caminho.

31.2.8 Passagem da Porção Volar do Implante

Depois de aumentar ligeiramente a incisão do portal 1-2 (1 a 2 cm), o pedículo radial e o músculo flexor radial do carpo são refletidos para frente. As suturas são preparadas nas pinças hemostáticas longas, no final do enxerto, que depois passam pelo portal 1-2 em direção ao aspecto volar enquanto ficam fora da cápsula (▶ Fig. 31.9). Com o artroscópio no portal 6R, as pinças entram na articulação entre o ligamento radioescafocapitato e o ligamento radiolunar longo ou, melhor ainda, no aspecto ulnar do ligamento radiolunar longo. Essa sutura é recuperada no portal 1-2 com a pinça hemostática e externalizada

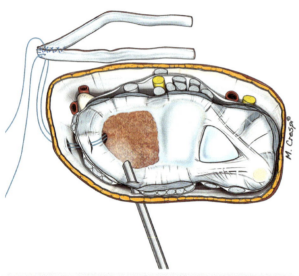

Fig. 31.5 Desenho das suturas associadas à âncora no processo estiloide radial que serão fixas à ponta do enxerto.

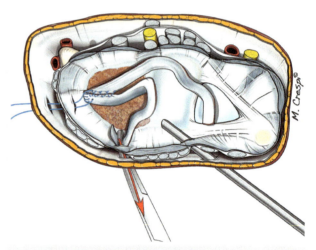

Fig. 31.6 Desenho da primeira etapa da passagem dorsal do implante do portal 1-2 para o portal 3-4.

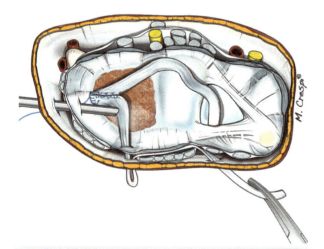

Fig. 31.7 Desenho da segunda etapa da passagem dorsal do implante do portal 3-4 para o portal 6R fora da articulação.

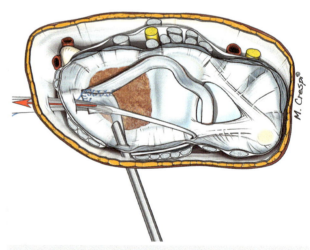

Fig. 31.8 Desenho da última etapa da passagem dorsal do implante do portal 6R para o portal 1-2.

pelo portal 1-2 (▶ Fig. 31.10, ▶ Vídeo 31.8). Essa sutura é tracionada até que o enxerto seja posicionado corretamente no interior da articulação (▶ Vídeo 31.9).

31.2.9 Estabilização do Enxerto Tendíneo

As duas extremidades do enxerto são unidas e fixadas ao processo estiloide com suturas da âncora (▶ Fig. 31.11, ▶ Vídeo 31.10).

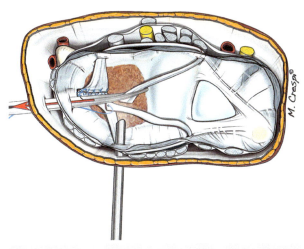

Fig. 31.10 Desenho da última etapa da passagem dorsal do implante do portal ulnar volar para o portal 1-2.

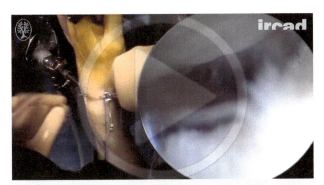

Vídeo 31.7 O vídeo mostra a passagem dorsal do enxerto tendíneo.

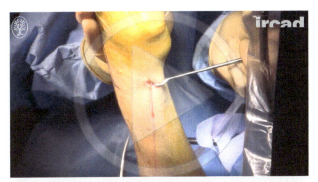

Vídeo 31.8 O vídeo mostra a passagem volar do enxerto tendíneo.

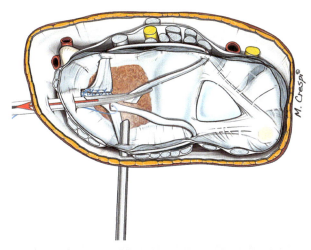

Fig. 31.9 Desenho da primeira etapa da passagem volar do implante do portal 1-2 para o portal radial volar.

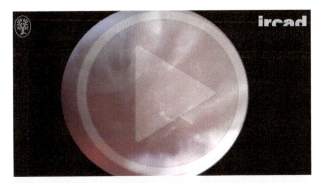

Vídeo 31.9 O vídeo mostra o enxerto tendíneo posicionado na articulação.

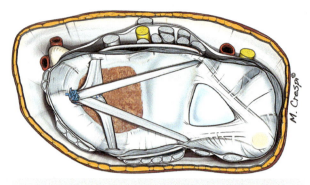

Fig. 31.11 Desenho da última etapa da passagem dorsal do implante do portal 6R para o portal 1-2.

31.2.10 Fechamento e Cuidados Pós-Operatórios

Após a liberação da tração na mão, a estabilização da sutura do ligamento SL é realizada com o punho estendido. As incisões normalmente cicatrizam por primeira intenção. Se o portal 1-2 for estendido para inserção do implante, uma ou duas suturas podem ser necessárias para fechá-lo. Uma tala volar é usada na posição de repouso (entre 45° e 60° de extensão) por 45 dias (▶ Vídeo 31.11).

31.3 Conclusão

Embora a artroplastia de interposição artroscópica seja uma técnica complicada, é uma solução direta para pacientes com SLAC em estágio II do punho. Não impede a realização posterior de outras técnicas paliativas e recria o espaço articular radiocarpal de maneira a proporcionar ao paciente a função livre de dor (▶ Fig. 31.12a, b).

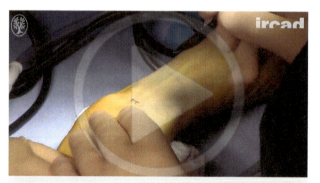

Vídeo 31.10 O vídeo mostra as duas extremidades unidas do enxerto e presas ao processo estiloide, usando as suturas das âncoras.

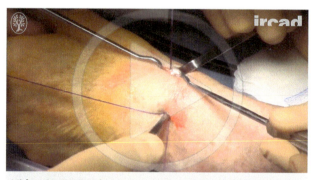

Vídeo 31.11 O vídeo mostra a fixação final das suturas.

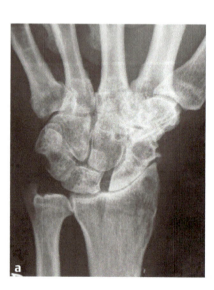
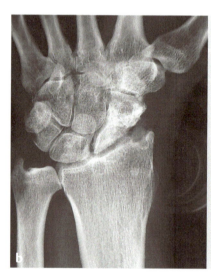

Fig. 31.12 Radiografias realizadas antes (a) e 5 anos depois da cirurgia (b) em um paciente com SLAC em estágio II do punho.

32 Artroplastia de Ressecção Artroscópica da Coluna Radial no Punho com Colapso Avançado Escafolunar

Tyson Cobb ▪ *Jessica Cobb*

32.1 Introdução

O capítulo descreve a técnica cirúrgica para realização do tratamento artroscópico minimamente invasivo em punhos com colapso avançado escafolunar (SLAC) sintomático. Esse procedimento minimamente invasivo pode ser realizado através de pequenos portais e permite a dissecção mínima de tecidos moles e, portanto, a rápida recuperação, cicatriz menor e dor e rigidez menores no período pós-operatório. Não há necessidade de suturas, interposição, pinos e talas pós-operatórias. Em comparação à artrodese de quatro cantos e à carpectomia proximal, esse procedimento permite a recuperação mais rápida. Nossa pesquisa, com 10 anos de acompanhamento deste procedimento, mostrou alta satisfação do paciente, a ausência de recidivas e uma taxa aceitável de falência.

32.2 Técnica Cirúrgica

32.2.1 Preparo e Posicionamento do Paciente

A anestesia pode ser geral, regional ou sem sedação, de acordo com a preferência do cirurgião e do paciente, e as necessidades médicas.[1] O paciente é colocado em decúbito dorsal na mesa cirúrgica com um torniquete no braço. O braço é preso à mesa de apoio com esparadrapo (▶ Fig. 32.1). A tração de 5 kg no dedo indicador ou nos dedos longos é feita com torre (▶ Fig. 32.2). A artroscopia radiocarpal e mediocarpal padrão pode ser realizada com os portais 3-4, 4-5, 6R, 6U, 1-2, volares do músculo flexor radial do carpo (FCR) e mediocarpais, conforme indicado; no entanto, de modo geral, apenas os portais 1-2 e 3-4 ou 4-5 são utilizados. Os portais são localizados com agulhas de calibre 18 (▶ Fig. 32.3); 10 mL de bupivacaína com adrenalina a 0,25% são injetados em cada portal. As incisões cutâneas são feitas com bisturi de número 15, apenas na derme. A dissecção romba é realizada com pinça hemostática para entrada na articulação (▶ Fig. 32.4).

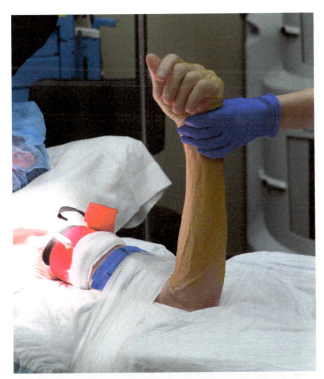

Fig. 32.1 O braço é preso com esparadrapo na mesa de apoio.

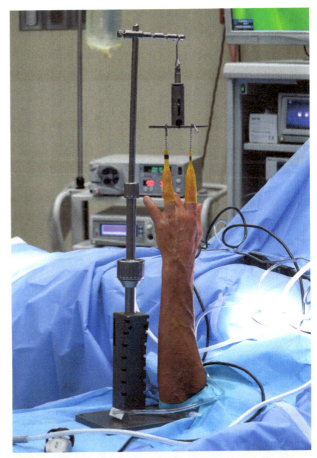

Fig. 32.2 O braço é suspenso em tração.

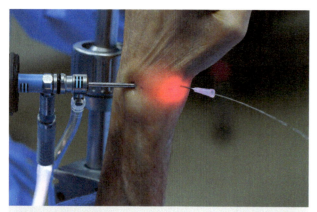

Fig. 32.3 O portal 1-2 é estabelecido com uma agulha de calibre 18.

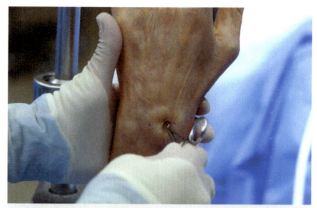

Fig. 32.4 A incisão é feita com uma lâmina de número 15 e a articulação é acessada com uma pinça hemostática.

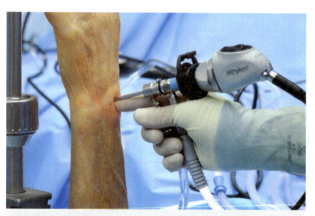

Fig. 32.5 O dedo indicador ajuda a estabilizar o artroscópio.

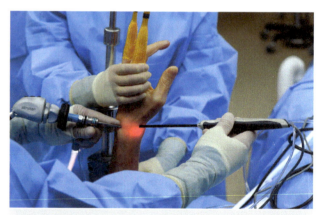

Fig. 32.6 O dispositivo de ablação Serfas (Stryker, San Jose, CA, Estados Unidos) é usado para denervação.

32.2.2 Artroscopia

A artroscopia é realizada com um artroscópio de 2,7 mm a 30°. Uma sinovectomia e a remoção de detritos e do ligamento escafolunar rompido com um *shaver* agressivo de 3,5 mm são realizadas (Stryker Endoscopy, San Jose, CA, Estados Unidos) (▶ Fig. 32.5). Um dispositivo de ablação por radiofrequência (Serfas 3,5 mm, Stryker) é utilizado para denervação da porção artrítica da articulação a ser ressectada nos aspectos volares, radiais e dorsais (▶ Fig. 32.6).[2,3] Isso é conseguido por meio da remoção das terminações nervosas sensoriais que adentram a cápsula articular. A cápsula é vaporizada a partir da sua fixação ao rádio. O alto fluxo de fluido protege a articulação do superaquecimento (▶ Fig. 32.7). Acreditamos que o alívio da dor seja parcialmente causado pela interrupção da via nervosa sensorial.[3-10]

Há contribuições sensoriais no nervo interósseo anterior, no nervo cutâneo lateral do antebraço, no nervo interósseo posterior, no ramo cutâneo palmar do nervo

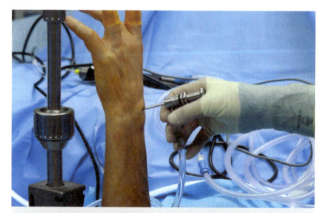

Fig. 32.7 Cânula e trocarte colocados na articulação após a inclinação volar normal do rádio distal; o acesso ao portal 4-5 pode ser difícil de entrar em alguns pacientes com SLAC no punho em decorrência da ausência distalmente de distração do osso semilunar.

mediano, no ramo profundo do nervo ulnar e no ramo superficial do nervo radial. Uma broca cilíndrica de 12 lâminas e 4 mm (Stryker Endoscopy, San Jose, CA, Estados Unidos) é inserida no portal 1-2 para ressecção óssea, enquanto o portal 3-4 ou 4-5 é utilizado para visualização. O artroscópio é movido conforme necessário entre os portais 4-5, 3-4 e 1-2 para aprimorar a visualização de várias perspectivas (▶ Fig. 32.8). O portal FCR volar é utilizado com menor frequência, conforme necessário, para melhor visualização do aspecto dorsal da articulação (▶ Fig. 32.9).

32.2.3 Ressecção

A ressecção começa com a broca colocada na borda radial do estiloide para assegurar a remoção da crista óssea. O tecido sinovial e capsular é removido para definição clara da margem de osso antes do início da ressecção óssea. A ressecção óssea fica mais fácil se o portal 1-2 for feito ligeiramente abaixo da linha da articulação; assim, o instrumento é um pouco inclinado para cima ao entrar na articulação. O estiloide é removido a uma profundidade de 4 mm. Uma parte do osso é removida por meio da oscilação da broca em sentido volar e dorsal, em um movimento de limpador de para-brisa, avançando do aspecto radial para o ulnar até que toda a porção anormal do rádio seja retirada (▶ Vídeo 32.1). Precauções são tomadas para proteger os ligamentos capsulares, usando a broca com cuidado perto da cortical óssea até que a parede volar se torne flexível, mas sem atravessar o envelope de tecido mole (▶ Fig. 32.10a, b). Toda a coluna radial até a cartilagem de aparência saudável na fossa lunar do rádio é removida (▶ Fig. 32.11). A transição para a fossa lunar é uma mudança abrupta da cartilagem normal, começando na crista que separa o escafoide e a fossa lunar. Os dois terços proximais do escafoide artrítico são geralmente removidos (▶ Fig. 32.12). A fluoroscopia é realizada para assegurar a quantidade adequada de ressecção óssea (▶ Fig. 32.13a, b).

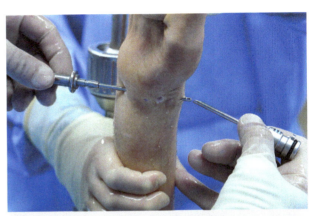

Fig. 32.9 O portal volar pode ser estabelecido com a técnica de dentro para fora como necessário para visualização do lado dorsal da articulação.

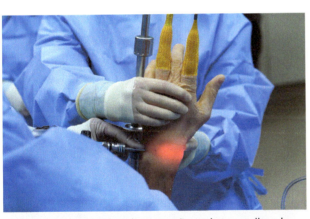

Fig. 32.8 A visualização da ressecção pode ser melhor do lado ulnar da articulação.

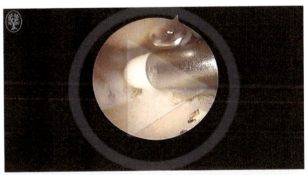

Vídeo 32.1 Visualização interna da artroplastia da coluna radial por ressecção artroscópica (ARARC).

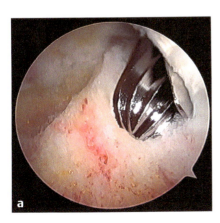 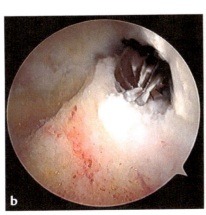

Fig. 32.10 (a, b) A figura mostra como proteger o ligamento volar do capelo do *shaver* ósseo.

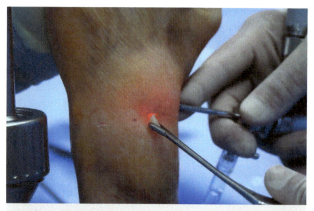

Fig. 32.11 Pinças pequenas podem ajudar a remoção de osso.

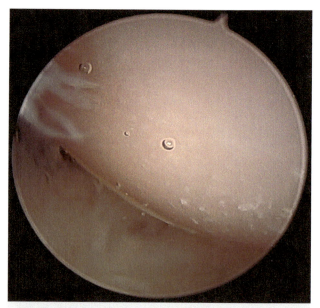

Fig. 32.12 Aparência típica do escafoide artrítico.

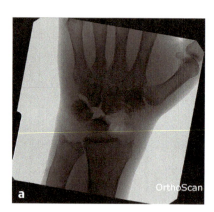
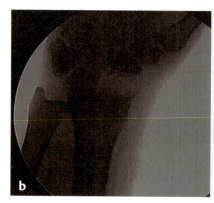

Fig. 32.13 (a, b) Radiografias pós-operatórias 1, 2, 3.

A maioria dos erros se deve à ressecção inadequada; portanto, recomenda-se a remoção óssea agressiva. A não remoção da porção impactada do escafoide também é responsável pela dor pós-operatória persistente. A ressecção mediocarpal não é necessária.

32.2.4 Finalização

A tração é liberada no final do procedimento para garantir a resolução do impacto do polo proximal do escafoide no rádio. Os portais são fechados pelos dedos do assistente para evitar vazamentos e uma solução de bupivacaína a 0,25% com adrenalina ou lidocaína a 1% com adrenalina é injetada na articulação submetida à ressecção (se não houver contraindicação). Normalmente, usamos um total de 60 mL de bupivacaína a 0,25% com adrenalina. Os portais são fechados com esparadrapo e uma tala volar bem acolchoada com bandagem compressiva Ace é colocada.

32.2.5 Cuidados Pós-Operatórios

Os pacientes são instruídos a fazer compressas com gelo e manter o membro elevado. O punho fica imobilizado por 7 a 10 dias. Posteriormente, os pacientes passam a usar uma tala removível e incentivados a iniciar exercícios de amplitude de movimento. O uso é permitido conforme tolerado após 1 semana. A terapia formal, com profissional, é utilizada, conforme necessário, nos pacientes que precisam de maior supervisão. O movimento precoce incentiva a formação de fibrocartilagem pelas células-tronco, o que gera uma superfície deslizante e de proteção para a articulação.[11,12]

Referências

[1] Lalonde D. Minimally invasive anesthesia in wide awake hand surgery. Hand Clin. 2014; 30(1):1–6
[2] Van de Pol GJ, Koudstaal MJ, Schuurman AH, Bleys RL. Innervation of the wrist joint and surgical perspectives of denervation. J Hand Surg Am. 2006; 31(1):28–34
[3] Wilhelm A. Partial joint denervation: wrist, shoulder, and elbow. Plast Reconstr Surg. 2010; 126(1):345–347
[4] Cobb T, Sterbank P, Lemke J. Arthroscopic resection arthroplasty for treatment of combined carpometacarpal and scaphotrapeziotrapezoid

(pantrapezial) arthritis. J Hand Surg Am. 2011; 36(3): 413–419

[5] Cobb TK, Walden AL, Cao Y. Long-term outcome of arthroscopic resection arthroplasty with or without interposition for thumb basal joint arthritis. J Hand Surg Am. 2015; 40(9):1844–1851

[6] Leclaire R, Fortin L, Lambert R, Bergeron YM, Rossignol M. Radiofrequency facet joint denervation in the treatment of low back pain: a placebo-controlled clinical trial to assess efficacy. Spine. 2001; 26 (13):1411–1416, discussion 1417

[7] Loréa PD. First carpometacarpal joint denervation: anatomy and surgical technique. Tech Hand Up Extrem Surg. 2003; 7(1):26–31

[8] Radu CA, Schachner M, Tränkle M, Germann G, Sauerbier M. [Functional results after wrist denervation]. Handchir Mikrochir Plast Chir. 2010; 42(5):279–286

[9] Weinstein LP, Berger RA. Analgesic benefit, functional outcome, and patient satisfaction after partial wrist denervation. J Hand Surg Am. 2002; 27(5):833–839

[10] Wilhelm A. Denervation of the wrist. Tech Hand Up Extrem Surg. 2001; 5(1):14–30

[11] Altman RD, Kates J, Chun LE, Dean DD, Eyre D. Preliminary observations of chondral abrasion in a canine model. Ann Rheum Dis. 1992; 51(9):1056–1062

[12] Vachon A, Bramlage LR, Gabel AA, Weisbrode S. Evaluation of the repair process of cartilage defects of the equine third carpal bone with and without subchondral bone perforation. Am J Vet Res. 1986; 47 (12):2637–2645

33 Fusão Artroscópica Parcial do Punho

33.1 Introdução

A fusão parcial do punho é um tratamento paliativo definitivo usado nos casos de artrite no punho avançada, que geralmente são secundários a lesões do ligamento do escafolunar (SLAC) e pseudoartrose do escafoide (colapso avançado por não união do escafoide, SNAC). Este procedimento é recomendado para os casos SLAC e SNAC do estágio III. A natureza exata da fusão depende da qualidade da cartilagem remanescente. O advento dos parafusos canulados e autoajustáveis simplificou bastante esses procedimentos.

33.2 Técnica Cirúrgica

33.2.1 Preparo e Posicionamento do Paciente

O procedimento é realizado em duas fases: um procedimento aberto para remoção do escafoide, e, em seguida, um procedimento totalmente artroscópico para realização da artrodese. A técnica aberta é usada para a escafoidectomia porque a excisão é mais rápida do que quando realizada por artroscopia, embora o resultado seja o mesmo. A segunda parte do procedimento (a fase da artroscopia) é feita com o braço preso a uma prancha e aplicação de tração ao longo do eixo da mão com um suporte atraumático.

33.2.2 Escafoidectomia

Basta uma incisão volar lateral distal simples sobre o tubérculo escafoide (▶ Fig. 33.1). Essa incisão pode ser horizontal ou longitudinal. A secção dos ligamentos escafotrapezoides volares é sempre mais difícil durante a abordagem dorsal. Após a secção desses ligamentos, um *shaver* ósseo e uma espátula podem ser utilizados para extração total ou parcial do osso escafoide.

Nos casos de sequelas de lesão do ligamento escafolunar (SL), a estrutura está rompida e toda a fossa escafoide do rádio é artrítica. O osso escafoide é removido como uma única peça. Nos casos de sequelas por pseudoartrose do escafoide, apenas o estiloide radial é artrítico; o segmento da fossa escafoide do rádio, em frente ao polo, não apresenta alterações. O polo proximal permanece unido ao semilunar pelo ligamento SL. Nestes casos, apenas a parte distal do escafoide é removida (▶ Fig. 33.2, ▶ Vídeo 33.1). A incisão é fechada em camadas (▶ Fig. 33.3a, b). Os enxertos podem ser coletados do osso escafoide removido.

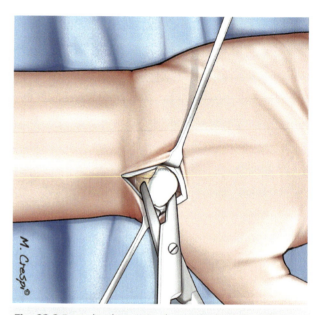

Fig. 33.2 Desenho da excisão do escafoide em uma única peça; um fragmento distal do punho com SNAC em estágio III é mostrado aqui.

Fig. 33.1 Vista intraoperatória de uma pequena incisão volar distal sobre o tubérculo distal do escafoide.
Uma agulha é usada para localização da articulação escafotrapeziotrapezoide (STT); esses ligamentos estão intactos e bem unidos.

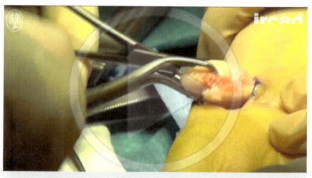

Vídeo 33.1 O vídeo mostra a excisão do escafoide em uma peça pela abordagem volar.

Fusão Artroscópica Parcial do Punho

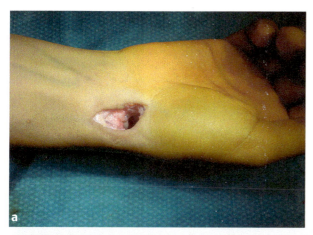
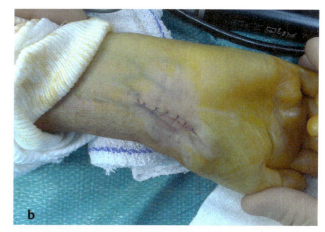

Fig. 33.3 Vista intraoperatória de incisão volar distal antes do fechamento da pele e da cápsula **(a)** e após a sutura **(b)**.

33.2.3 Exploração da Articulação Radiocarpal

A tração é exercida sobre o punho com um suporte manual atraumático e 5 a 7 kg (11-15,5 lbs.) de contrapeso. O portal 3-4 é usado para exploração da articulação radiocarpal. O principal objetivo é inspecionar a fossa semilunar do rádio e avaliar a qualidade da cartilagem semilunar.

Nos punhos com SNAC em estágio III, o polo proximal do escafoide e a cartilagem do outro lado da fossa escafoide do rádio também devem ser inspecionados. Nesse ponto, uma estiloidectomia pode ser necessária (consulte o Capítulo 7). Para tanto, uma broca é introduzida no portal 1-2 para ressecção do processo estiloide radial com preservação das inserções volares e dorsais dos ligamentos extrínsecos (radiocarpal dorsal e radio-escafocapitato).

33.2.4 Exploração da Articulação Mediocarpal

O artroscópio e a bainha são introduzidos através do portal mediocarpal ulnar (MCU). O *shaver* é introduzido no portal mediocarpal radial (MCR) para desbridamento da articulação, que pode apresentar sinais de sinovite extensa. O *shaver* e o artroscópio são invertidos para desbridamento do restante da articulação (▶ Fig. 33.4).

33.2.5 Preparo para Artrodese

O artroscópio é recolocado no portal MCU. Uma broca é introduzida no portal MCR para ressecção da superfície do capitato e do semilunar até que o sangramento do osso subcondral seja visível (▶ Fig. 33.5a, b, ▶ Vídeo 33.2). Nos casos de SNAC em estágio III, o segmento distal restante do polo proximal do escafoide também deve ser removido. A fusão escafolunar-capitato é realizada.

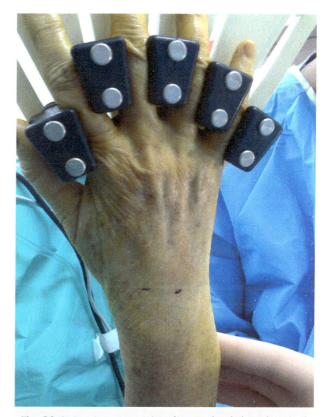

Fig. 33.4 Vista intraoperatória do portal radial mediocarpal e ulnar necessários para realização da fusão parcial do punho.

Uma artrodese em quatro cantos deve ser feita nos casos de SLAC em estágio III (▶ Fig. 33.6). As posições do artroscópio e da broca são invertidas para ressecção da cabeça do hamato e dos aspectos distais do piramidal até a exposição do osso com sangramento.

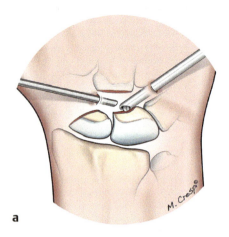
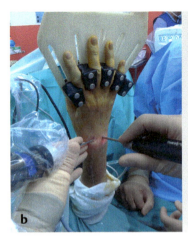

Fig. 33.5 Desenho **(a)** e vista intraoperatória **(b)** da ressecção de cartilagem e osso durante a fusão óssea na articulação mediocarpal para exposição do sangramento do osso subcondral.

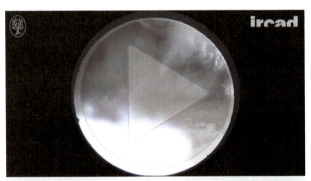

Vídeo 33.2 O vídeo mostra a ressecção de cartilagem mediocarpal e osso em preparo para a artrodese.

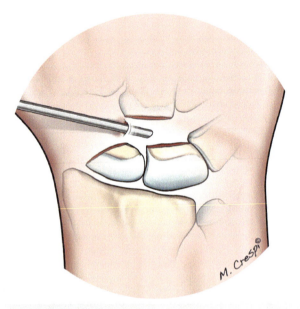

Fig. 33.6 Desenho da verificação artroscópica final da fusão escafolunar-capitato em um punho com SNAC em estágio III.

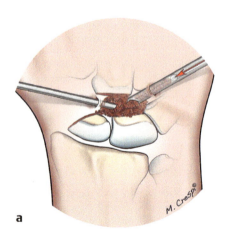
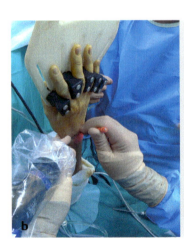

Fig. 33.7 Desenho **(a)** e vista intraoperatória **(b)** do material do enxerto ósseo (coletado do escafoide removido) sendo colocado na área de fusão.

Fusão Artroscópica Parcial do Punho

33.2.6 Ressecção do Hamato

Em caso de realização de fusão lunar-capitato isolada ou escafolunar-capitato, especialmente sem enxerto, o hamato pode colidir com parte do semilunar e causar dor residual, principalmente em pacientes com semilunar de tipo II de Viegas (consulte o Capítulo 3). Nesse caso, a cabeça proximal do hamato deve ser removida com uma broca colocada no portal MCU e o artroscópio no portal MCR.

33.2.7 Adição do Material do Enxerto Ósseo

O procedimento de artrodese pode ser realizado com ou sem enxerto ósseo. No entanto, a adição do enxerto preserva a altura do carpo, principalmente nos casos de fusão escafolunar-capitato. O artroscópio é colocado no portal MCU. Um *shaver* é usado para terminar o desbridamento articular. O fluido presente na articulação deve ser completamente aspirado. A partir deste momento, o procedimento é realizado em ambiente seco. O enxerto é colocado entre a primeira e a segunda fileira de ossos do carpo com broca cilíndrica ou trocarte. O enxerto é empurrado para o interior da articulação (▶ Fig. 33.7a, b, ▶ Fig. 33.8).

33.2.8 Fixação da Artrodese

A fixação é realizada com parafusos canulados, de rosca dupla e autoajustáveis de 2 a 3 mm de diâmetro, que comprimem os ossos. Os fios de Kirschner são inseridos com controle artroscópico ou fluoroscópico, dependendo do tipo de fixação escolhido. A fixação hamato-piramidal e a capitolunar são normalmente usadas, mas dependem da preferência do cirurgião: fixação hamato-semilunar e piramidal-capitato, fusão em quatro cantos, fixação de capitato, escafoide e semilunar em punhos com SNAC em estágio III etc (▶ Fig. 33.9a-c, ▶ Vídeo 33.3). Após liberar a tração do punho, os parafusos canulados são colocados em controle fluoroscópico por meio de pequenas aberturas na pele. A compressão é feita pelos parafusos.

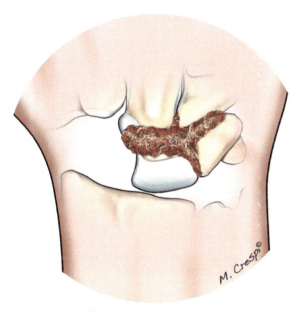

Fig. 33.8 Desenho dos enxertos ósseos colocados para a artrodese em quatro cantos.

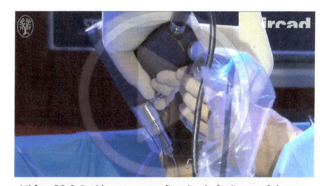

Vídeo 33.3 O vídeo mostra a fixação de fusão escafolunar-capitato com parafusos.

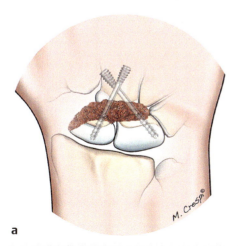
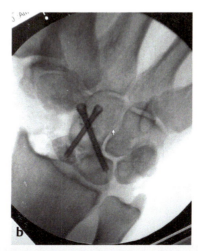
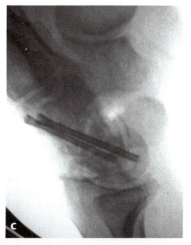

Fig. 33.9 Desenho **(a)** e radiografias intraoperatórias em incidência anteroposterior (A/P) **(b)** e em perfil **(c)** da fixação de uma fusão escafolunar-capitato com parafusos canulados em um punho com SNAC em estágio III.

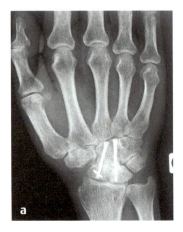
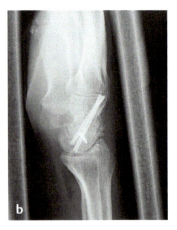
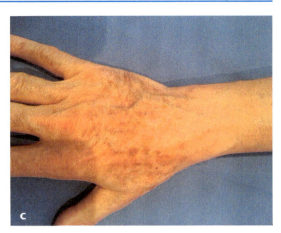
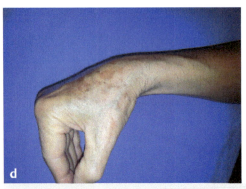
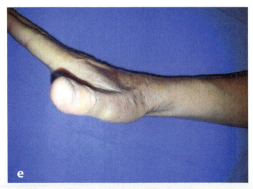

Fig. 33.10 Radiografias **(a, b)** de um caso de fusão escafolunar-capitato com 3 anos de acompanhamento; a fotografia **(c)** do aspecto dorsal do punho do mesmo paciente mostra a ausência de cicatrizes; as fotografias mostram a amplitude de movimento de flexão **(d)** e extensão **(e)** do mesmo paciente. Embora esses movimentos sejam modestos, são suficientes e indolores.

33.2.9 Fechamento e Cuidados Pós-Operatórios

Nenhuma das pequenas incisões dorsais precisa ser fechada. Uma tala anterior é usada até a consolidação óssea, o que geralmente ocorre em 6 a 8 semanas. A reabilitação é iniciada após a consolidação óssea.

33.3 Conclusão

A fusão parcial do punho é um tratamento paliativo definitivo comumente usado em casos avançados de osteoartrite do punho. O objetivo é evitar a artrodese total do punho e manter a amplitude de movimento suficiente (▶ Fig. 33.10a-e). A realização artroscópica deste procedimento de artrodese evita a desvascularização associada às técnicas abertas comuns, melhorando a fusão. Além disso, simplifica a recuperação pós-operatória. Vários tipos de fusões parciais podem ser realizados por artroscopia.

34 Avaliação Artroscópica da Doença de Kienbock

Greg Bain ▪ Simon MacLean

34.1 Introdução

A artroscopia é considerada o padrão-ouro para avaliação das superfícies articulares em pacientes com doença de Kienbock. As técnicas de diagnóstico por imagem também são imprescindíveis na avaliação desses pacientes, embora a extensão do dano na cartilagem articular seja frequentemente subestimada em radiografias simples. A ressonância magnética e a tomografia computadorizada de alta resolução ou com contraste são excelentes para mostrar detalhes sobre vascularização semilunar, necrose e presença de fratura, mas delineiam mal a integridade da superfície articular, cuja avaliação é melhor com visualização e sondagem artroscópica direta. Em alguns casos de isquemia óssea e necrose, o envelope condral intacto ainda é observado. Nesses casos, a cirurgia de preservação semilunar pode ser indicada. Todos os casos da doença de Kienbock em que realizamos a artroscopia apresentam sinovite, e a sinovectomia artroscópica pode ser facilmente realizada.

Introduzimos a Classificação de Bain e Begg para aprimorar a tomada de decisão cirúrgica com base na integridade das superfícies articulares avaliadas durante a artroscopia (▶ Fig. 34.1).[1,2] As *superfícies funcionais* são definidas como aquelas com aparência artroscópica normal, geralmente lisas e brilhantes. As *articulações não funcionais* são aquelas com degeneração, fibrilação, fissura e descolamento condral ou fratura subcondral. Isso é importante, pois analisa a superfície articular na doença de Kienbock. Com essas informações, o cirurgião pode tomar uma decisão consciente sobre o tratamento, incluindo os achados ósseos identificados a radiografia e tomografia computadorizada.

O objetivo do tratamento cirúrgico é desviar ou remover superfícies não funcionais para redução da dor e manutenção do movimento funcional do punho entre superfícies articulares intactas. Nosso algoritmo de Lichtman-Bain, publicado recentemente, é uma estrutura a ser utilizada pelo cirurgião e baseada nos componentes ósseos, vasculares e condrais da doença (▶ Fig. 34.2). O tratamento cirúrgico pode, então, ser realizado conforme o paciente e os fatores cirúrgicos.[3-7] O algoritmo enfatiza cinco componentes principais para a tomada de decisão, inclusive a idade do paciente, a condição do osso semilunar, o estado do punho, o que o cirurgião pode oferecer e o que o paciente quer.

34.2 Técnica

34.2.1 Configuração

O braço é suspenso em uma torre de tração. Um artroscópio de 2,7 mm em 30° é utilizado. Vinte a 30 minutos antes do procedimento, 15 a 20 mL de uma solução de lidocaína a 1% com adrenalina a 1:200.000 são injetados nos portais. Um torniquete é aplicado, mas não inflado. O portal 3-4, o portal 6R, o portal carpal medial radial e o portal carpal medial ulnar são utilizados. A artroscopia seca é então realizada, permitindo a melhor visualização e resolução das superfícies articulares. A perfusão tecidual é mais bem avaliada a seco, pois a insuflação de fluido comprime os capilares da sinóvia.

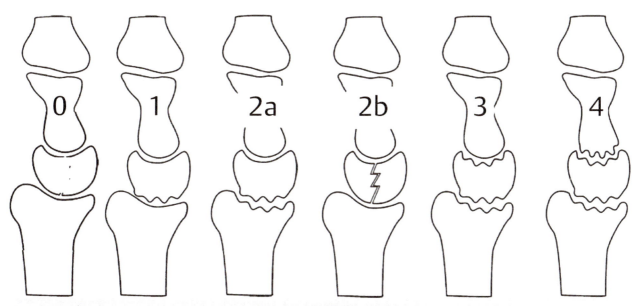

Fig. 34.1 A classificação articular de Bain e Begg da doença de Kienbock. (Copyright © Dr Greg Bain, 2018.)

176   Capítulo 34

A. Idade do paciente?

A1. < 15 anos – Não cirúrgico

A2. 16-20 anos – Tentativa não cirúrgica. Considere o procedimento de redução de carga.

A3. > 70 anos – Tentativa não cirúrgica. Considere sinovectomia e/ou siga o algoritmo abaixo.

B. Estágio do semilunar?

B1. Semilunar intacto (Córtex e cartilagem intactos - Lichtman 0, I, II, Schmitt A, Bain 0) Proteção/redução de carga sobre o semilunar:

- Órtese ou tala (tentativa por 2-3 meses)
- Osteotomia de encurtamento radial, encurtamento do capitato para variância positiva ulnar (epifisiodese radial*)
- (Alternativas – Descompressão do semilunar, enxerto ósseo vascularizado*, microfratura do rádio*)

B2. Semilunar comprometido (Doença semilunar localizada - Lichtman IIIA, Schmitt B, Bain 1) Reconstrução do semilunar:

- Tróclea femoral medial (MFT)*, artroplastia do semilunar*, carpectomia proximal (PRC) (fusão radioescafolunar (RSL), fusão do ligamento escafocapitato (SC) [ou da articulação escafotrapeziotrapezoide (STT)])

B3. Semilunar não passível de reconstrução (Doença semilunar avançada - Lichtman IIIC, Schmitt C, Bain 2b) Resgate do semilunar (excisão):
- Artroplastia do semilunar *, alongamento do capitato, PRC (fusão SC)

C. Condição do punho?

C1 – Instabilidade do carpo com articulações intactas – Estabilização

Flexão escafoide típica, com ângulo radioescafoide (RSA) > 60° (Lichtman IIIB)

- Estabilização da coluna radial (fusão SC)

C2 – Degeneração carpal localizada – Reconstrução

C2a. Comprometimento da articulação radiolunar **(Lichtman IIIA, Bain 2a)**

- Desvio (fusão SC)
- Reconstrução (enxerto MFT)
- Artroplastia (prótese semilunar)
- Artrodese (fusão RSL)

C2b. Comprometimento da articulação radioescafoide
- PRC se a faceta do semilunar estiver intacta
- Fusão RSL se a faceta do semilunar estiver comprometida e articulação mediocarpal, intacta

---

C3 – Colapso avançado na doença de Kienbock (KDAC), colapso e degeneração avançados do carpo – Resgate

Punho não passível de reconstrução (Doença avançada do punho - Lichtman IV, Bain 4)

- Resgate (artrodese ou artroplastia)

Outras opções que podem ser consideradas foram colocadas entre (parênteses). A fusão STT é uma alternativa à fusão SC.
*Procedimentos alternativos, técnicas que exigem habilidades especializadas e, portanto, influenciam o que pode ser oferecido pelo cirurgião.
A classificação determina o tratamento recomendado com base na idade do paciente (A), na condição do semilunar (B) e na condição do punho (C).
O que o cirurgião pode oferecer (D) e o que o paciente deseja (E) determinam, em última análise, o que é realizado.

Fig. 34.2 Algoritmo de Lichtman-Bain para tratamento da doença de Kienbock. (Copyright © Dr Greg Bain, 2018.)

34.2.2 Inspeção

A articulação é meticulosamente inspecionada. A oscilação com o *probe* permite a avaliação da integridade das superfícies condrais. A correlação dessas informações da artroscopia com as imagens pré-operatórias ajuda o cirurgião a tomar a melhor decisão terapêutica. Bain e Begg relataram a presença de sinovite em todos os casos, em grau correlacionado ao dano articular.[8] As radiografias simples subestimam a gravidade das alterações articulares, e os achados à artroscopia geralmente alteram o tratamento recomendado. Bain *et al.* relataram a presença de uma articulação não funcional em pelo menos 82% dos casos, e de duas articulações não funcionais em pelo menos 61%.[8] Houve casos com envelope condral intacto, embora o amolecimento e o colapso da placa óssea subcondral tenham sido observados. Este é um subgrupo importante, já que as tentativas de revascularização e redução da carga imposta ao semilunar podem ter um bom resultado funcional.

O amolecimento condral, fibrilação, fissura ou fratura podem então ser identificados.

Uma "fratura oculta" pode ser observada em caso de fratura coronal com envelope condral intacto (▶ Fig. 34.3).

Uma "superfície flutuante" pode ser observada se houver necrose óssea e colapso, mas a superfície condral continua intacta. Nesse caso, a superfície "flutua" quando o punho é tracionado, criando um espaço em potencial entre a superfície articular intacta e o osso colapsado.

Os ligamentos escafolunar e lunopiramidal podem ser rompidos pelo colapso e inclinação do semilunar. Nesses casos, as lesões ligamentares perilunares são um achado comum durante a artroscopia.

34.2.3 Procedimentos Simples e Decisões

A sinovectomia é realizada em todos os casos. Em pacientes com doença em estágio inicial, a sinovectomia pode ser um tratamento definitivo e, naqueles com doença mais avançada, pode ser uma intervenção para redução da dor. O desbridamento de fragmentos e abas soltas é feito com *shaver*, pinças tipo *basket* ou pinças tipo *grasper*. As superfícies articulares condrais são classificadas pelo método de Bain e Begg. O estado das articulações e do punho, além das opções de tratamento, pode ser determinado pelo algoritmo de Lichtman-Bain.

34.3 Conclusão

A artroscopia do punho define melhor a condição das superfícies articulares na doença de Kienbock. As alterações condrais nem sempre refletem as condições ósseas ou vasculares do semilunar. A sinovectomia e o desbridamento podem ser realizados após a avaliação artroscópica, e, em alguns casos, o tratamento artroscópico definitivo é feito (▶ Vídeo 34.1)

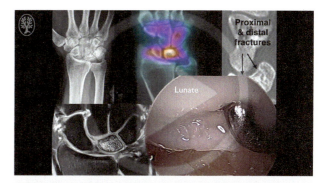

Vídeo 34.1 O vídeo explica as possíveis diferenças nas condições artroscópicas do semilunar na doença de Kienbock.

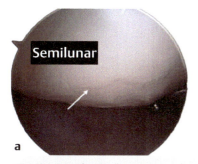
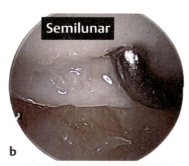
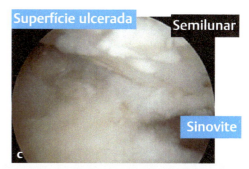

Fig. 34.3 Avaliação artroscópica de superfícies articulares não funcionais. A avaliação da porção proximal do semilunar revela a presença de uma fratura oculta. Superfícies irregulares com osso exposto também podem estar presentes. (Copyright © Dr Greg Bain, 2018.)

Referências

[1] Bain GI, Begg M. Arthroscopic assessment and classification of Kienbock's disease. Tech Hand Up Extrem Surg. 2006; 10(1):8–13

[2] Bain GI, Durrant A. An articular-based approach to Kienbock avascular necrosis of the lunate. Tech Hand Up Extrem Surg. 2011; 15(1):41–47

[3] Lichtman DM, Pientka WF, II, Bain GI. Kienböck Disease: A New Algorithm for the 21st Century. JWrist Surg. 2017; 6(1):2–10

[4] Bain GI, MacLean SB, Tse W-L, Ho P-C, Lichtman DM. Kienböck Disease and Arthroscopy: Assessment, Classification, and Treatment. J Wrist Surg. 2016; 5(4):255–260

[5] Lichtman DM, Pientka WFBG. Addendum: Kienböck Disease: A New Algorithm for the 21st Century. JWrist Surg. 2017

[6] MacLean SBM, Kantar K, Bain GI, Lichtman DM. The Role of Wrist Arthroscopy in Kienbock Disease. Hand Clin. 2017; 33(4):727–734

[7] Lichtman DM. BGI. Kienbock's Disease: Advances in Diagnosis and Treatment. 1st ed. Spinger; 2016

[8] Bain GI, Durrant A. An articular-based approach to Kienbock avascular necrosis of the lunate. Tech Hand Up Extrem Surg. 2011; 15(1):41–47

35 Obtenção Artroscópica de Enxerto Ósseo para Cistos Semilunares

35.1 Introdução

Os cistos semilunares são relativamente comuns, mas indolores. De modo geral, são descobertos por acaso durante um exame de ressonância magnética ou tomografia computadorizada (▶ Vídeo 35.1). A dor pode ocorrer quando há colapso da parede externa do cisto, que se abre no espaço articular escafolunar (SL). O tratamento padrão é composto por curetagem do cisto e, normalmente, enxerto ósseo. O tratamento aberto é muito desafiador e requer uma grande incisão volar. A artroscopia possibilita o tratamento não invasivo que preserva as estruturas vasculares e anatômicas ao passar pela porção proximal e não vascularizada do ligamento SL.

35.2 Técnica Cirúrgica

35.2.1 Preparo e Posicionamento do Paciente

O procedimento é realizado com anestesia regional usando um torniquete. O braço do paciente é fixado à mesa de apoio. Os dedos são suspensos e uma tração de 5 a 7 kg é aplicada ao longo do eixo do braço.

35.2.2 Exploração Radiocarpal

O artroscópio é introduzido no portal 3-4 e o *shaver* é inserido no portal radiocarpal 1-2. A primeira fase do procedimento artroscópico consiste em sinovectomia completa com *shaver*, invertendo as posições do instrumento e do artroscópio. Com o artroscópio no portal 1-2, o ligamento SL – especificamente sua porção proximal – pode ser localizado (▶ Vídeo 35.2).

35.2.3 Localização e Curetagem do Cisto

Com o artroscópio no portal 1-2, uma agulha intramuscular é introduzida no portal 3-4 com a ponta voltada para a porção proximal do ligamento. A agulha é inserida através do ligamento para localização do cisto intraósseo cuja parede externa entrou em colapso (▶ Fig. 35.1a, b, ▶ Vídeo 35.3). O cisto geralmente está no aspecto volar. Após a localização do cisto, uma cureta é inserida através do ligamento com orientação artroscópica (▶ Fig. 35.2a-c). Todo o cisto é removido com a cureta e o *shaver* (▶ Fig. 35.3a, b). Esta etapa pode ser realizada tanto com irrigação com soro fisiológico ou como procedimento a seco (▶ Vídeo 35.4).

35.2.4 Obtenção do Enxerto Ósseo

O enxerto ósseo é coletado do punho ipsolateral. Uma incisão no aspecto lateral do punho é feita entre o 1º e o 2º compartimentos extensores. Os ramos sensoriais do nervo radial são identificados e protegidos.

O *shaver* ósseo é usado no periósteo sob os tendões extensores do 1º e 2º compartimentos para liberar a área de coleta do enxerto. Uma osteotomia de três lados é realizada enquanto uma "tampa óssea" continua presa ao rádio. O enxerto ósseo é coletado com uma cureta; seu volume deve ser maior que o defeito a ser preenchido.

Após a coleta do enxerto, a tampa é recolocada. O periósteo será reposto de maneira espontânea. A pele é fechada com pontos simples separados (▶ Vídeo 35.5).

35.2.5 Aplicação do Enxerto Ósseo

O próximo passo é realizado em um ambiente seco. Se a parte inicial do procedimento foi realizada em um ambiente úmido, todo o fluido deve ser aspirado. O enxerto ósseo é inserido em um trocarte e, em seguida, a ponta do trocarte é colocada na cavidade do cisto (▶ Fig. 35.4a, b). O enxerto é empurrado para dentro do trocarte com um fio-guia rombo até a cavidade de o cisto ser preenchida (▶ Fig. 35.5a, b). O enxerto ósseo é compactado com o fio-guia rombo (▶ Fig. 35.6, ▶ Vídeo 35.6).

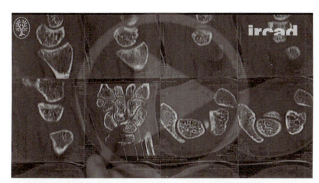

Vídeo 35.1 O vídeo mostra o caso clínico com visualização do cisto semilunar à tomografia computadorizada.

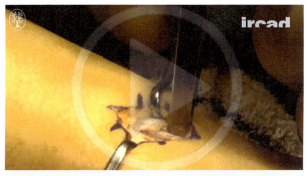

Vídeo 35.2 O vídeo mostra os diferentes portais usados no procedimento.

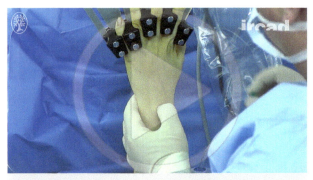

Vídeo 35.3 O vídeo mostra a técnica empregada para localização do cisto.

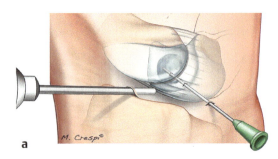 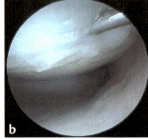

Fig. 35.1 Desenho **(a)** e vista intraoperatória **(b)** da técnica de localização do cisto semilunar com agulha.

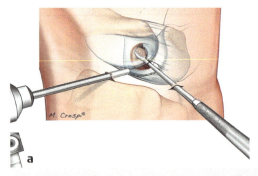 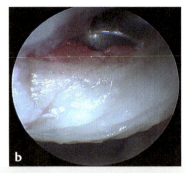 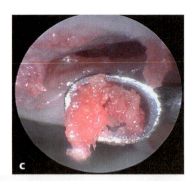

Fig. 35.2 Desenho **(a)** e vista intraoperatória **(b, c)** da curetagem do cisto semilunar.

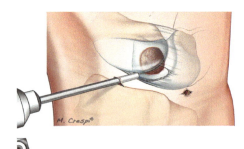 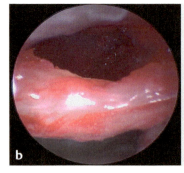

Fig. 35.3 Desenho **(a)** e vista intraoperatória **(b)** do cisto semilunar esvaziado.

Obtenção Artroscópica de Enxerto Ósseo para Cistos Semilunares 181

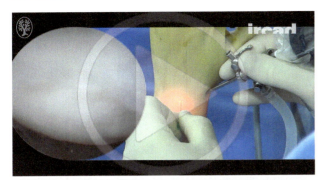
Vídeo 35.4 O vídeo mostra a curetagem do cisto.

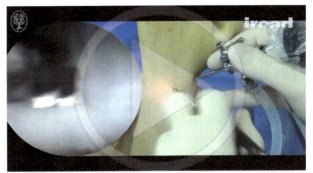
Vídeo 35.5 O vídeo mostra a técnica da coleta do enxerto de osso esponjoso do rádio.

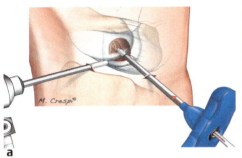
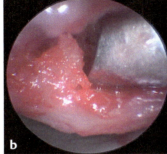
Fig. 35.4 Desenho **(a)** e vista intraoperatória **(b)** do preenchimento de cisto com o enxerto ósseo.

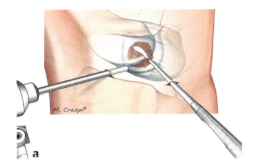
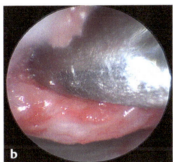
Fig. 35.5 Desenho **(a)** e vista intraoperatória **(b)** do preenchimento completo do cisto pelo enxerto ósseo.

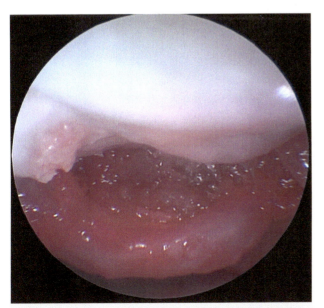
Fig. 35.6 Vista intraoperatória do enxerto colocado no cisto com a espátula.

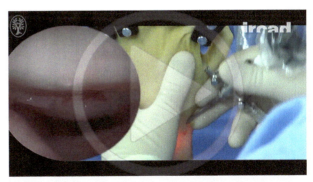
Vídeo 35.6 O vídeo mostra o preenchimento do cisto com o enxerto ósseo.

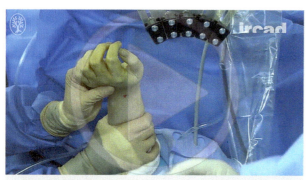

Vídeo 35.7 O vídeo mostra o curativo final.

35.2.6 Fechamento e Cuidados Pós-Operatórios

O punho é imobilizado até a consolidação (▶Vídeo 35.7). A reabilitação é iniciada após a remoção da tala, por volta da 6ª semana.

35.3 Conclusão

O tratamento artroscópico dos cistos semilunares intraósseos é um procedimento minimamente invasivo e controlado de maneira precisa para as etapas de ressecção e enxertia. O alívio da dor é obtido sem perda de função ou rigidez articular.

Índice Remissivo

Entradas acompanhadas por um *f* ou *q* em itálico indicam figuras e quadros, respectivamente.

A

Abordagem(ns)
  cirúrgica(s), 4-11
    palmar, 31
      estiloidectomia
        pela, 31
      portais, 4, 6
        MC, 6
        palmares, 9
        radioulnares distais, 7
        RC, 4
        TM, 8
      princípios gerais, 4
Acesso
  VU, 109
Anatomia
  do complexo SL, 72-78
    ligamentos carpais, 72
      aplicada, 72
      biomecânica, 72
    teste artroscópico, 73
      da estabilidade SL, 73
      de ligamentos
        extrínsecos, 76
  do TFCC, 33-37
    biomecânica, 35
    conceitos atuais, 33-37
    estrutura, 35*f*
      tridimensional, 35*f*
    exame artroscópico, 36
      de lesões, 36
      de rupturas, 36
    histologia, 33
    perda de
      elasticidade, 36*f*
      sinal de trampolim
        por, 36*f*
    porção, 34*f*
      distal, 34*f*
      dorsal, 34*f*
      medial, 34*f*
Âncora
  artroscopia do TFCC
    com, 48-53
    reinserção da fóvea
      por, 48-53
      técnica
        operatória, 48-53
  inserção da, 49
ARA (Artroplastia
  Artroscópica de
  Ressecção)
  articulação, 151
    STT, 151
  da coluna radial do
    punho, 165-168
    com SLAC, 165-168
      técnica
        operatória, 165

de articulação CMC,
  149-153
  do polegar, 149-153
    técnica
      operatória, 149
Articulação
  carpal, 87
    média, 87
      exploração da, 87
  CMC, 149-153
    do polegar, 149-153
      ARA de, 149-153
      denervação da, 151
      desbridamento
        da, 151
      exploração da, 149
  do SL, 82
    fixação na, 82
    do fio-K, 82
  mediocarpal, ver MCJ
  mediocárpica, 90
    avaliação da, 90
      por artroscopia, 90
  radioulnar, 49
    distal, 49
      desbridamento da, 49
      exploração da, 49
  RC, 30, 65, 76, 79, 87, 141,
    159
    desbridamento da, 159
    exploração da, 30, 65,
      79, 87, 159
    inspeção de, 142
    ligamentos visíveis
      na, 76
      extrínsecos, 76
    medial, 141
      desbridamento
        da, 141
    sinovectomia da, 65
  RL, 88
  STT, 145
    exploração da, 145
  TM, 8
Artrodese
  fixação da, 173
  preparo para, 171
Artrólise Artroscópica
  do punho, 141-144
    técnica operatória, 141
      desbridamento, 141,
        142
      da articulação RC
        medial, 141
      da MCJ, 142
      do recesso dorsal
        RC, 142
    inspeção de
      articulação RC, 142
    ressecção de parede
      fibrosa RC, 141

Artroplastia Artroscópica
  de interposição, 145-148,
    154-164
    CMC do polegar,
      154-158
      técnica
        operatória, 154
    em punho com
      SLAC, 159-164
      estágio II, 159-164
    preparo para, 161
    STT, 145-148
      técnica
        operatória, 145-148
  de ressecção, ver ARA
Artroscopia
  avaliação por, 90
    da articulação
      mediocárpica, 90
  da DRUJ, 54*f*
  do TFCC com âncora, 48-53
    reinserção da fóvea
      por, 48-53
    técnica operatória, 48
  fixação por, 102-107,
    113-117, 126-130
    de fraturas, 113-117,
      126-130
      do escafoide, 126-130
      intra-articulares
        distais, 113-117
        do rádio, 113-117
    de TSPD, 102-107
      técnica cirúrgica, 102
  MC, 102
  na coluna radial, 166
    do punho com SLAC, 166
  osteotomia guiada
    por, 118-125
    para FRD viciosamente
      consolidadas, 118-125
      contraindicações, 118
      indicações, 118
      técnica cirúrgica, 119
  RC, 102
  reconstrução em caixa
    orientada por, 87-92
    do ligamento SL, 87-92
      com enxerto de
        tendão, 87-92
  torre de, 1
Artroscópio, 1
  com câmera, 1*f*
  no portal, 20f, 21f, 31*f*
    6R, 31*f*
    MCR, 21*f*
    MCU, 20f, 21*f*
    RC palmar, 31*f*
    radial, 31*f*

Atzei

Atzei
  classificação de, 38*q*
    das rupturas, 38*q*
    do TFCC, 38*q*
Avulsão
  foveal, 48*f*
    associada à laceração
      periférica, 48*f*

B

Bain e Begg
  classificação articular
    de, 175*f*
    da doença de
      Kienbock, 175*f*

C

Cabeça
  da ulna, 65
    ressecção da, 65
      com TFCC intacto, 65
  do hamato, 68-71
    na síndrome de
      HALT, 68-71
    ressecção
      artroscópica
        da, 68-71
Cápsula
  volar, 103
    dissecação da, 103
Carpo
  fileiras do, 12*f*
    primeira, 12*f*
    segunda, 12*f*
CFCT (Complexo de
  Fibrocartilagem
  Triangular), ver TFCC
Cisto(s) Semilunar(es)
  curetagem do, 179, 180*f*
  enxerto ósseo
    para, 179-182
    obtenção artroscópica
      de, 179-182
      técnica cirúrgica, 179
  localização do, 179
Cisto Sinovial
  dorsal, 17-21
    de localização, 19*f*
      distal, 19*f*
      proximal, 19*f*
    falso, 21*f*
    no punho, 17-21
      tratamento
        artroscópico
          do, 17-21

anatomia
ligamentar da
região SL
dorsal, 17
técnica
cirúrgica, 17
no punho dorsal, 23-25
excisão artroscópica
de, 23-25
com ressecção de
pedúnculo, 23-25
auxiliada por
corante, 23-25
CMC (Carpometacarpal)
articulação do
polegar, 149-153
ARA de, 149-153
denervação da, 151
desbridamento
da, 151, 154
exploração da, 149, 154
interposição do polegar,
154-158
artroplastia
artroscópica de,
154-158
técnica
operatória, 154
Colheita
do enxerto, 131
ósseo, 131
Complexo
ligamentar, 108f
volar, 108f
com estiramento, 109f
extrínseco, 108f
SL, 72-78
anatomia do, 72-78
ligamentos carpais, 72
anatomia aplicada
dos, 72
biomecânica dos,
72
teste artroscópico, 73
da estabilidade
SL, 73
de ligamentos
extrínsecos, 76
Configuração
com tração, 2f
torre de, 2f
vertical, 2f
na avaliação
artroscópica, 175
da doença de
Kienbock, 175
posição, 3f
do paciente, 3f
dos cirurgiões, 3f
Coto
ligamentar, 85
no escafoide, 85
descolamento
sem, 85
do ligamento
SL, 85

Curetagem
do cisto, 179
semilunar, 179

D

DCR (Radiocarpal Dorsal)
ligamento, 9, 72
DCSS (Septo
Capsuloescafolunar
Dorsal), 15f, 17, 73, 142
rompido, 79
Desbridamento
da articulação, 141, 142,
145, 154
CMC, 154
do polegar, 154
RC medial, 141
do recesso dorsal RC, 142
Descolamento
do ligamento SL, 85
sem coto ligamentar, 85
no escafoide, 85
DF (Foveal Direto)
portal, 7, 8f
DIC (Intercarpal Dorsal)
ligamento, 15f, 17, 72, 79
DISI (Instabilidade
Segmentar Intercalada
Dorsal), 87
deformidade, 88
correção de, 88
do semilunar, 89f
Displasia
mucoide dorsal, 20
no intervalo MC, 20
ressecção por
abordagem
transcística, 20
Dispositivo
de marcação, 55f
Dissecação
da cápsula volar, 103
Doença
de Kienbock, 175-177
avaliação artroscópica
da, 175-177
técnica, 175
classificação
articular da, 175f
de Bain e Begg, 175f
Dor
controle da, 152
na ARA, 152
da articulação CMC
do polegar, 152
DRU (Portal Radioulnar
Distal), 7
DF, 7
proximal, 8
DRUJ (Articulação
Radioulnar Distal), 33, 38,
44, 159
artroscopia da, 54f
criação de portal na, 40

D-TFCC (Porção Periférica
Distal do Complexo
de Fibrocartilagem
Triangular), 48

E

ECR (Extensor Radial do
Carpo), 6
ECRB (Extensor Radial Curto
do Carpo), 88
ECRL (Extensor Radial Longo
do Carpo), 88
ECU (Extensor Ulnar do
Carpo), 6, 33
tendão do, 93, 94f
preparação do, 94f
EDC (Extensor dos Dedos), 88
Enxerto
de tendão, 87-92
PL, 90
redução do intervalo
SL com, 90
reconstrução com, 87-92
em caixa orientada
por artroscopia,
87-92
do ligamento SL,
87-92
do tendão, 59-63
colheita do, 59
extração de, 60f
fixação do, 62, 63f
livre, 59-63
reconstrução
artroscópica com,
59-63
do TFCC, 59-63
passagem do, 61
pelo túnel ulnar, 61
preparo da área do, 60
no TFCC, 60
ósseo, 131-135, 173,
179-182
adição do
material do, 173
artroscópico, 131-135
para pseudoartrose
do escafoide,
131-135
colheita do, 131
fixação do, 133
implantação do, 133
obtenção artroscópica
de, 179-182
aplicação, 179
para cistos
semilunares,
179-182
tendíneo, 159, 163
estabilização do, 163
obtenção do, 159
Escafoide
coto ligamentar no, 85
descolamento sem, 85
do ligamento SL, 85
excisão do, 170f

faceta distal do, 146f
formação de osteófitos
da, 146f
fixação do, 106
por parafuso, 106
fraturas do, 126-130
fixação por artroscopia
de, 126-130
técnica cirúrgica,
126-130
inserção no, 126
de fio-K, 126
polo proximal do, 136-140
substituição
artroscópica
do, 136-140
com implante de
pirocarbono,
136-140
posição do, 88
estabilização da, 88
pseudoartrose do, 131-135
enxerto ósseo
artroscópico
para, 131-135
técnica cirúrgica, 131
ressecção do, 146
túnel ósseo, 89
passagem pelo, 90
do enxerto de tendão
PL, 90
preparação do, 89
Escafoidectomia, 170
Espaço
articular, 160
SL, 160
estabilização do, 160
Estabilidade
avaliação da, 106
após fixação, 106
dos ligamentos, 103
intercarpais, 103
avaliação da, 103
SL, 73
teste artroscópico da, 73
sistema de
classificação, 73
Estabilização
da posição, 88
do escafoide, 88
do semilunar, 88
do enxerto tendíneo, 163
do espaço articular, 160
SL, 160
Estiloide
radial, 113f
fratura do, 113f
fixação de, 113f
Estiloidectomia, 160
radial artroscópica, 30-32
técnica cirúrgica, 30
exploração da
articulação, 30
abordagem
palmar, 31
cuidados pós-
operatórios, 31

ÍNDICE REMISSIVO

fechamento, 31
pelos portais
radiocarpais
1-2, 30
pelos portais, 3-4,
31
RC, 30
preparo do
paciente, 30
EWAS (Sociedade Europeia
de Artroscopia do
Punho), 38
Exame Artroscópico
do TFCC, 36
de lesões, 36
de rupturas, 36
Excisão
de polo proximal, 136
do escafoide, 170*f*
Excisão Artroscópica
de cisto sinovial no punho
dorsal, 23-25
com ressecção de
pedúnculo, 23-25
auxiliada por
corante, 23-25
dos gânglios volares, 26-29
do punho, 26-29
técnica cirúrgica, 26
Exploração
artroscópica, 109
da articulação, 65, 79, 87,
145, 149, 154, 159, 171
carpal, 87
média, 87
CMC, 149, 154
do polegar, 149, 154
RC, 30, 65, 79, 87,
159,171
STT, 145
do ligamento, 93
LT, 93
do osso, 93
MC, 102, 131
MCJ, 80, 171
portais artroscópico e, 136
RC, 131, 179

F

FCR (Flexor Radial do
Carpo), 6, 88
músculo, 165
Fibrose
ressecção de, 141*f*
Fio-K
fixação do, 82, 106
na articulação, 82, 106
LT, 106
SL, 82
inserção do, 126
no escafoide, 126
Fixação
da artodese, 173
de fraturas por
artroscopia, 113-117,
126-130

intra-articulares
distais, 113-117
do escafoide,
126-130
do rádio, 113-117
do enxerto, 133
ósseo, 133
do escafoide, 106
por parafuso, 106
do fio-K, 106
da articulação LT, 106
estabilidade após, 106
avaliação da, 106
FPL (Flexor Longo do
Polegar), 113
músculo, 10
Fratura(s)
do escafoide, 126-130
fixação por artroscopia
de, 126-130
técnica cirúrgica,
126-130
do estiloide, 113*f*
radial, 113*f*
fixação de, 113*f*
do rádio, 67f, 113-117
intra-articulares
distais, 113-117
fixação por
artroscopia,
113-117
síndrome secundária
à, 67*f*
do impacto ulnar, 67*f*
redução da, 114
e fixação, 114
FRD (Fraturas do Rádio
Distal)
viciosamente
consolidadas, 118-125
osteotomia por
artroscopia para,
118-125
contraindicações,
118
indicações, 118
técnica cirúrgica, 119
Fusão Artroscópica
do punho, 170-174
parcial, 170-174
técnica operatória,
170

G

Gânglio(s) Volar(es)
do punho, 26-29
excisão artroscópica
dos, 26-29
técnica cirúrgica, 26
Guia
de broca, 55*f*
do punho, 55*f*
de perfuração, 96*f*
do semilunar, 96*f*

H

HALT
síndrome de, 68-71
ressecção artroscópica
na, 68-71
da cabeça do
hamato, 68-71
Hamato
cabeça do, 68-71
na síndrome de
HALT, 68-71
ressecção
artroscópica
da, 68-71
ressecção do, 173
Hemostasia
na ARA, 152
da articulação CMC, 152
do polegar, 152

I

Implantação
do enxerto, 133
ósseo, 133
Implante
de pirocarbono, 136-140
final, 139
colocação de, 139
substituição
artroscópica
com, 136-140
do polo proximal do
escafoide, 136-140
tamanho de, 138
seleção de, 138
na artroplastia
artroscópica, 146
de interposição, 146
CMC do polegar, 156
colocação de, 156
STT, 146
colocação de, 147
seleção de, 146
passagem da porção
do, 162
dorsal, 162
volar, 162
Inserção
do parafuso, 127
no escafoide, 126
de fio-K, 126
Inspeção
de articulação RC, 142
na avaliação
artroscópica, 177
da doença de
Kienbock, 177
Instabilidade
MC volar, 108-112
tratamento da, 108-112
sutura
capsuloligamentar
volar, 108-112
teste artroscópico de, 73
pré-dinâmica, 73

SL, 74, 75*f*
classificação da EWAS
para, 74
artroscópica, 74*q*
Instrumental(is), 1
Interposição
artroplastia artroscópica
de, 145-148, 154-164
CMC do polegar,
154-158
técnica operatória,
154
em punho com SLAC,
159-164
estágio II, 159-164
preparo para, 161
STT, 145-148
técnica
operatória, 145
Intervalo
MC, 20
displasia mucoide
dorsal no, 20
ressecção por
abordagem
transcística, 20
SL, 90
redução do, 90
com enxerto de
tendão PL, 90
Irrigação, 2
ISID (Instabilidade do
Segmento Intercalado
Dorsal), 108
ISIV (Instabilidade
Segmentar Intercalada
Volar), 108

K

Kienbock
doença de, 175-177
avaliação artroscópica
da, 175-177
técnica, 175
classificação
articular da, 175*f*
de Bain e Begg, 175*f*

L

Laceração
periférica, 48*f*
avulsão foveal
associada à, 48*f*
Lesão(ões)
associadas a fraturas do
rádio, 115
intra-articulares
distais, 115
detecção de, 115
classificação das, 76
de ligamentos
extrínsecos, 76
teste artroscópico
de, 76

SL, 21f
  dorsal, 21f
Ligamento(s)
  carpais, 72
    anatomia aplicada
      dos, 72
    biomecânica dos, 72
  DCR, 9, 72, 76
  de Testut, 76
  do TFCC, 65
    preparação do, 65
      na ressecção
        artroscópica
        distal, 65
        da ulna, 65
  dorsais, 19f
    localizações em relação
      aos, 19f
    do cisto sinovial, 19f
  extrínsecos, 12f, 16f, 72,
    73f, 76
    dorsais, 12f, 72f, 73f
    palmares, 12f, 16f
    teste artroscópico de, 76
      classificação das
        lesões, 76
      métodos, 76
      visíveis, 76
        na articulação RC, 76
        na MCJ, 76
  intercarpais, 103
    estabilidade dos, 103
      avaliação da, 103
  intrínseco, 72
    SLIL, 72
  LRL, 9, 76, 108
  LT, 93-101
    exploração do, 93
    reconstrução por
      artroscopia do,
      93-101
      técnica cirúrgica, 93
  PHC, 108
  radioulnar, ver RUL
  REC, 108
  RSC, 9, 10, 73, 76, 103
  RSL, 76
  SL, 13, 15f, 18f, 73f, 79-93,
    159
    descolamento do, 85
      sem coto
        ligamentar, 85
      com escafoide, 85
    interósseo, ver SLIL
    reconstrução do, 87-92
      em caixa orientada
        por artroscopia,
        87-92
        com enxerto de
          tendão, 87-92
    ruptura do, 79-86
      reparação
        capsuloligamentar
        dorsal da, 79-86
      com instabilidade, 83
  SRL, 13, 76
  ST, 73

UC, 10
UCL, 48
UL, 76
UT, 76
UTC, 16
LRL (Radiolunar Longo)
  ligamento, 9, 13, 26, 76,
    108
LT (Semilunar-Piramidal)
  articulação, 106
    fixação do fio-K da, 106
  ligamento, 93-101
    reconstrução por
      artroscopia
      do, 93-101
      técnica cirúrgica, 93

M

Marcação
  dispositivo de, 55f
Material(is), 1-3
  artroscópio, 1
  instrumentais, 1
  irrigação, 2
  torre de artroscopia, 1
  tração, 1
MC (Mediocarpal)
  artroscopia, 102
  exploração, 102, 131
  instabilidade
    volar, 108-112
      sutura no tratamento
        da, 108-112
        capsuloligamentar
        volar, 108-112
  portal(is), 6, 21f
    clássicos, 6f
    MCR, 6, 21f
    MCU, 6, 21f
    STT, 6
MCJ (Articulação
  Mediocarpal), 93
  avaliação da, 15
  cisto e, 18f
  desbridamento da, 142,
    145
  exploração da, 19, 80, 171
  ligamentos visíveis na, 76
    extrínsecos, 76
MCR (Mediocarpal Radial)
  portal, 6, 20, 80, 88, 93,
    109, 131, 142, 145, 171
    artroscópio no, 20f, 21f
MCU (Mediocarpal Ulnar)
  portal, 6, 19, 20f, 21f, 76,
    80, 88, 93, 131, 145, 171
    artroscópio no, 20f, 21f
Músculo
  FPL, 10
  PL, 10

O

Osso(s)
  exploração do, 93

fixando enxerto nos, 95
  preparação dos, 93
Osteófito(s)
  formação de, 146f
    da faceta distal, 146f
    do escafoide, 146f
  ressecção de, 154
Osteotomia
  de linha, 120f, 121f
    de laceração, 121f
    reta, 120f
  guiada por
    artroscopia, 118-125
    para FRD viciosamente
      consolidadas, 118-125
      contraindicações, 118
      indicações, 118
      técnica cirúrgica, 119

P

Parafuso
  fixação por, 106
    do escafoide, 106
  inserção do, 127
Parede
  do cisto, 20
    ressecção da, 20
PHC (Piramidal-Hamato-
  Capitato)
  ligamentos, 108
Pirocarbono
  implante de, 136-140
    substituição
      artroscópica
      com, 136-140
      do polo proximal do
        escafoide, 136-140
PL (Palmar Longo)
  músculo, 10
  tendão, 87, 90
    passagem do enxerto
      de, 90
      pelo túnel ósseo, 90
      escafoide, 90
      semilunar, 90
    redução com enxerto
      de, 90
    do intervalo SL, 90
Polo Proximal
  do escafoide, 136-140
    excisão do, 136
    substituição
      artroscópica
      do, 136-140
      com implante de
        pirocarbono,
        136-140
Portal(is)
  artroscópico, 136
    e exploração, 136
  colocação de, 149
    na articulação CMC, 149
    do polegar, 149
MC, 6, 21f
  clássicos, 6f

MCU, 6, 21f
MCR, 6, 21f
STT, 6
mediais, 8f
palmares, 9
  MC, 10
    palmar, 10
  RC, 9
    radial, 9
    ulnar, 9
radiais, 7f
radioulnares, 7
  distais, 7
    DF, 7
    proximal, 8
  RCs, 4, 5f, 21f, 30, 31
    1-2, 6, 30
      estiloidectomia
        pelos, 30
    3-4, 4, 31
      estiloidectomia
        pelos, 31
      vista cirúrgica, 4f
    4-5, 5
    6R, 5, 21f
    6U, 6, 8f
  TM, 8
    palmar 1, 8
    dorsal, 8
Pseudoartrose
  do escafoide, 131-135
    enxerto ósseo
      artroscópico para,
      131-135
      técnica cirúrgica, 131
    fixação da, 133
      temporária, 131
  do SNAC, 30
P-TFCC (Porção Periférica
  Proximal do Complexo
  de Fibrocartilagem
  Triangular), 48
Punho
  anatomia artroscópica,
    12-16
    exploração, 12, 13
      princípios de, 12
      RC, 13
    MCJ, 15
      avaliação da, 15
  artrólise artroscópica
    do, 141-144
    técnica operatória, 141
      desbridamento, 141,
      142
        da articulação RC
          medial, 141
        da MCJ, 142
        do recesso dorsal
          RC, 142
      inspeção de
        articulação RC, 142
      ressecção de parede
        fibrosa RC, 141
  cisto sinovial no, 17-21
    dorsal, 17-21

ÍNDICE REMISSIVO

tratamento
artroscópico
do, 17-21
anatomia
ligamentar da
região SL
dorsal, 17
técnica
cirúrgica, 17
coluna radial do, 165-168
com SLAC, 165-168
ARA, 165-168
com SALC estágio II,
159-164
artroplastia de
interposição, 159-164
artroscópica, 159-164
fusão artroscópica
do, 170-174
parcial, 170-174
técnica
operatória, 170
guia de broca do, 55*f*

R

Rádio
fratura do, 67*f*
síndrome secundária
à, 67*f*
do impacto ulnar, 67*f*
RC (Radiocarpal)
articulação, 30, 65, 76, 79,
87, 141, 159, 171
desbridamento da, 159
exploração da, 30, 65,
79, 87, 159, 171
inspeção de, 142
ligamentos visíveis
na, 76
extrínsecos, 76
medial, 141
desbridamento da,
141
sinovectomia da, 65
artroscopia, 102
e sinovectomia, 102
exploração, 131, 179
portal(is), 4, 5*f*, 21*f*, 30, 31
1-2, 6, 30
estiloidectomia
pelos, 30
3-4, 4, 31
estiloidectomia
pelos, 31
vista cirúrgica, 4*f*
4-5, 5
6R, 5, 21*f*
6U, 6, 8*f*
palmar radial, 31*f*
artroscópio no, 31*f*
REC (Radioescafocapitato),
ver RSC
Reconstrução
artroscópica
do TFCC, 59-63

com enxerto livre do
tendão, 59-63
técnica operatória, 59
por artroscopia, 87-101
do ligamento, 87-101
LT, 93-101
SL, 87-92
em caixa
orientada, 87-92
com enxerto de
tendão, 87-92
Reinserção
foveal artroscópica, 54-58
do TFCC, 54-58
técnica
operatória, 54
Remoção
de torniquete, 152
na ARA, 152
da articulação CMC
do polegar, 152
Reparação
artroscópica, 38-43
de rupturas do
TFCC, 38-43
periféricas, 38-43
capsuloligamentar
dorsal, 79-86
da ruptura do
ligamento SL, 79-86
com sutura em alça
dupla, 44-47
em grandes rupturas
do TFCC, 44-47
dorsais, 44-47
do TFCC, 44
Reparo
transósseo, 55f, 58*f*
artroscópico, 55f, 58*f*
do TFCC, 55f, 58*f*
Ressecção
artroplastia artroscópica
de, ver ARA
da displasia mucoide
dorsal, 20
no intervalo MC, 20
abordagem
transcística, 20
da parede, 20
do cisto, 20
de fibrose, 141*f*
de osteófitos, 154
de parede fibrosa RC, 141
distal, 146
do escafoide, 146
do gânglio, 26
volar, 26
do hamato, 173
na coluna radial, 167
do punho com SLAC, 167
Ressecção Artroscópica
da cabeça do
hamato, 68-71
na síndrome de
HALT, 68-71
técnica operatória, 69
distal da ulna, 64-67

técnica
operatória, 64-67
RL (Radiolunar)
articulação, 88
RLTL (Ligamento
Radiolunopiramidal), 17
RSC (Radioescafocapitato)
ligamento, 9, 10, 13, 26,
73, 76, 103, 108
RSL (Ligamento
Radioescafolunar), 76
RUL (Ligamento
Radioulnar), 54
posição das fibras dos, 35*f*
Ruptura(s)
do ligamento SL, 79-86
reparo
capsuloligamentar
dorsal da, 79-86
técnica cirúrgica, 79
do TFCC, 38-47
classificação das, 38*q*
de Atzei, 38*q*
dorsais, 44-47
reparação com
sutura em alça
dupla, 44-47
periféricas, 38-43
reparação
artroscópica
de, 38-43
técnica
cirúrgica, 38
zona de, 39*f*
probe na, 39*f*

S

Semilunar
posição do, 88
estabilização da, 88
túnel ósseo, 88, 90
passagem pelo, 90
do enxerto de tendão
PL, 90
preparação do, 88
Sinal
de gancho, 36*f*
de trampolim, 36*f*
por perda de
elasticidade, 36*f*
do TFCC, 36*f*
fantasma, 37*f*
Síndrome
de HALT, 68-71
ressecção artroscópica
na, 68-71
da cabeça do hamato,
68-71
do impacto ulnar, 64f, 67*f*
secundária à fratura, 67*f*
do rádio, 67*f*
lesões resultadntes
da, 64*f*
Sinovectomia
artroscopia RC e, 102
da articulação, 65

RC, 65
SL (Escafolunar)
anatomia do
complexo, 72-78
ligamentos carpais, 72
anatomia aplicada
dos, 72
biomecânica dos, 72
teste artroscópico, 73
da estabilidade SL, 73
de ligamentos
extrínsecos, 76
articulação do, 82
fixação na, 82
do fio-K, 82
espaço articular, 160
estabilização do, 160
instabilidade, 74, 75*f*
classificação para, 74
da EWAS, 74
intervalo, 90
redução do, 90
com enxerto de
tendão PL, 90
lesão, 21*f*
dorsal, 21*f*
ligamento, 13, 15f, 18f,
73f, 79-93, 159, 170
descolamento do, 85
sem coto
ligamentar, 85
com escafoide, 85
interósseo, ver SLIL
reconstrução do, 87-92
em caixa orientada
por artroscopia,
87-92
com enxerto de
tendão, 87-92
ruptura do, 79-86
com instabilidade, 83
reparação
capsuloligamentar
dorsal da, 79-86
região, 17
dorsal, 17
anatomia ligamentar
da, 17
SLAC (Colapso Avançado do
Escafossemilunar), 30, 170
artrite estiloide, 32*f*
radial, 32*f*
estagio II, 159-164
artroplastia em punho
com, 159-164
de interposição
artroscópica,
159-164
punho com, 165-168
ARA da coluna radial
do, 165-168
técnica
operatória, 165
SLIL (Ligamento Interósseo
Escafolunar), 24, 72, 79
SNAC (Colapso Avançado do
Escafoide), 170

pseudoartrose do, 30
SRL (Radiolunar Curto)
ligamento, 13, 76
ST (Escafotrapezoide)
ligamento, 73
STT
(Escafotrapeziotrapezoide)
articulação, 145, 149, 151
ARA, 151
interposição artroscópica,
145-148
artroplastia de, 145-148
técnica
operatória, 145
portal, 6, 16, 26, 76, 142
Substituição
artroscópica, 136-140
com implante de
pirocarbono, 136-140
do polo proximal do
escafoide, 136-140
Sutura
capsuloligamentar, 80,
108-112
dorsal, 80
volar, 108-112
no tratamento da
instabilidade,
108-112
MC volar, 108-112
do TFCC, 50
em alça dupla, 44-47
reparação com, 44-47
em grandes
rupturas dorsais
do TFCC, 44-47
na reparação
artroscópica, 40
de rupturas periféricas
do TFCC, 40
protegendo a, 41
realizando a, 40

T

Tendão
do ECU, 93
preparação do, 94*f*
enxerto livre do, 59-63
colheita do, 59
extração de, 60*f*
reconstrução
artroscópica
com, 59-63
do TFCC, 59-63
passando pelo túnel
radial, 60*f*

PL, 87
passagem do enxerto
de, 90
pelo túnel ósseo, 90
escafoide, 90
semilunar, 90
reconstrução com enxerto
de, 87-92
do ligamento SL, 87-92
em caixa orientada
por artroscopia,
87-92
tira de, 93
passando a, 95
preparação da, 93
Teste
artroscópico, 73, 76
da estabilidade SL, 73
classificação, 73
de instabilidade pré-
dinâmica, 73
de ligamentos
extrínsecos, 76
classificação das
lesões, 76
métodos, 76
Testut
ligamento de, 76
TFCC (Complexo de
Fibrocartilagem
Triangular), 1, 5, 14, 72,
141
anatomia do, 33-37
biomecânica, 35
conceitos atuais, 33-37
estrutura, 35*f*
tridimensional, 35*f*
exame artroscópico, 36
de lesões, 36
de rupturas, 36
histologia, 33
perda de
elasticidade, 36*f*
sinal de trampolim
por, 36*f*
porção, 34*f*
distal, 34*f*
dorsal, 34*f*
medial, 34*f*
aparência do, 39*f*
alterada, 39*f*
pseudonormal, 39*f*
artroscopia com âncora
do, 48-53
reinserção da fóvea
por, 48-53
técnica operatória,
48-53
avulsão do, 48*f*
foveal, 48*f*

grandes rupturas dorsais
do, 44-47
reparação com sutura
em alça dupla, 44-47
técnica cirúrgica, 44
intacto, 65
ressecção com, 65
da cabeça da ulna, 65
ligamento do, 65
preparação do, 65
na ressecção
artroscópica
distal, 65
da ulna, 65
reconstrução
artroscópica do, 59-63
com enxerto livre do
tendão, 59-63
técnica operatória, 59
reinserção foveal do, 54-58
artroscópica, 54-58
técnica operatória, 54
reparação do, 44
reparo transósseo do,
55f, 58f
artroscópico, 55f, 58f
rupturas
periféricas do, 38-43
reparação
artroscópica de, 38-43
técnica cirúrgica, 38
sutura do, 50
TM (Trapeziometacarpal)
articulação, 8
portal, 8, 9*f*
dorsal, 8
palmar 1, 8, 9*f*
Torniquete
remoção de, 152
na ARA, 152
da articulação CMC
do polegar, 152
Torre
de artroscopia, 1
de tração, 2f, 93*f*
braço na, 93*f*
configuração com, 2*f*
Tração, 1
torre de, 2*f*
configuração com, 2*f*
vertical, 2*f*
configuração com, 2*f*
Tratamento Artroscópico
do cisto sinovial
dorsal, 17-21
no punho, 17-21
anatomia ligamentar
da região SL
dorsal, 17
técnica cirúrgica, 17

Trocarrte
posicionamento do, 10*f*
TSPD (Deslocamento
Perilunar Transescafoide)
fixação por artroscopia
de, 102-107
técnica cirúrgica, 102
MC, 102
RC, 102
sinovectomia, 102
Túnel
incisão cirúrgica do, 88
dorsal, 88
volar, 88
ósseo, 88, 89
escafoide, 89
passagem do enxerto
pelo, 90
preparação do, 89
semilunar, 88
passagem do enxerto
pelo, 90
preparação do, 88
radial, 59
confecção do, 59
tendão passando
pelo, 60*f*
ulnar, 61
criando o, 61
passagem do
enxerto, 61
na fóvea, 62*f*
ósseo, 62*f*

U

UC (Ulnocapitato)
ligamento, 10
UCL (Ligamento Colateral
Ulnar), 48
UL (Ulnolunar)
ligamento, 76
Ulna
ressecção artroscópica da,
64-67
distal, 64-67
com TFCC intacto, 65
técnica operatória, 64
UT (Ulnopiramidal)
ligamento, 76
UTC
(Ulnopiramidalcapitato)
ligamento, 16

V

VISI (Instabilidade
Segmentar Volar
Intercalada), 95
VU (Volar Ulnar)
acesso, 109